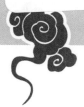

中医四大经典

（善本精注版）

- 《黄帝内经》
- 《难经》
- 《伤寒杂病论》
- 《神农本草经》

张玉萍◎主编

海峡出版发行集团 福建科学技术出版社
THE STRAITS PUBLISHING & DISTRIBUTING GROUP | FUJIAN SCIENCE & TECHNOLOGY PUBLISHING HOUSE

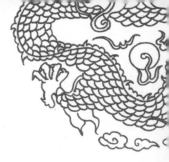

顾问委员会

马继兴　中国中医科学院资深研究员
　　　　国家首批继承老中医药专家学术经验指导老师

余瀛鳌　中国中医科学院研究员
　　　　全国古籍整理出版规划领导小组成员

钱超尘　北京中医药大学教授
　　　　中华中医药学会李时珍研究会主任

张灿玾　山东中医药大学教授、首届"国医大师"
　　　　国家首批继承老中医药专家学术经验指导老师

裘沛然　上海中医药大学教授、首届"国医大师"
　　　　国家首批继承老中医药专家学术经验指导老师

颜德馨　同济大学医学院教授、首届"国医大师"
　　　　国家首批继承老中医药专家学术经验指导老师

温长路　中华中医药学会学术顾问、教授
　　　　中华中医药学会中医药文化分会秘书长

凌耀星　上海中医药大学教授
　　　　上海中医药大学名师工作室导师

叶显纯　上海中医药大学教授
　　　　上海中医药大学名师工作室导师

柯雪帆　上海中医药大学教授
　　　　上海中医药大学名师工作室导师

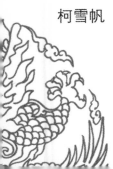

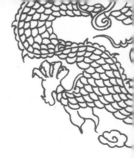

编委会

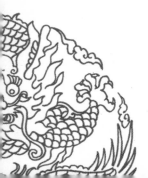

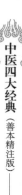

导　言

一、《灵枢》在中医学中的重要地位

　　《黄帝内经》是我国现存最早最重要的一部医学著作，是中医学理论体系形成和奠基之作。《黄帝内经》原书共 18 卷。其中 9 卷名《素问》；另外 9 卷无书名，汉晋时被称为《九卷》或《针经》，唐以后被称为《灵枢》。《灵枢》为古代医家托黄帝之名所作，其具体作者已无法考证。它非出自一人一手，其笔之于书，应在春秋战国，个别篇章成于两汉。

　　《灵枢》是中医经络学、针灸学及其临床的理论渊源。《灵枢·刺节真邪》论道："用针者，必先察其经络之实虚，……一经上实下虚而不通者，此必有横络盛加于大经，令之不通，视而泻之，此所谓解结也。"解结之法有疏通经络、扶正祛邪、调和阴阳的功效。因此，解结是针灸临床的一种指导思想与诊治方法，能知解结者，则可以把握与提高临床疗效的方向，即契绍于门户。全书运用阴阳五行以及天人相应的整体观阐述了脏象、经络、病机、诊法、治则等中医学的基本理论，尤其是对经脉、腧穴、针刺及营卫气血等，均有独特的发挥和系统精详的论述。它集中反映了中国古代的医学成就，创立了中国医药学的理论体系，奠定了中国医学发展的基础。在漫长的历史发展过程中，指导着中国医药学的发展。直到今天，对于中医药学的理论研究与临床实践仍然具有重要的指导意义。《灵枢》记述了大量中国古代天文、气象、物候等学科的知识，为各有关学科的研究提供了重要的史料，为后学中医者提供了重要的学习资料。

二、《灵枢》的主要内容

　　《灵枢》曾名《针经》、《九卷》、《九墟》、《九灵经》等。其名汉、隋、唐艺文志皆不录，始见于《宋史艺文志》。宋《通志·艺文略》、《玉海》、《中兴馆阁书辑考》、《郡斋读书志》、《文献通考》皆有载录。原书九卷八十一篇，宋以后原本及传本大多散佚。现存传本系南宋史崧重新编校而成。《灵枢》的含义，明张景岳谓"神灵之枢要，是谓灵枢"。

本书托名黄帝，采用黄帝与岐伯、雷公等问答式体裁，与《素问》编写体例一致。学术内容互为补充，互为联系，语言文字也相近，卷一有"九针十二原"等四篇，介绍了古代常用的九种针具的名称、形状和用途，讨论了有关疾徐、迎随、开阖等针刺补泻手法。卷二有"根结"等五篇，记载三阴三阳各经的根结部位、穴位名称及阴阳各经的开、阖、枢作用和阴阳刚柔不同的体质类型，提出了精和神的概念，魂、魄、意、志、思、虑、智与精神活动的关系，神、魂、魄、意、志与内脏虚实病候的关系。卷三有"经脉"等三篇，阐述十二经脉、十五络脉的循行路线、发病证候及治疗原则，着重指出经脉对于决死生、处百病、调虚实等的临床意义。卷四有"经筋"等七篇，阐述十二经循行的部位和生理特点，介绍经脉之气营运的情况，营卫之气的生成和作用，三焦的部位和生理活动，人身的骨度、脉度等。卷五有"五邪"等九篇，介绍邪入五脏、寒热、癫狂、热病、厥病等病证的临床表现及治疗原则。卷六有"师传"十二篇，载述了消化道器官的解剖位置及其形态与生理功能、津液的生成和代谢过程等。卷七有"阴阳系日月"等七篇，以天人相应的观点，讨论人体的上下、左右，以及手足经脉与日月、天干、地支的关系和疾病传变的规律等。卷八有"禁服"等九篇，指出脉象及面部、皮肤等色泽与形态的变化，以测人体经脉脏腑的病变等。卷九有"水胀"等八篇，指出人的形体肥瘦大小、年龄的不同，与辨证治疗的不同，并根据人的形神禀赋差异，归为二十五种不同类型的形神气质特征。卷十有"五音五味"等八篇，讨论了致病原因、发病规律及发病机制等。卷十一有"官能"等五篇，提出尺肤诊的具体内容及刺法中的"五节"等。卷十二有"九针论"等四篇，针对九针的起源、命名、形状及其适应证、禁忌证等进行论述。本书不仅阐述了人体生理、病理、诊断以及阴阳五行、脏腑气血津精、人与自然等，还侧重论述经络理论和针刺方法，是一部全面系统总结我国汉代以前中医学理论、经络学说和针术的经典性著作，为后世医学尤其针灸学奠定了理论基础。

全书八十一篇中，约五分之四篇论及针灸经络理论、腧穴及治疗、刺禁等内容。

本书是总结汉代以前我国经络学说和针刺技术的最重要著述。其成书年代尚无确说，有的主张成书于春秋战国时期，有的主张成编于西汉末年至东汉之间。从近年出土的马王堆帛书（西汉）的内容来看，以成书于西汉晚期的可能性为大。本书非一时一人之作。从《小针解第三》注释《九针十二原第一》，《九针论第七十八》与《九针十二原第一》所述九针有差异，便是佐证。

三、版本流传情况

《灵枢》流传至今，已历两千年的漫长历史，原文衍误脱倒现象，十分严重。汉魏以后，由于长期传抄，出现多种不同名称的传本。《灵枢》最早称《针经》，是书第一篇《九针十二原》即立"针经"之语，后来又称为《九卷》（见张仲景《伤寒论·序》），晋皇甫谧复又称之为《针经》。再后又有《九墟》（见《高丽史书》、《宋志》及林亿引文等）、《九灵》（见《隋志》、《唐志》、《宋志》等）、《黄帝针经》（见《七录》、《隋志》、《唐志》及新罗国、高丽国史书等）等名。《灵枢》一名，始见于王冰《素问·序》及王冰的《素问》注语中。王冰在注《素问》时，曾两次引用"经脉为里，支而横者为络，络之别者为孙络"这句话，在《三部九候论》中引用时称"《灵枢》曰"，在《调经论》中引用时又称"《针经》曰"，是知《灵枢》即《针经》也。而其他《素问》注中所引《针经》者，皆为《灵枢》之文，更证明了这一点。马翃说："《灵枢》者，正以枢为门户阖辟所系，而灵乃至神至玄之称。此书之切，何以异是？"张介宾则简言之："神灵之枢要，是谓《灵枢》。"都是以枢机之玄奥为依据的。

《灵枢》多种书名的传本，均已失传。南宋绍兴乙亥（1135）史崧氏将家藏《灵枢》九卷重新校订，扩为二十四卷，予以刊行。从此《灵枢》成了《九卷》的唯一勘本。其后尽管出现过十二卷本等各种刊本，但皆以此为据。此后《灵枢》流传出许多版本。具体有（宋）史崧音释《黄帝内经灵枢》十二卷及二十四卷、著者佚名《黄帝内经灵枢略》和《内经灵枢》、（明）马莳注《黄帝内经灵枢注证发微》九卷、（清）张志聪注《黄帝内经灵枢集注》九卷、日本丹波元简撰《灵枢识》六卷、（清）黄元御撰《素问灵枢类纂》九卷等。据 2007 年 12 月版《中国中医古籍总目》记载国内现存医籍目录统计，有《灵枢》各种版本包括本文、注释、发挥等 39 种。现存最早版本为元（后）至元（1339）胡氏古林书堂刻本（藏于北京图书馆）、明成化八年（1472）熊宗立种德堂刻本、嘉靖间刻本及赵府居敬堂刻本、清咸丰二年（1852）钱熙祚守山阁校刻本、通行阁校刻本等，通行本为 1964 年人民卫生出版社据明代赵府居敬堂刻本刊行的影印本及铅印本等。

四、学习《灵枢》的要点

（一）探究针刺的前提条件——辨证。

《灵枢》的辨证首先体现在因人而异方面。《灵枢·师传第二十九》中说："入国问俗，入家问讳，上堂问礼，临病人问所便。"强调了临证需先"问所便"，即详细询问病人的具体情况，予以最为相宜的治疗措施。《灵枢·寿夭刚柔第六》中说："余闻人之生也，有刚有柔，有弱有强，有短有长，有阴有阳……""刺布衣者，以火焠之；刺大人者，以药熨之"也有相同的观念，即以人为本、因人而异的辨证思想。《灵枢·逆顺肥瘦第三十八》中也强调了因人体质不同而治疗相异，按人的生理特点而拟定治法。《灵枢·论痛第五十三》以对比的方式，说明不同的体质对针灸和药物的耐受力不一样，因而针刺时应三思而后行。其次，《灵枢》的辨证还体现在依据病邪性质及其所侵犯部位，邪气伤人原因，五脏六腑、外表内里受邪的情况来施治。《灵枢·小针解第三》中从三个角度对针刺须辨病位作了阐述，因病邪性质有邪气、浊气、清气之分，故致病部位亦有上、中、下之异，针刺治疗需按部取穴。病邪侵入人体又有深浅层次之分，针刺深度也应有浅有深，邪深针浅，不能中病，邪浅针深，则可引邪深入，加重病情。经脉分为阴阳，各自连接脏腑，针刺补泻，既要依据病证虚实，又要选择阴脉阳脉，以免造成"夺阴"、"夺阳"的严重后果。最后，《灵枢》强调了人体疾病与四时之气变化关系密切，提出了针刺不仅要因人而异，更要因时而异的辨证思想。

（二）掌握针刺的基本原则、操作要求及各种手法。

《灵枢·九针十二原第一》开篇便论述了九种形态不一的针具名称和功用，以及人体十二原穴的治疗意义。《灵枢·本输第二》叙述了各经的重要腧穴，详细地论述了井、荥、输、经、合五输穴的名称与部位，论述了十二经脉起止以及流注过程是针刺者必须遵循的。如《灵枢·九针十二原》曰："持针之道，坚者为宝，正指直刺，无针左右……"表明持针须坚定有力，执针端正，直刺而入。如《灵枢·邪气脏腑病形第四》"刺此者，必中气穴，无中肉节，中气穴则针游于巷，中肉节即皮肤痛。补泻反则病益笃。中筋则筋缓，邪气不出，与其真相搏，乱而不去，反还内著，用针不审，以顺为逆也。"从正反两方面论述刺法的基本要求。《灵枢·行针第六十七》说明体质不同，针刺后的反应也不同，针刺操作的正确与否与疗效有关，故名"行针"篇。其义有二：一指针刺治疗的全过程，二是指针刺后的行针。

（三）把握针刺后有四种不同的感应。

《灵枢·行针第六十七》介绍了针刺后四种不同的感应情况：一是针后即刻有感应，"神动而气先针行"；二是针后适时获得感应，"气与针相逢"；三是出针后始有感应，或感应一直存在，"针已出气独行"；四是经过反复刺激后，才产生感应，"数刺乃知"。这四种感应的产生机制，与人体阴阳之气的多少密切相关。偏于阳分的人（即重阳之人），针感出现较快；阴阳之气平衡者（阴阳和调之人），针感能适时而至；阴气偏盛、阳气衰少者因阳主动，阳气滑利易行，阴主静，阴气沉滞难往，故针感出现较慢或导致出针后始有针感，或数刺乃知等现象。《灵枢·行针第六十七》还论述了两种针后不良反应：一为"发针而气逆"，二为"数刺病益剧"，应切记。

（四）探讨不同病证的针刺方法。

《灵枢·四时气第十九》主要介绍温疟汗不出、风水肤胀、飧泄、转筋、水肿、着痹、肠中不便和疠风等八种病证的治法。除了提倡多穴配合及针药结合外，还特别提出用筒针放腹水的方法。《灵枢·杂病第二十六》、《灵枢·周痹第二十七》、《灵枢·口问第二十八》、《灵枢·五乱第三十四》、《灵枢·胀论第三十五》等篇还收集了膝痛、心痛、腹痛、痿厥，心、肺、肠胃、臂胫及头的五病，欠、哕、唏、振寒、噫等杂病，众痹、周痹、脉胀、肤胀和五脏六腑之胀病等多种病证，在病候、诊断和针刺治疗等方面，分别加以详细阐述，因病施治。

（五）掌握精和神的概念。

魂、魄、意、志、思、虑、智与精神活动的关系，神、魂、魄、意、志与内脏虚实病候的关系，形与神相互依存的关系。学习《灵枢》需要理解营气的来源、特性及作用，营气在体内如何循行，营与卫、气与血的关系如何，营卫的生成、分布及功能，及其为何说昼精夜瞑与卫气的运行有关等。

学习《灵枢》还应了解《灵枢》对于三焦的部位及其功能如何描述，注家对"卫出下焦"有何不同见解，"汗血同源"的理论依据及其意义又是什么，癫、狂等各种临床病症表现，标本含义有哪些，为什么说"病发而有余先治本，病发而不足先治标"，"十二奇邪"是怎样形成的，六气（精、气、津、液、血、脉）的概念及主要功能是什么，"四海"的含义等等。

五、本次释读的有关说明

这次释读，以明赵府居敬堂刊本为底本，元至元己卯胡氏古林书堂刊本，明成化十年甲午熊氏种德堂刊本，明绣谷书林周日校重刊本，明万历二十九年医统正脉丛书本，上海涵芬楼影印明道藏本，日本田中清左卫门刻本，（明）马莳《黄帝内经灵枢注证发微》，（清）张志聪《黄帝内经灵枢集注》，（清）黄以周《内经针刺》，以及（隋）杨上善《黄帝内经太素》，（晋）皇甫谧《针灸甲乙经》，（唐）王焘《外台秘要》，（唐）孙思邈《备急千金要方》、《千金翼方》，日本丹波康赖《医心方》，（隋）巢元方《诸病源候论》等医籍作为校本，吸收钱熙祚守山阁刊本、顾观光《灵枢校勘记》、刘衡如校勘本、河北医学院、郭霭春等校勘成果，编写而成。

目　　录

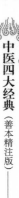

中医四大经典（善本精注版）

目录

4

序

昔黄帝作《内经》十八卷，《灵枢》九卷，《素问》九卷，乃其数焉。世所奉行唯《素问》耳。越人得其一二而述《难经》，皇甫谧次而为《甲乙》，诸家之说，悉自此始。其间或有得失，未可为后世法。则谓如《南阳活人书》称：咳逆者，哕也。谨按《灵枢经》曰：新谷气入于胃，与故寒气相争，故曰哕。举而并之，则理可断矣。又如《难经》第六十五篇，是越人标指《灵枢·本输》之大略，世或以为流注。谨按《灵枢经》曰：所言节者，神气之所游行出入也，非皮肉筋骨也；又曰：神气者，正气也。神气之所游行出入者，流注也；井荥输经合者，本输也。举而并之，则知相去不啻天壤之异。但恨《灵枢》不传久矣，世莫能究。夫为医者，在读医书耳，读而不能为医者有矣，未有不读而能为医者也。不读医书，又非世业，杀人尤毒于梃刃。是故古人有言曰：为人子而不读医书，犹为不孝也。仆本庸昧，自髫迄壮，潜心斯道，颇涉其理。辄不自揣，参对诸书，再行校正。家藏旧本《灵枢》九卷，共八十一篇，增修音释，附于卷末，勒为二十四卷。庶使好生之人，开卷易明，了无差别。除已具状经所属申明外，准使府指挥依条申转运司选官详定，具书送秘书省国子监。今崧专访请名医，更乞参详，免误将来。利益无穷，功实有自。

时宋绍兴乙亥仲夏望日锦官史崧题

卷之一

九针十二原 第一

黄帝问于岐伯曰：〔黄帝：传说中的上古帝王，姓公孙，名轩辕。岐伯：黄帝的臣子，尊为天师。〕余子万民，〔子：爱。〕养百姓，〔百姓：我国奴隶社会只有贵族有姓，百姓为贵族的统称，后（古代）泛指达官贵人。此处系指百官。〕而收其租税。〔租税：田税曰租，敛谷曰税。〕余哀其不终，〔终：原作"给"，依覆刻缺卷《太素》改。不终：不能活到人的自然寿命。〕而属有疾病。〔属：接连不断。〕余欲勿使被毒药，〔被：通"服"。毒药：泛指除病的药物，包括有毒性的药物。〕无用砭石，〔砭石：用于切开排脓、按摩、热敷的石块。〕欲以微针〔微针：细小之针，又称小针。〕通其经脉，调其血气，营其逆顺出入之会。〔营：谋求。逆顺：指经脉走向。出入：指气血的往来。会：会合。营其逆顺出入之会：谋求患者经脉气血的会合。〕令可传于后世，必明为之法，〔必明为之法：必须明确提出针刺的法则。〕令终而不灭，久而不绝，〔令终而不灭，久而不绝：使它永不泯灭，长久流传不断。〕易用难忘，为之经纪。〔为之经纪：为此制定纲纪。〕异其章，别其表里，〔异其章，别其表里：分出它的篇章，区别开表里层次。〕为之终始，〔为之终始：确定经脉气血终而复始的运行规律。〕令各有形，先立《针经》，〔令各有形，先立《针经》：使针各有形状，先编成《针经》。〕愿闻其情。〔愿闻其情：想听听其中的情况。〕

岐伯答曰：臣请推而次之。〔句释：请让我依次推求论述。〕令有纲纪，〔纲纪：条理。〕始于一，终于九焉。〔始于一，终于九焉：从一开始，到九结束。此指九针。〕请言其道。〔道：道理。〕小针之要，易陈而难入，〔句释：小针的关键，陈述容易，但难以达到精深的境界。〕粗守形，上守神，〔粗：技术低劣的医生。形：形体。守：集中注意在某一方面。上：技术高明的医生。神：指针刺得气，根据病情虚实，运用手法进行补泻。〕神乎神，〔神乎神：末省"乎"字，系古书蒙上而省之例。神乎神乎，神妙啊，神妙啊！〕客在门，〔门：气门，即体表的汗孔。客在门：言邪气循气门侵入人体。〕未睹其疾，恶知其原？〔睹：察看。恶：怎么。原：原因。〕刺之微在速迟，〔微：精妙。速迟：指用针的疾徐。〕粗守关，上守机，〔关：四肢关节。机：气的动静。〕机之动，不离其空，

〔机之动，不离其空：气的往来，不离开腧穴。〕空中之机，清静而微，〔空中之机，清静而微：腧穴中气的流动，寂静而微小。〕其来不可逢，〔其来不可逢：邪气盛时，不可迎着用补泻。〕其往不可追，〔其往不可追：邪气衰，正气未复时，不可追着用泻法。〕知机之道者，〔机之道：即机道，指气的细微变化规律。〕不可挂以发，〔不可挂以发：不会有毫发的差失。〕不知机道，叩之不发，〔叩之不发：箭扣在弦上却不能射出。〕知其往来，要与之期，〔要与之期：要等到适当的时机。〕粗之暗乎，妙哉工独有之。〔暗：愚昧不明。独：只有。有之：指掌握了经气的变化规律。〕往者为逆，来者为顺，〔逆：指气的离去。顺：气来。〕明知逆顺，正行无问，〔明知逆顺，正行无问：明确知道气的往来，直接行针刺补泻，无须再问。〕逆而夺之，〔逆：一作"迎"。逆、迎义同。逆而夺之：正气已虚，反用泻法使气减少。〕恶得无虚？〔恶得无虚：怎么会不虚呢？〕追而济之，〔追而济之：邪气正盛，用补法接济病邪。〕恶得无实？迎之随之，〔迎之：用泻法。随之：用补法。即上文"追而济之"。〕以意和之，〔以意和之：用心辨别虚实，采用迎随补泻手法（又称针向补泻，顺着经脉走向而刺为随为补，反之为迎为泻），使气调和。〕针道毕矣。〔针道毕矣：针刺的规律讲完了。〕

凡用针者，虚则实之，〔实之：用补法。〕满则泄之，〔满则泄之：满实的病就用泄法。〕宛陈则除之，〔宛陈则除之：气血郁积日久就用放血法除去。〕邪胜则虚之。〔邪胜则虚之：邪气盛就用泻法。〕《大要》曰：〔《大要》：古医经篇名，已佚。〕徐而疾则实，疾而徐则虚。〔句释：进针慢而出针快就补。进针快而出针慢就泻。此为徐疾补泻。〕言实与虚，若有若无，〔句释：言虚证实证在针下气的变化很微小，似有若无。〕察后与先，若存若亡；〔句释：审察气的先至与后至，决定留针或去针。〕为虚与实，若得若失。〔句释：言虚证行补法，正气好像得到充实；实证行泻法，邪气好像有所减少。〕虚实之要，九针最妙；〔句释：虚实补泻的要点，用九针最神妙。〕补泻之时，以针为之。〔句释：补泻的时候，用针刺手法来解决。〕泻曰迎之，迎之意，〔迎之，迎之意：原脱，依《素问·离合真邪论》王注引《针经》、《甲乙》卷五第四补。迎：逆经脉循行方向下针。〕必持内之，放而出之，排阳得针，〔必持内之，放而出之，排阳得针：一定要持针刺入，得气后摇大针孔就退针，排开表阳而出针。〕邪气得泄。按而引针，是谓内温，〔按而引针，是谓内温：按住针孔出针，使气血不外泄，这叫内温。〕血不得散，气不得出也。补曰随之，随之意，若忘之，〔补曰随之，随之意，若忘之：行补法时，顺经脉循行方向下针，意念里若无其事。忘：原作"妄"，依《素问·离合真邪论》王注引《针经》、《甲乙》改。〕若行若按，如蚊虻止，〔若行若按，如蚊虻止：如行针导气或按压针孔进针，犹如蚊子虻虫叮在皮肤上的感觉。〕如留如还，去如弦绝，〔留：留针。还：出针。去：快速出针。〕令左属右，〔令左属右：使左手随着右手出针，急闭针孔。〕其气故止，外门已闭，〔其气故止，外门已闭：经气因而留止，针孔已闭。〕中气乃实，必无留血，急取诛之。〔句释：中气就充实，一定没有瘀血，如有瘀血，急速用针除去。〕持针之道，坚者为宝，〔持针之道，坚者为宝：执针的方法，紧固有力最重要。〕正指直刺，〔正指直刺：

対准腧穴，垂直刺入。〕无针左右，神在秋毫，〔无针左右，神在秋毫：不可偏左偏右，注意力集中在针尖调气。〕属意病者，审视血脉者，刺之无殆。〔句释：注意病人的反应，仔细看血脉的情况（进针时避开血脉），针刺就没有危险。〕方刺之时，必在悬阳，及与两衡，〔悬阳：指鼻。衡：原作"卫"，依覆刻缺卷《太素》卷二十一、《甲乙》卷五第四改。衡为眉上的部分。言刚刺的时候，一定要诊察鼻、眉上部位的气色。〕神属勿去，知病存亡。〔神属勿去，知病存亡：集中注意力，不要分散，测知疾病的好坏。〕血脉者，在腧横居，视之独澄，切之独坚。〔句释：因脉横布在腧穴部位，看上去显得很清楚，用手按摸有与众不同的坚实感。〕

　　九针之名，各不同形：一曰镵针，〔镵：音"chán"。〕长一寸六分；二曰圆针，长一寸六分；三曰锓针，〔锓：音"dí"。〕长三寸半；四曰锋针，长一寸六分；五曰铍针，〔铍：音"pí"。〕长四寸，广二分半；〔广：宽。〕六曰圆利针，长一寸六分；七曰毫针，长三寸六分；八曰长针，长七寸；九曰大针，长四寸。镵针者，头大末锐，主泻阳气，〔头大末锐：针头大，针尖锐利。主：原作"去"，依覆刻缺卷《太素》卷二十一改。〕圆针者，针如卵形，揩摩分间，〔揩摩：同义复词。按摩于肌肉之间。〕不得伤肌肉，以泻分气。〔分气：肌肉中的邪气。〕锓针者，锋如黍粟之锐，主按脉勿陷，〔主按脉勿陷：主管按压经脉不要凹陷。〕以致其气，〔致：引导。〕锋针者，刃三隅，〔刃三隅：指三面有刃，即三棱针。〕以发痼疾；〔痼疾：积久难治的病证。〕铍针者，末如剑锋，以取大脓；〔句释：铍针的针尖像剑锋一样，用来切开大的脓肿。〕圆利针者，尖如氂，〔尖：原作"大"，依本书《九针论》及《针灸甲乙经》卷五第二改。氂：音"máo"。马尾，长毛。〕且圆且锐，〔且圆且锐：又圆又尖锐。〕中身微大，以取暴气；〔中身微大，以取暴气：针身略粗，用于治疗急病。〕毫针者，尖如蚊虻喙，〔喙：嘴。〕静以徐往，〔静以徐往：慢慢地刺入皮内，静候经气。〕微以久留之而养，以取痛痹；〔微以久留之而养，以取痛痹：微微地深入，并且长时间留针，正气得以充实，出针后调养，用治痛痹。〕长针者，锋利身薄，〔薄：疑为"长"之误。《九针论第七十八》作"必长其身锋其末"，可证。〕可以取远痹；〔远痹：久痹。〕大针者，尖如梃，〔梃：杖。《九针论》、元至元己卯胡氏古林书堂刊本、明代《医统正脉》丛书本作"挺"，指折竹之锐。今姑从前说。尖如梃：其尖如杖。〕其锋微圆，以泻机关之水也。〔机关之水：关节的积液。〕九针毕矣。

　　夫气之在脉也，邪气在上，浊气在中，清气在下。〔邪气：指风雨寒暑。浊气：饮食积滞。中：肠胃。清气：清应作"清"，二字古书常混。清气，寒湿之气。下：足部。〕故针陷脉则邪气出，针中脉则浊气出，〔陷脉：孔穴在筋骨陷中。指头部穴位。中脉：指足阳明胃经。〕针太深则邪气反沉，病益。故曰：皮肉筋脉，各有所处，〔各有所处：各有分布的部位。〕病各有所宜，〔病各有所宜：疾病各有适宜的针具。〕各不同形，〔各不同形：指九针各有不同的形状。〕各以任其所宜。〔各以任其所宜：分别根据九针适宜的范围来使用。〕无实实，无虚虚，〔无实实，无虚虚：原作"无实无虚"，依《素问·

针解》王注引《针经》、覆刻缺卷《太素》卷二十一改。谓不可实证用补法，虚证用泻法。〕损不足而益有余，是谓重病。病益甚，取五脉者死，〔五脉：指五脏腧穴。〕取三脉者恇；〔三脉：手足三阳经，即六腑脉。恇：音"kuāng"。形气虚弱。〕夺阴者死，夺阳者狂，针害毕矣。〔夺阴：指精气急剧地减少。夺阳：指阳气急剧地耗损。〕刺之而气不至，无问其数；〔气不至：指未得气。即病无酸胀重麻之感，医生针下无沉紧感。无问其数：不问呼吸次数多少。〕刺之而气至，乃去之，勿复针。〔去之：出针。复针：再针刺。〕针各有所宜，各不同形，各任其所为。〔各任其所为：分别任用九针治疗各自所主的病证。〕刺之要，气至而有效，效之信，〔信：可靠，确实。〕若风之吹云，明乎若见苍天。刺之道毕矣。〔若风之吹云……刺之道毕矣：好像风吹云散，看见苍天变得明亮，针刺的道理讲完了。〕

黄帝曰：愿闻五脏六腑所出之处。〔五脏：肝、心、脾、肺、肾。六府：胃、胆、大肠、小肠、膀胱、三焦。所出之处：脉气发出的部位。〕岐伯曰：五脏五腧，五五二十五腧；〔五腧：即下文井、荥、腧、经、合。每经五腧，五脏合计二十五穴。〕六腑六腧，六六三十六腧。〔六腧：五腧，加原穴。每经六穴，六腑合计三十六穴。〕经脉十二，络脉十五，〔十二：指五脏六腑各有一条经脉，加上心包经。络脉十五：十二经各有一，加上任、督脉的络脉和脾之大络，共计十五。以上详见《经脉第十》。〕凡二十七气以上下，〔二十七气：十二经脉加十五络脉为二十七气。以上下：指上下运动。〕所出为井，〔所出为井：言经气出发之处是井穴。位于四肢的末端，井喻脉气如泉水初出。〕所溜为荥，〔所溜为荥：言经气流行的部位是荥穴。荥为小水流，喻经气尚微。〕所注为腧，〔所注为腧：言脉气流通的部位是腧穴。"腧"通"输"，喻经气由此转输。〕所行为经，〔所行为经：言脉气流通的部位是经穴。经喻经气由此流通向前。〕所入为合，〔所入为合：言经气行向深部之处是合穴。合喻经气聚合而充盈。〕二十七气所行，皆在五腧也。〔皆在五腧也：都经过五腧穴。〕节之交，三百六十五会。〔句释：人体关节等各部相交接之处，有三百六十五个气血会合处（即穴位）。〕知其要者，一言而终，不知其要，流散无穷。〔句释：知道经络的关键，一句话就结束（概括出来），不知道经络的关键，散漫没有穷尽。〕所言节者，神气之所游行出入也，非皮肉筋骨也。〔句释：所说的节，是指气血游行出入的地方，不是指皮肉筋骨说的。神气：指血气。〕

睹其色，察其目，知其散复；〔句释：察患者面色和眼睛，可以知道气的消散与复还。〕一其形，听其动静，知其邪正。〔句释：言从全身形态、声色、脉象的变化，知道邪正虚实。〕右主推之，左持而御之，〔右主推之，左持而御之：右手进针，左手护持针身。〕气至而去之，〔气至而去之：得气后就起针。〕凡将用针，必先诊脉，视气之剧易，〔视气之剧易：观察病的轻重。〕乃可以治也。五脏之气已绝于内，而用针者反虚其外，〔反虚其外：虚，原作"实"，依文义改，以与下"重竭"义合。谓反而泻体表之经气。〕是谓重竭。重竭必死，其死也静。治之者辄反其气，取腋与膺；〔句释：治疗五脏之气已绝于内的医生，即误用泻法，取腋与胸部的俞穴造成的。〕五脏之气已绝于外，而用针者反实其内，是谓逆厥，〔**五脏之气已绝于外……是谓逆厥：**五脏之气已虚于外，但用针的医生反补其内，这叫逆厥。〕逆厥则必死，其死也躁。治之者反取四末。〔**四末：**四肢。〕刺之害中而不去则精泄；〔**句释：**刺中病但留针不去，精气就会外泄。〕不中而去则致气。〔**不：**原作"害"，依本书《寒热病第二十一》、《太素》卷二十六改。**句释：**言不刺中病就出针，就会导致气留滞不散。〕精泄则病益甚而恇，致气则生为痈疡。〔**致气则生为痈疡：**邪气留滞就会发生痈疡。〕

五脏有六腑，六腑有十二原，十二原出于四关，〔**五脏有六腑……十二原出于四关：**言五脏六腑有十二原穴，十二原穴分布在四肢肘膝以下。**四关：**两肘两膝的关节。〕四关主治五脏。五脏有疾，当取之十二原。十二原者，五脏之所以禀三百六十五节之会也。〔**句释：**言十二原穴，是五脏汇聚输布到全身三百六十五穴的气血，渗灌到表里相通之处。**禀：**聚。**之会：**原作"气味"，孙鼎宜曰："气当作之，草书形误。味当作会，声误。"据改。〕五脏有疾也，应出十二原，〔**五脏有疾也，应出十二原：**五脏有病变能反应到十二原穴。〕而原各有所出，〔**而原各有所出：**而原穴各有所属的内脏。〕明知其原，睹其应，而知五脏之害矣。〔**明知其原……而知五脏之害矣：**明确知道原所属内脏，观察原穴的反应，就知道五脏的病变了。〕

阳中之少阴，肺也，其原出于太渊，太渊二。〔**太渊：**仰掌，在腕横纹上，桡动脉桡侧陷中取穴。**二：**双穴。〕阳中之太阳，心也，其原出于大陵，大陵二。〔**大陵：**心包经原穴。当时认为心经无腧，心包络是心的外围，代心受邪（详见《刺节真邪第七十五》）。故心经有病取心包经大陵。大陵，仰掌，微屈腕关节，在掌后第一横纹上，当两筋之间即是。〕阴中之少阳，肝也，其原出于太冲，太冲二。〔**太冲：**在足背，当第一跖骨间隙的中点处。〕阴中之至阴，脾也，其原出于太白，太白二。〔**太白：**在第一跖趾关节后缘，赤白肉际处取穴。〕阴中之太阴，肾也，其原出于太溪，太溪二。〔**太溪：**在足内踝尖与跟腱联线的中点处取穴。〕膏之原，出于鸠尾，鸠尾一。〔**膏：**指胸中横膈之上的脂膏。**鸠尾：**任脉的穴位，在胸骨剑突之下，脐上七寸。〕肓之原，出于脖胦，脖胦一。〔**肓：**指心下膈上部位，一说指横膈膜。**脖胦：**又名气海，腹中线脐下一寸，属任脉的穴位。〕凡此十二原者，主治五脏六腑之有疾者也。胀取三阳，飧泄取三阴。〔**胀：**指气机不利引起的胀满、膨大、肿起的一类疾病。**三阳：**足三阳经。**飧泄：**指大便泄泻清稀，并有不消化的食物残渣。**三阴：**足三阴经。〕

今夫五脏之有疾也，譬犹刺也，犹污也，犹结也，犹闭也。〔**犹：**如、同。**刺：**扎进刺。**污：**受玷污。**结：**绳子打结。**闭：**江河航道闭阻。〕刺虽久，犹可拔也；污虽久，犹可雪也；〔**雪：**洗涤。〕结虽久，犹可解也；闭虽久，犹可决也。〔**决：**能疏通。〕或言久疾之不可取者，非其说也。〔**句释：**有的说病久不能治愈，这种说法是不对的。〕夫善用针者，取其疾也，犹拔刺也，犹雪污也，犹解结也，犹决闭也。疾虽久，犹可毕也。〔**毕：**治愈。〕言不可治者，未得其术也。〔**未得其术也：**未掌握针刺的技术。〕刺诸热者，如以手探汤；〔**如以手探汤：**如用手伸入拿取热水。此喻浅刺快刺。〕刺寒清者，如人不欲行。〔**寒清**：指寒冷的病症。**人不欲行**：喻深刺久留针。〕阴有阳疾者，〔**阴有阳疾**：指热在阴分。〕取之下陵三里，〔**下陵**：即足三里的别名。〕正往无殆，气下乃止，不下复始也。〔**殆**：通"怠"，懈怠。**正往无殆**：直接针刺不要懈怠。〕疾高而内者，取之阴之陵泉；〔**句释**：病在上部内脏的，取阴陵泉。阴陵泉，脾经合穴，在小腿内侧，胫骨内侧踝下缘凹陷中。〕疾高而外者，取之阳之陵泉也。〔**句释**：病在上部而属于在外的腑证，应取阳陵泉。阳陵泉，胆经合穴，在小腿外侧，腓骨小头前下方凹陷中。〕

导读分析

一、篇名解释 ▶▶▶

"九针"，指镵针、圆针、鍉针、锋针、铍针、圆利针、毫针、长针、大针。"十二原"指治疗五脏疾病的十二原穴，即太渊、大陵、太冲、太白、太溪各二穴，鸠尾、脖胦各一穴。

二、文章大意 ▶▶▶

本篇论述九种针具的形状和用途，十二原穴的名称与作用；文中还指出了徐疾、迎随、开合补泻手法，强调针刺前须察色诊脉，针刺时要守神候气，气至才有效；列举了针刺的注意事项、禁忌及误治的不良后果；介绍了四肢肘膝以下井荥输经合的命名含义。最后阐述了任何疾病都是可以被认识和治疗的朴素辨证唯物主义观点。

三、结构分析 ▶▶▶

第 1～2 段：讲述针法。
第 3～5 段：讲述九针具等。
第 6 段：讲述脏腑之腧、经脉十二、六腑六腧。
第 7 段：讲述施针前、后之行针。
第 8～9 段：讲述十二原穴。
第 10 段：讲述五脏病、寒热上下病。

本输 第二

黄帝问于岐伯曰：凡刺之道，必通十二经络之所终始，〔**所终始**：指起点和终点。〕络脉之所别处，〔**别处**：指别处的处所。〕五输之所留，〔**五输之所留**：井、荥、输、经、合腧穴留止的部位。〕**六腑之所与合，**〔**六腑之所与合：**六腑与五脏的表里相合关系。〕**四时之所出入，**〔**四时之所出入：**指人体气血随四季更替出现的出入变化。〕**五脏之所溜处，**〔**五脏之所溜处：**五脏精气灌注的部位。〕**阔数之度，浅深之状，高下所至。愿闻其解。**〔**阔数之度……愿闻其解：**宽窄的程度，浅深的情况，上下所到的部位，想听到你的讲解。〕

岐伯曰：**请言其次也。**〔**次：**次序。〕**肺出于少商，**〔**肺出于少商：**肺经的脉气从少商发出。**少商：**在拇指桡侧，距指甲角约一分处。〕**少商者，手大指端内侧也，为井木；**〔**井：**是井穴，在五行属木。井为水之源，以井比喻井穴是经气始发之处。〕**溜于鱼际，**〔**溜：**流。**鱼际：**鱼际穴在第一掌骨中点赤白肉际处。〕**鱼际者，手鱼也，为荥；**〔**手鱼：**在掌部桡侧第一掌指关节后肌肉隆起形如鱼状处，谓之鱼或手鱼。**荥：**为小水流，比喻流经荥穴的经气尚微。〕**注于太渊，**〔**注：**灌注。〕**太渊，鱼后一寸陷者中也，为腧；**〔**太渊：**在掌后腕横纹桡侧端，当桡动脉搏动处。**腧：**通"输"，喻经气由此转输。〕**行于经渠，经渠，寸口中也，**〔**行：**流动。**经渠：**仰掌，腕横纹上一寸，在桡骨茎突内侧与桡动脉之间陷中取穴。〕**动而不居，为经；**〔**动而不居：**指跳动不停止。**经：**为水流经过，喻经气经此通向前。〕**入于尺泽，尺泽，肘中之动脉也，为合；手太阴经也。**〔**入：**进入。**尺泽：**在肘横纹上，微屈肘，肱二头肌腱的桡侧缘处。**合：**会合，喻经气至此聚合而充盛。〕

心出于中冲，中冲，手中指之端也，为井木；〔**心：**此下五输穴是心包经的腧穴。本书"邪客第七十一"说"故诸邪之在于心者，皆在于心之包络，包络者，心主之脉也，故（少阴）独无腧焉。"故本篇无心经的五输穴。**中冲：**在手中指尖端的中央取穴。〕**溜于劳宫，劳宫，掌中中指本节之内间也，为荥；**〔**劳宫：**在掌心横纹中，当第三、第四掌骨之间，屈指握拳，中指与无名指之间取穴。一说在中指指尖所点处取穴。〕**注于大陵，大陵，掌后两骨之间方下者也，为腧；**〔**方下者：**正当两骨之下也。〕**行于间使，间使之道，两筋之间，三寸之中也，有过则至，无过则止，为经；**〔**间使之道：**疑作"间使者"，以与前后如"少商者"、"大敦者"等句法一律。间使在掌后第一横纹上三寸，两条大筋之间处。**有过则至，无过则止：**心有病，这一部位就会出现反应，心无病时就无反应。〕**入于曲泽，曲泽，肘内廉下陷者之中也，屈而得之，为合。手少阴经也。**〔**廉：**边缘。**曲泽：**仰掌屈肘，在肘横纹上，肱二头肌腱的尺侧缘取穴。〕

肝出于大敦，大敦者，足大指之端及三毛之中也，为井木；〔**大敦：**在足拇指外侧，距指甲角约一分处。**指：**通"趾"。**三毛：**指位于足大趾爪甲后方的部分，相当于足大趾趾骨第二节部分。〕**溜于行间，行间，足大指间也，为荥；**〔**行间：**在第一趾蹼与第一、二跖趾关节间连线的中点处。〕**注于太冲，太冲，行间上二寸陷者之中也，为腧；行于中封，中封，内踝之前一寸半陷者之中，使逆则宛，使和则通，摇足而得之，为经；**〔**中封：**足背屈，足背内侧上可见一大筋（胫骨前肌腱），其内侧位于足内踝前下方处的凹陷处即是。**踝：**位于踝关节内外侧圆形的骨隆起。内侧的叫内踝，是胫骨的下端；外侧的叫外踝，是腓骨的下端。**使逆则宛，使和则通：**用针时，若逆其经气，气血就会郁滞不通，调和经气，气血就流畅。〕入于曲泉，曲泉，辅骨之下，大筋之上也，屈膝而得之，为合；足厥阴经也。〔曲泉：在膝部内侧面，屈膝90度时，当腘横纹的内侧端，即胫骨内侧髁的后方与半膜肌腱之间的凹陷处。辅骨：此指膝傍由股骨下端内外上髁和胫骨上端的内外侧髁组成的骨突。足厥阴经：“经”字原脱，依《太素》卷十一补。〕

脾出于隐白，隐白者，足大指之端内侧也，为井木；〔隐白：在拇趾内侧，由拇趾甲内侧缘与下缘作一垂直的交点，即是此穴。〕溜于大都，大都，本节之后下陷者之中也，为荥；〔大都：在足拇趾内侧缘，当第一跖趾关节前下方的凹陷处。〕注于太白，太白，核骨之下也，为腧；〔核骨：“核”原作“腕”，依《太素》卷十一、《甲乙》卷三第三十一、《千金》卷二十九、《外台》卷三十九改。核骨，即第一跖趾关节内侧的圆形突起。〕行于商丘，商丘，内踝之下陷者之中也，为经；〔商丘：穴名。在内踝前下方凹陷处，当舟骨结节与内踝尖之间的中点处。〕入于阴之陵泉，阴之陵泉，辅骨之下陷者之中也，伸而得之，为合。足太阴经也。〔阴之陵泉：穴名。通称“阴陵泉”，或简称“阴陵”。足太阴经也：“经”字原脱，依《太素》卷十一补。〕

肾出于涌泉，涌泉者，足心也，为井木；〔涌泉：在足底掌心前面，约足底中线前三分之一处正中的凹陷处。〕溜于然谷，然谷，然骨之下者也，为荥；〔然谷：在足内侧缘，舟骨粗隆下缘凹陷中取之。然骨：位于内踝前的舟状骨部分。又为然谷穴的别名。〕注于太溪，太溪，内踝之后，跟骨之上陷者中也，为腧；〔者中：原作“中者”，依《千金》卷二十九、《外台》卷三十九、《甲乙》卷三第三十二改。〕行于复留，复留，上内踝二寸，动而不休，为经；〔复留：留今作“溜”。留、溜通。复留在太溪上二寸，当跟腱的前缘取穴。动而不休：指该处有动脉跳动不停。〕入于阴谷，阴谷，辅骨之后，大筋之下，小筋之上也，按之应手，屈膝而得之，为合。足少阴经也。〔阴谷：在膝腘后横纹内侧端，两筋（半腱肌与半膜肌腱）之间的凹陷处，和膀胱经委中穴相平，屈膝取穴。〕

膀胱出于至阴，至阴者，足小指之端也，为井金；〔至阴：在足小趾外侧，距爪甲角约一分处取穴。为井金：是井穴，在五行属金。〕溜于通谷，通谷，本节之前外侧也，为荥；〔通谷：在足外侧缘，第五跖趾关节前下方的凹陷处。〕注于束骨，束骨，本节之后陷者中也，为腧；〔束骨：在足跗外侧，第五跖骨小头后下方赤白肉际处取穴。〕过于京骨，京骨，足外侧大骨之下，为原；〔京骨：在足侧缘，当第五跖骨粗隆前下方的凹陷处。为原：是原穴。〕行于昆仑，昆仑，在外踝之后，跟骨之上，为经；〔昆仑：在足外踝尖与跟腱后缘连线的中点处。〕入于委中，委中，腘中央，为合，委而取之。足太阳经也。〔委中：在膝弯腘横纹的中点处。委而取之：曲膝取穴。足太阳经也：“经”字原脱，依《太素》卷十一补。〕

胆出于窍阴，窍阴者，足小指次指之端也，为井金；〔窍阴：在第四趾外侧，距趾甲角约一分处取穴。〕溜于侠溪，侠溪，足小指次指之间也，为荥；〔侠溪：在第四、五趾缝间，当趾蹼缘的上方纹头处。〕注于临泣，临泣，上行一寸半陷者中也，

9

为腧；〔临泣：在足背部第四跖骨间隙的后端处，当小趾伸肌腱的外侧。〕过于丘墟，丘墟，外踝之前下陷者中也，为原；〔丘墟：在足背部，外踝前下方的凹陷处（直对第四趾间隙）。〕行于阳辅，阳辅，外踝之上，辅骨之前，及绝骨之端也，为经；〔阳辅：在外踝尖上四寸微向前，当腓骨前缘取穴。绝骨之端：在绝骨的上端。绝骨在外踝尖上三寸，临近腓骨前缘取穴，又名悬钟。〕入于阳之陵泉，阳之陵泉，在膝外陷者中也，为合，伸而得之；足少阳经也。〔伸：伸足。足少阳经也："经"字原脱，依《太素》卷十一补。〕

胃出于厉兑，厉兑者，足大指次指之端也，为井金；〔厉兑：在脚第二趾外侧，距爪甲角约一分处取穴。足大指：指下原有"内"字，依《甲乙》卷三第三十三、《医心方》卷二、《千金》卷二十九删。孙鼎宜曰："内字误"。〕溜于内庭，内庭，次指外间也，为荥；〔内庭：在第二跖趾关节下方，二、三趾缝纹端正中后上半寸处。〕注于陷谷，陷谷者，中指内间上行二寸陷者中也，为腧；〔陷谷：在第二跖骨间隙之前二分之一段的中点处。中指内间：即次指外间。"中指"二字前原有"上"字，依《太素》卷十一删。〕过于冲阳，冲阳，足跗上五寸陷者中也，为原，摇足而得之；〔冲阳：在足背的最高点，可摸到足背动脉搏动，直对第二跖骨间隙，陷谷上三寸。足跗：脚面。〕行于解溪，解溪，上冲阳一寸半陷者中也，为经；〔解溪：平齐外踝高点，在足背与小腿交界处的横纹中，拇长伸肌腱与趾长伸肌腱之间取穴。〕入于下陵，下陵，膝下三寸，胻骨外三里也，为合；〔下陵：即足三里穴。胻骨：膝下踝上之小腿骨，即小腿胫、腓骨的统称。三里：足三里。〕复下三里三寸，为巨虚上廉，复下上廉三寸，为巨虚下廉也；〔巨虚上廉：在足三里下三寸，胫骨前嵴外侧一横指处，又名上巨虚。巨虚下廉：足三里下六寸，胫骨前嵴外侧一横指处，又名下巨虚。〕大肠属上，小肠属下，足阳明胃脉也。大肠小肠皆属于胃，是足阳明经也。〔属上：上巨虚是大肠的下合穴，故曰属于上巨虚穴。属下：下巨虚是小肠的下合穴，故曰属于下巨虚穴。二穴都和胃经相关。足阳明经："经"字原脱，依《太素》卷十一补。〕

三焦者，上合手少阳，出于关冲，关冲者，手小指次指之端也，为井金；〔关冲：在无名指尺侧，距指甲角约一分处取穴。小指次指：即无名指。〕溜于液门，液门，小指次指之间也，为荥；〔液门：在第四、五指指缝间，掌指关节前凹陷中取穴。〕注于中渚，中渚，本节之后陷者中也，为腧；〔中渚：在手背部，第四、五掌骨头之间，掌指关节后方凹陷处。〕过于阳池，阳池，在腕上陷者之中也，为原；〔阳池：在腕关节背面，由第四掌骨向上到腕关节横纹处有一凹陷处（即指总伸肌腱尺侧凹陷）即是。〕行于支沟，支沟，上腕三寸，两骨之间陷者中也，为经；〔支沟：在腕背横纹中点上三寸，桡骨、尺骨之间。〕入于天井，天井，在肘外大骨之上陷者中也，为合，屈肘乃得之；〔天井：在尺骨鹰嘴后上方，屈肘呈凹陷处取穴。〕三焦下腧，在于足太阳之前，少阳之后，出于腘中外廉，名曰委阳，是太阳络也。〔三焦下腧：是三焦脉气下行气聚之处。足太阳之前："太阳"原作"大指"，依《太素》卷十一、《甲乙》卷三第三

十五、《千金》卷二十九、《外台》卷三十九改。**委阳**：在膝弯腘横纹外侧端，股二头肌腱的内侧缘处，约在委中穴外侧一寸，是三焦的下合穴。〕手少阳经也。三焦者，足少阳、少阴之所将，太阳之别也，上踝五寸，别入贯腨肠，出于委阳，并太阳之正，入络膀胱，约下焦，实则闭癃，虚则遗溺。遗溺则补之，闭癃则泻之。〔足少阳、少阴："少阴"原作"太阴（一本作阳）"。周学海："今寻本篇文义，非阴误阳，乃太误少也。"据改。**所将**：即所行。**太阳之别**：足太阳经的别络。**腨肠**：腿肚子的部位。**约下焦**：控制下焦膀胱。**闭癃**：是尿闭或排尿困难、下腹胀满的一种证候。**遗溺**：即遗尿。指小便失禁，或儿童尿床。〕

小肠者，上合手太阳，出于少泽，少泽，小指之端也，为井金；〔**小肠者**：此上原有"手太阳"三字，与各脏腑之文不类，依《太素》卷十一删。手太阳，手太阳小肠经。**少泽**：在小指尺侧，距指甲角约一分处取穴。〕溜于前谷，前谷，在手外廉本节前陷者中也，为荥；〔**前谷**：在手小指尺侧，握拳时当第五掌指关节前的横纹头赤白肉际处取穴。〕注于后溪，后溪者，在手外侧本节之后也，为腧；〔**后溪**：在手尺侧缘，第五掌骨小头的后下方，握拳时当远侧掌横纹头赤白肉际处。〕过于腕骨，腕骨，在手外侧腕骨之前，为原；〔**腕骨**：在腕部的尺侧，当第五掌骨后端与钩骨所构成关节部上方的凹陷处。〕行于阳谷，阳谷，在锐骨之下陷者中也，为经；〔**阳谷**：在手腕尺侧，当尺骨小头与三角骨之间的凹陷处。〕入于小海，小海，在肘内大骨之外，去端半寸陷者中也，伸臂而得之，为合，手太阳经也。〔**小海**：屈肘，在尺骨鹰嘴与肘骨内上髁之间取穴。〕

大肠上合手阳明，出于商阳，商阳，大指次指之端也，为井金；〔**商阳**：在手食指末节桡侧，距指甲角0.1寸。**大指次指**：即食指，又称示指。〕溜于二间，二间在本节之前，为荥；〔**溜于二间，二间在本节之前**：原作"溜于本节之前二间"，依《太素》卷十一改。**二间**：半握拳，食指桡侧赤白肉际上，食指掌指关节前缘凹陷处。〕注于三间，三间在本节之后，为腧；〔**注于三间，三间在本节之后**：原作"注于本节之后三间，依《太素》"卷十一改。**三间**：半握拳，食指掌指关节后缘凹陷，赤白肉际处。〕过于合谷，合谷，在大指歧骨之间，为原；〔**合谷**：在第一、二掌骨之间，约当第二掌骨桡侧的中点取穴。**歧骨**：指第一和第二掌骨。〕行于阳溪，阳溪，在两筋间陷者中也，为经；〔**阳溪**：拇指向上翘起，腕横纹前露出的两条筋（即拇长伸肌腱和拇短伸肌腱）之间的凹陷中取穴。〕入于曲池，在肘外辅骨陷者中，屈肘而得之，为合。手阳明经也。〔**曲池**：屈肘四十五度，桡侧肘横纹头取穴，约当肺经尺泽与肱骨外上髁连线的中点。**肘外辅骨**：指桡骨头与肱骨外上髁接合处。**屈肘**："肘"原作"臂"，依《太素》改。**手阳明经**："经"字原脱，依《太素》补。〕

是谓五脏六腑之腧，五五二十五腧，六六三十六腧也。六腑皆出足之三阳，上合于手者也。〔**句释**：本段谓五脏阴经各有五输穴，合计二十五个；六腑阳经各有五输穴与原穴，合计三十六个。六腑中足阳明胃经上合手阳明大肠经，足太阳膀胱经上合手太阳小肠经，足少阳胆经上合手少阳三焦经。又大小肠的下合穴在胃经的上巨虚、下巨虚，三焦经的下合穴在膀胱经委阳，故称皆出足之三阳，上合于手。〕

缺盆之中，任脉也，名曰天突，一。〔**缺盆**：部位名，指锁骨上窝部。**天突**：在前正中线胸骨上窝正中，正坐仰头取穴。**任脉**：奇经八脉之一，起于小腹内（胞中），沿脊椎骨内部上行，同时出于会阴部，至前阴，沿前正中线至咽喉、下唇中央，由此分为左右两支止于眼部。〕次任脉侧之动脉，足阳明也，名曰人迎，二。〔**人迎**：与喉结相平，在胸锁乳突肌前缘，摸颈部动脉搏动的内侧缘处。〕次脉，手阳明也，名曰扶突，三。〔**扶突**：正坐微仰头，结喉旁开三寸，约当胸锁乳突肌的胸骨头与锁骨头之间取穴。〕次脉，手太阳也，名曰天窗，四。〔**天窗**：正坐，平喉结甲状软骨，在胸锁乳突肌后缘取穴。〕次脉，足少阳也，名曰天容，五。〔**天容**：当耳垂下后方，下颌角与颞骨乳突尖连线的中点凹陷。此穴今属手太阳小肠经。〕次脉，手少阳也，名曰天牖，六。〔**天牖**：在乳突后缘直下与由下颌角向后延线的交点处。〕次脉，足太阳也，名曰天柱。七。〔**天柱**：在后正中线，后发际上半寸的凹陷处向两侧各旁开一寸三分，当枕外粗隆上缘的外侧处。〕次脉，项中央之脉，督脉也，名曰风府。〔**项**：原作"颈"，依《太素》改。**风府**：在后正中线，后发际直上一寸处。〕腋内动脉，手太阴也，名曰天府。〔**天府**：在腋前纹头下三寸，肱二头肌外侧沟处。〕腋下三寸，手心主也，名曰天池。〔**手心主**：即手厥阴心包经。**天池**：腋下三寸，在第四肋间隙，乳头外侧一横指处。〕刺上关者，呿不能欿；刺下关者，欿不能呿。〔**上关**：在耳前，颧骨弓上缘微上方凹陷处，约当目外眦与耳屏之间的中点。**呿**：张口。**欿**：原作"欠"，《灵枢校释》欠乃欿之坏字，"欿"通"合"。据改。**下关**：耳屏向前一横指，颧弓下缘凹陷处，张口时该凹陷闭合突起。〕刺犊鼻者，屈不能伸；刺两关者，伸不能屈。〔**犊鼻**：屈膝，外侧膝眼（髌韧带外侧凹陷）中取穴。**两关**：指心包经内关穴和三焦经的外关穴。〕

足阳明，挟喉之动脉也，其腧在膺中。〔**膺中**：胸前两侧高起处的中部。〕手阳明，次在其腧外，不至曲颊一寸。手太阳当曲颊。〔**曲颊**：指面颊部，因下颌骨曲而向前，故称为曲颊。此二句复言扶突、天窗穴。〕足少阳在耳下曲颊之后。手少阳出耳后，上加完骨之上。〔**完**：是圆的意思。**完骨**：指耳后隆起的颞骨乳突。〕足太阳挟项大筋之中发际。阴尺动脉在五里，五腧之禁也。〔**阴尺动脉**：指手太阴肺经尺泽穴向上三寸处的动脉。**五里**：肘上三寸，在曲池与肩髃连线上，属大肠经。禁刺，古人认为误刺会使五输穴气血竭尽。〕

肺合大肠，大肠者，传道之腑。〔**传道**：指传送糟粕。〕心合小肠，小肠者，受盛之腑。〔**受盛**：接受胃部水谷。〕肝合胆，胆者，中精之腑。〔**中精**：指贮藏胆汁。〕脾合胃，胃者，五谷之腑。肾合膀胱，膀胱者，津液之腑也。〔**津液**：指尿液。〕少阳属肾，肾上连肺，故将两脏。〔**少阳**：手少阳三焦经。将两脏，统领三焦与膀胱。〕三焦者，中渎之腑也，水道出焉，属膀胱，是孤之腑也。是六腑之所与合者。〔**中渎之腑**：渎，水道。三焦是体内运行水液的一个器官。**孤之腑**：三焦没有表里相配的脏，故称孤独的腑。〕

春取络脉诸荥大筋分肉之间，甚者深取之，间者浅取之。〔**络脉**：经络的分支。

大筋：原作"大经"，依《太素》卷十一杨注改。郭霭春："'大经'疑作'大筋'，'经'、'筋'声误。"**分肉**：肌肉。**甚者**：指病重的。**间者**：指病轻的。〕夏取诸腧孙络肌肉皮肤之上。〔**孙络**：由络脉再分出的细小分支，又称孙脉、孙络之脉。〕秋取诸合，余如春法。冬取诸井诸腧之分，欲深而留。此四时之序，气之所处，病之所舍，**针之所宜**。〔**针之所宜**：指针刺随四季变动、邪正情况针刺适宜的部位和采用正确的刺法。针，原作"藏"，郭霭春："藏是误字，似应作'针'。针旧作箴。……'箴'、'藏'形近易误。针之所宜是承接上文四时之刺，与脏何关。"据改。〕**转筋者，立而取之，可令遂已**。〔**转筋**：小腿腓肠肌痉挛，俗名抽筋。已：愈。〕**痿厥者，僵而刺之，可令立快也**。〔**痿厥**：指痿证与厥证。痿为四肢痿废不用，厥为手足厥冷。**僵**：原作"张"，孙鼎宜："按张当作僵，声误。'僵'、'仆'义同，即卧之意。"据改。**立快**：马上感到轻快。〕

导读分释

一、篇名解释 ▶▶▶

"本输"本意为重要的意思。"输"通"俞"、"腧"，即腧穴。本篇主要论述人体重要的腧穴，故名"本输"。

二、文章大意 ▶▶▶

本篇论述了以脏腑精气为基础的经脉说，五脏六腑经脉的五输穴（井、荥、输、经、合）和原穴的名称、部位，脏腑的表里相合关系，输穴的取法，四时取穴以及相应的注意事项。

三、结构分析 ▶▶▶

第 1 段：讲述十二经脉气血循行等问题。
第 2～11 段：讲述十二经的腧穴等。
第 12～15 段：讲述脏腑等配合关系、五脏腧穴之禁穴。
第 16 段：讲述四时各有所刺。

小针解第三

所谓易陈者，易言也。难入者，难着于人也。粗守形者，守刺法也。上守神者，守人之血气有余不足，可补泻也。神客者，正邪共会也。神者，正气也。客者，邪气也。在门者，邪循正气之所出入也。未睹其疾者，先知邪正何经之疾也。"恶知其原"者，先知何经之病，所取之处也。"刺之微在数迟"者，徐疾之意也。〔数："九针十二原"第一作"速"。速、数均有快义，并通。〕"粗守关"者，守四肢而不知血气正邪之往来也。"上守机"者，知守气也。"机之动不离其空"者，知气之虚实，用针之徐疾也。〔空：此下原有"中"字，依九针十二原、覆刻缺卷《太素》卷二十一删。〕"空中之机，清净以微"者，针以得气，密意守气勿失也。〔净：九针十二原作"静"，"净"通"静"。〕"其来不可逢"者，气盛不可补也。"其往不可追"者，气虚不可泻也。"不可挂以发"者，言气易失也。〔言：原作"言者"，依九针十二原及文义改。〕"扣之不发"者，言不知补泻之意也，血气已尽而气不下也。"知其往来"者，知气之逆顺盛虚也。"要与之期"者，知气之可取之时也。"粗之暗"者，冥冥不知气之微密也。〔句释：此句谓粗工昏昧，茫然不懂气的微细变化。〕"妙哉工独有之"者，尽知针意也。"往者为逆"者，言气之虚而少，少者逆也。〔少：原作"小"，依覆刻缺卷《太素》卷二十一改。〕"来者为顺"者，言形气之平，平者顺也。"明知逆顺，正行无问"者，言知所取之处也。〔问：原作"间"，依九针十二原第一改。〕"迎而夺之"者，泻也。"追而济之"者，补也。

所谓"虚则实之"者，气口虚而当补之也。〔气口：指寸口脉。〕"满则泄之"者，气口盛而当泻之也。"宛陈则除之"者，去血脉也。〔去血脉：指除去血脉中的瘀血。〕"邪胜则虚之"者，言诸经有盛者，皆泻其邪也。"徐而疾则实"者，言徐内而疾出也。"疾而徐则虚"者，言疾内而徐出也。〔徐、疾：言快慢。内、出：言进针与出针。此言徐疾补泻手法。〕"言实与虚，若有若无"者，言实者有气，虚者无气也。〔实者有气，虚者无气：补法会使正气充实，泻法会使邪气消失。〕"察后与先，若亡若存"者，言气之虚实，补泻之先后也，察其气之已下与尚存也。〔尚：原作"常"，依覆刻缺卷《太素》卷二十一改。〕"为虚与实，若得若失"者，言补者必然若有得也，泻则恍然若有失也。〔必然若有得：指正气充满而似有所得。恍然若有失：患者忽然感到轻松而似有所失。〕

"夫气之在脉也，邪气在上"者，言邪气之中人也高，故邪气在上也。"浊气在中"者，言水谷皆入于胃，其精气上注于肺，浊溜于肠胃，言寒温不适，饮食不节，而病生于肠胃，故命曰浊气在中也。"清气在下"者，言清湿地气之中人也，必从足始，故曰清气在下也。"针陷脉则邪气出"者，取之上。〔上：指上部的经脉。〕"针中脉则浊气出"者，取之阳明合也。〔阳明合：指足阳明胃经合穴足三里。〕"针太深则邪气反沉"者，言浅浮之病，不欲深刺也，深则邪气从之入，故曰反沉也。"皮肉筋脉各有所处"者，言经络各有所主也。"取五脉者死"，言病在中，气不足，但用针尽大泻其诸阴之脉也。"取三脉者恇"，言尽泻三阳之气，令病人恇然不复也。〔取三脉者恇：原作"取三阳之脉者唯"，依覆刻缺卷《太素》卷二十一及九针十二原第一改。恇，怯弱之意。〕"夺阴者死"，言取尺之五里，五往者也。〔尺之五里：尺泽后的五里穴。五往：五次。〕"夺阳者狂"，正言也。〔夺阳者狂：是指大

14

泻三阳之气令人发狂。正：周学海曰："正字疑当作狂。"〕

"睹其色，察其目，知其散复，一其形，听其动静"者，言上工知相五色于目，有知调尺寸小大缓急滑涩，以言所病也。〔相：观察。**知调尺寸**：指知道诊察尺肤与寸口脉。〕"知其邪正"者，知论虚邪与正邪之风也。"右主推之，左持而御之"者，言持针而出入也。"气至而去之"者，言补泻气调而去之也。〔**去之**：出针。〕"调气在于终始一"者，持心也。〔**持心**：指运针调气时，始终要专心致志。〕"节之交三百六十五会"者，络脉之渗灌诸节者也。〔**节**：指络脉中气血渗灌各部的通会之处，即穴位。〕

所谓"五脏之气已绝于内"者，脉口气内绝不至，反取其外之病处与阳经之合，有留针以致阳气，阳气至则内重竭，重竭则死矣。其死也，无气以动，故静。〔**脉口气内绝不至**：指五脏精气断绝不至，寸口出现浮虚无根之脉。**阳经之合**：阳经的合穴。〕所谓"五脏之气已绝于外"者，脉口气外绝不至，反取其四末之输，有留针以致其阴气，阴气至则阳气反入，入则逆，逆则死矣。其死也，阴气有余，故躁。〔**脉口气外绝不至**：五脏阳气衰竭，寸口出现沉微之脉。〕所以察其目者，五脏使五色修明，修明则声章，声章者，言声与平生异也。〔**修**：原作"循"，依《素问·六节脏象论》改。**修明**：明润之意。**章**：通"彰"，显著之义。**声章**：声高而清晰。**言**：此上原有"则"字，依覆刻缺卷《太素》卷二十一删。**平生**：谓平时。〕

导读分析

一、篇名解释 ▶▶▶

本篇是对《九针十二原》中有关"小针"部分内容的解释，故篇名为"小针解"。

二、文章大意 ▶▶▶

本篇内容主要包括刺针时务必守神、守机、察脉观色以及迎随补泻等；邪气中人的原因和部位，以及所表现的症状。

三、结构分析 ▶▶▶

第1～2段：解释小针的用法。
第3～4段：讲述针陷脉、死脉取穴。
第5段：讲述五脏之气绝于内或外之针刺禁忌。

中医四大经典（善本精注版） 黄帝内经·灵枢

15

邪气脏腑病形第四

黄帝问于岐伯曰：邪气之中人也奈何？〔中人：侵犯人体。〕岐伯答曰：邪气之中人高也。〔高：指人体的上部。〕黄帝曰：高下有度乎？〔度：规律。〕岐伯曰：身半已上者，邪中之也；身半已下者，湿中之也。故曰：邪之中人也，无有常。中于阴则溜于腑，中于阳则溜于经。〔已：通"以"。邪中之：指风雨侵犯人体上部。无有常：指发病没有固定部位。中于阴、中于阳：邪气侵犯阴经（阳经）。溜：同"流"。溜于经：在本经循行的部位流传发病。〕

黄帝曰：阴之与阳也，异名同类，上下相会，经络之相贯，如环无端。〔异名同类：阴经与阳经名称虽然不同，但同属于经络系统。〕邪之中人，或中于阴，或中于阳，上下左右，无有恒常，其故何也？〔无有恒常：没有固定的地方。故：原因。〕岐伯曰：诸阳之会，皆在于面。中人也，方乘虚时及新用力，若饮食汗出腠理开，而中于邪。〔诸阳之会：指手足三阳经会合的部位。方：常。腠理：指皮肤、肌肉、脏腑的纹理，或皮肤肌肉组织间隙及汗孔，是渗泄体液、流通气血的门户，有抗御外邪内侵的功能。〕中于面则下阳明，中于项则下太阳，中于颊则下少阳，其中于膺背两胁亦中其经（一本作下其经）。〔下阳明：沿阳明经下传。膺：即胸，属足阳明经。背：属足太阳经。两胁：属足少阳经。〕

黄帝曰：其中于阴奈何？岐伯答曰：中于阴者，常从臂胻始。〔臂胻：手臂、足胫部。〕夫臂与胻，其阴皮薄，其肉淖泽，故俱受于风，独伤其阴。〔阴皮：内侧皮肤。淖泽：柔润。〕黄帝曰：此故伤其脏乎？〔故：犹"亦"也。〕岐伯答曰：身之中于风也，不必动脏。故邪入于阴经，则其脏气实，邪气入而不能客，故还之于腑。〔不必动脏：不一定伤及五脏。故：假若。则其：《经传释词》曰："则，犹其也。"其乃则之释文，误入正文。脏气实：指五脏贮藏的精气充满，功能活动正常。客：停留。故还之于腑：故，通"固"，必定的意思。必定还回到六腑。〕故中阳则溜于经，中阴则溜于腑。

黄帝曰：邪之中人脏奈何？岐伯曰：愁忧恐惧则伤心。形寒寒饮则伤肺，以其两寒相感，中外皆伤，故气逆而上行。〔形寒寒饮：形体受寒，又吃了寒冷的饮食。以：因为。两寒相感：指两种寒邪同时感受。中外：内外。气逆而上行：指肺气上逆，出现咳嗽、气喘的症状。〕有所堕坠，恶血留内，若有所大怒，气上而不下，积于胁下，则伤肝。〔有所堕坠：有从高处坠落的情况。恶血：即瘀血。若：或者。气上而不下：指大怒后，肝气上逆而不下行。积于胁下：气血郁积在胁下。〕有所击仆，若醉入房，汗出当风，则伤脾。〔击仆：被击跌倒。若醉入房：或者醉后入房性交。当：临。〕有所用力举重，若入房过度，汗出浴水，则伤肾。黄帝曰：五脏之中风奈何？岐伯曰：阴阳俱感，邪乃得往。〔句释：此指脏气先伤于内，再感受外邪，内外皆伤，邪气才能内侵五脏。阴阳：内外。往：内侵五脏。〕黄帝曰：善哉。

黄帝问于岐伯曰：首面与身形也，属骨连筋，同血合于气耳。〔属骨连筋：连着筋骨。同血合于气耳：指气血是相同的。〕天寒则裂地凌冰，其卒寒，或手足懈惰，然而其面不衣，何也？〔裂地凌冰：使地冻裂，冰厚积。或手足懈惰：有的手足麻木僵硬。不衣：不用衣物覆盖。〕岐伯答曰：十二经脉，三百六十五络，其血气皆上于面而走空窍。其精阳气上走于目而为睛，其别气走于耳而为听，其宗气上出于鼻而为臭，其浊气出于胃，走唇舌而为味。〔走空窍：流入七窍。空：同"孔"。精阳气：阳气的精华。为睛：具有视觉。别气：旁行之气。宗气：饮食水谷化生的营卫之气和吸入的大气相合而积于胸中的气。浊气：从胃中化生出来的谷气。〕其气之津液皆上燻于面，而皮又厚，其肉坚，故天气甚寒，不能胜之也。〔其气之津液：各种气所化的津液。燻：通"熏"，熏蒸。肉坚：肌肉结实。〕

黄帝曰：邪之中人，其病形何如？岐伯曰：虚邪之中身也，洒淅动形；正邪之中人也微，先见于色，不知于身，若有若无，若亡若存，有形无形，莫知其情。〔虚邪：致病邪气的通称。因邪气乘虚而侵入，故名。泛指四时不正常的气候变化和有害人体的外来致病因素。洒淅动形：即恶寒战栗。正邪：指四时正常的六气（风、寒、暑、湿、燥、火）使人致病时，称为正邪。见：同"现"。有形无形：指有轻微的表现，可又不明显。〕黄帝曰：善哉。

黄帝问于岐伯曰：余闻之，见其色，知其病，命曰明；按其脉，知其病，命曰神；问其病，知其处，命曰工。〔处：部位。〕余愿闻见而知之，按而得之，问而极之，为之奈何？〔见：望色。按：切脉。极之：详尽了解病情。为之奈何：怎么样才能做到呢？〕岐伯答曰：夫色、脉与尺之相应也，如桴鼓影响之相应也，不得相失也。此亦本末根叶之出候也，故根死则叶枯矣。〔色、脉与尺：指面色、脉象与尺肤。桴鼓：桴，鼓槌。桴鼓比喻事物相应，就像用鼓槌击鼓，鼓即发声一样。影响：如影随形，如响应声。本末根叶之出候：树根与树梢枝叶的变化情况。〕色脉形肉不得相失也，故知一则为工，知二则为神，知三则神且明矣。〔不得相失：不能偏废。知一：据上文是指知问诊。知二：指知问诊和切诊。知三：指知望、切、问诊三种。〕

黄帝曰：愿卒闻之。〔卒：尽，全面。〕岐伯答曰：色青者，其脉弦也；赤者，其脉钩也；黄者，其脉代也；白者，其脉毛；黑者，其脉石。〔注：弦脉，弦为肝脉。脉象挺直而长，在指下感到有如按在琴瑟上的弦线一般。钩脉，即洪脉。钩为心脉。脉形较大，指下觉得脉形粗大，具有浮象，跳动急而力，下落时慢慢地下降，时间较长。代脉，代为脾脉。此指脉搏跳动乍数乍疏，明代以后专指脉来缓弱而有规则的歇止。毛脉，毛为肺脉。即浮脉，用指轻按即得，重按稍弱。石脉，石为肾脉。即沉脉，用指重按始得，轻取摸不着。〕见其色而不得其脉，反得其相胜之脉，则死矣；得其相生之脉，则病已矣。〔相胜之脉：相胜即相克。如肝病面青，当得弦脉，反见浮脉，是金来克木，即为相胜

之脉。**相生之脉**：相生即相互资生。如肝病面青，得石脉，是水生木，即为相生之脉。〕

黄帝问于岐伯曰：五脏之所主，变化之病形何如？〔**主**：原作"生"，《灵枢校释》谓"生疑误，似应作主。"生与主篆文形似易误，据改。**病形**：指症状体征。〕岐伯答曰：先定其五色五脉之应，其病乃可别也。黄帝曰：色脉已定，别之奈何？岐伯曰：调其脉之缓、急、小、大、滑、涩，而病变定矣。〔**调**：诊察。**缓、急**：指脉搏的快慢。**小、大**：指脉形的大小。小脉又称细脉。**滑、涩**：指脉的动态。滑脉是往来流利，如盘走珠，指下有一种圆滑感；涩脉是往来艰涩不畅，如轻刀刮竹。〕

黄帝曰：调之奈何？岐伯答曰：脉急者，尺之皮肤亦急；脉缓者，尺之皮肤亦缓；脉小者，尺之皮肤亦减而少；脉大者，尺之皮肤亦贲而起；脉滑者，尺之皮肤亦滑；脉涩者，尺之皮肤亦涩。〔**尺之皮肤**：指前臂内侧自肘至腕的皮肤，简称尺肤。**减而少**：少后原有"气"字，依《脉经》卷四第一删。减而少，指尺肤瘦小。**贲而起**：即突起。〕凡此变者，有微有甚。故善调尺者，不待于寸；善调脉者，不待于色。能参合而行之者，可以为上工，上工十全九；行二者，为中工，中工十全七；行一者，为下工，下工十全六。〔**尺**：指尺肤。**寸**：指寸口脉。**参合**：指察色、辨脉、调尺三者结合起来。**全**：通"痊"，病愈的意思。〕

黄帝曰：请问脉之缓、急、小、大、滑、涩之病形何如？岐伯曰：臣请言五脏之病变也。心脉急甚者为瘛疭；微急为心痛引背，食不下；〔**瘛疭**：指手足抽搐，俗称惊风、抽风。〕缓甚为狂笑；微缓为伏梁，在心下，上下行，时唾血；〔**伏梁**：古病名。属五积之一，是一种心下至脐部周围有包块或气块形成的病证。**唾血**：咳痰有血。因其随唾而出，故名唾血。〕大甚为喉吤；微大为心痹引背，善泪出；〔**喉吤**：指喉间如有物梗塞的意思。**心痹**：五脏痹证之一，主要症状为心悸气喘、咽干、常叹气、烦躁、容易惊恐等，详见《素问·痹论》。〕小甚为善哕；微小为消瘅；〔**善哕**：容易呃逆。**消瘅**：邪热内炽，患者有多饮多食而消瘦的症候，又称热瘅、消渴病。〕滑甚为善渴；微滑为心疝引脐，小腹鸣；〔**心疝**：古病名，疝即痛的意思。指寒邪侵犯心经而致的一种急性痛证。症见下腹部有肿块突起，气上冲胸，心暴痛，脉弦急。〕涩甚为瘖；微涩为血溢、维厥、耳鸣、颠疾。〔**瘖**：失音。**血溢**：指出血证，如吐血、衄血。**维厥**：维即四维，手足之代称，指四肢厥冷。**颠疾**：指头顶疾患。〕

肺脉急甚为癫疾；微急为肺寒热、怠惰、咳唾血、引腰背胸，若鼻息肉不通；〔**癫疾**：即癫痫。**怠惰**，倦怠乏力。**若**：或者。〕缓甚为多汗；微缓为痿瘘、偏风、头以下汗出不可止；〔**痿瘘**：痿指手足痿软的痿证。**瘘**：指鼠瘘，又名瘰疬，即淋巴结结核。**偏风**：半身不遂。〕大甚为胫肿；微大为肺痹，引胸背，起恶日光；〔**胫肿**：小腿肿。**肺痹**：五脏痹证之一。有恶寒发热、咳嗽气喘、胸闷等症。〕小甚为泄；微小为消瘅；滑甚为息贲上气；微滑为上下出血；〔**息贲**：古病名，五积病之一，属肺之积。症见右胁下有包块，形如覆着的杯子，胸背痛、吐血，伴有寒热咳嗽、呕逆、呼吸迫促等。**上下出血**：即衄血、尿血或便血。〕涩甚为呕血；微涩为鼠瘘，在颈支腋之间，下不胜其上，其应善酸矣。〔下不胜其上：指下肢不能胜任上部的重压。其应善酸矣：它的外在表现是足膝容易疲软乏力。酸，同"痠"，全书同。〕

肝脉急甚者为恶言；微急为肥气在胁下，如覆杯。〔恶言：污秽的语言。肥气：古病名。为肝之积。在左胁下有肿块突起，状如覆杯，久则咳嗽呕吐。〕缓甚为善呕；微缓为水瘕痹也。〔水瘕痹：即水积在胸胁下，结聚成形，小便不通。〕大甚为内痈，善呕衄；微大为肝痹，阴缩，咳引小腹。〔肝痹：五脏痹证之一，主要症状为夜卧多惊、多饮、小便频数、腹部胀满不适。〕小甚为多饮；微小为消瘅。滑甚为㿉疝；微滑为遗溺。〔㿉疝：疝气的一种，症见阴囊肿大、疼痛或硬结麻木。〕涩甚为溢饮，微涩为瘛挛筋痹。〔溢饮：水液滞留在体表皮下组织，症见四肢浮肿沉重、身体疼痛、咳喘等。筋痹：痹证的一种，症见筋脉拘急、关节疼痛、屈而不伸。〕

脾脉急甚为瘛疭；微急为膈中，食饮入而还出，后沃沫。〔膈中：食入即吐之病。后沃沫：大便多泡沫。〕缓甚为痿厥，微缓为风痿，四肢不用，心慧然若无病。〔痿厥：痿指四肢痿软无力；厥指四肢逆冷、四肢瘫痪。慧然：明白。〕大甚为击仆；微大为痞气，腹里大脓血，在肠胃之外。〔击仆：突然跌到，又叫卒中。痞气：古病名，属脾之积。据《难经·五十六难》，此病症状为胃脘部有肿块突起、日久不愈、发黄疸、肌肉消瘦、四肢无力等。〕小甚为寒热，微小为消瘅。滑甚为㿉癃；微滑为虫毒蛕蝎腹热。〔㿉癃：㿉指阴囊肿大，癃指小便不通。蛕蝎："蛕"同"蛔"，即蛔虫。蝎，即桑蠹虫。杨上善："蝎谓腹中虫如桑蠹也。"〕涩甚为肠㿉；微涩为内㿉，多下脓血。〔肠㿉：指脱肛。内㿉：指肠内溃烂，故大便多下脓血。〕

肾脉急甚为骨癫疾；微急为沉厥奔豚，足不收，不得前后。〔骨癫疾：指病深至骨的精神错乱之证，表现抑郁状态，情感淡漠，语言错乱，不知饥饱，僵仆直视。沉厥：下肢沉重厥冷。奔豚：古病名。属肾之积。豚，小猪。因发作时胸腹如有小豚奔闯，故名奔豚。症状有发作性下腹部气上冲胸、直达咽喉、腹部绞痛，头昏目眩，心悸易惊，烦躁不安，发作过后如常，有的夹杂寒热往来或吐脓。不得前后：大小便不通。〕缓甚为折脊；微缓为洞，洞者，食不化，下嗌还出。〔折脊：腰脊痛如折。洞：洞泄。食后即泄，完谷不化。还：通"旋"。立即。〕大甚为阴痿；微大为石水，起脐已下至小腹垂垂然，上至胃脘，死不治。〔阴痿：又称阳痿，指阴茎不举。石水：水肿证候类型之一，以腹满不喘、水肿偏于腹部、脉沉为主要表现。垂垂然：形容小腹呈胀满下垂的样子。〕小甚为洞泄；微小为消瘅。滑甚为癃㿉，微滑为骨痿，坐不能起，起则目无所见。〔骨痿：痿证的一种，症见下肢痿弱，不能起床行动，腰脊酸软等。〕涩甚为大痈，微涩为不月沉痔。〔不月：月经不行，即闭经。沉痔：内痔。〕

黄帝曰：病之六变者，刺之奈何？岐伯答曰：诸急者多寒；缓者多热；大者多气少血；小者血气皆少；滑者阳气盛，微有热；涩者少血少气，微有寒。〔涩者少血：少原作"多"，《类经》卷六张介宾注："涩为气滞，为血少，……而此曰多血，似乎有误。观下文刺涩者无令其血出，少可知矣。"据之而改。〕是故刺急者，深内而久留之；

刺缓者，浅内而疾发针，以去其热；刺大者，微泻其气，无出其血；刺滑者，疾发针而浅内之，以泻其阳而去其热；刺涩者，必中其脉，随其逆顺而久留之，必先按而循之，已发针，疾按其痏，无令其血出，以和其脉；诸小者，阴阳形气俱不足，勿取以针，而调以甘药也。〔深内、浅内："内"与"纳"同。谓进针入内。即深刺、浅刺。**疾发针**：出针拔针要快。**随其逆顺**：随经气的逆顺方向行针。**按而循之**：指循经脉按摩。**痏**：音"wěi"。疮瘢，指针灸施术后穴位上的瘢痕。此以针瘢代针孔。〕

黄帝曰：余闻五脏六腑之气，荥输所入为合。令何道从入，入安连过？愿闻其故？〔**入安连过**：进入合穴后怎样和经脉连接相通。〕岐伯答曰：此阳脉之别入于内，属于腑者也。〔**阳脉之别**：阳经分出的络脉。〕黄帝曰：荥输与合，各有名乎？〔**名**：名称。〕岐伯答曰：荥输治外经，合治内腑。〔**外经**：行于四肢及浅表部位的经脉。**内腑**：体内的六腑。〕黄帝曰：治内腑奈何？岐伯曰：取之于合。〔**合**：合穴。〕黄帝曰：合各有名乎？岐伯答曰：胃合入于三里，大肠合入于巨虚上廉，小肠合入于巨虚下廉，三焦合入于委阳，膀胱合入于委中央，胆合入于阳陵泉。〔**注**：本句所述六穴是六腑在足三阳经上的合穴，简称下合穴。其中大小肠、三焦的下合穴与大肠经、小肠经、三焦经的合穴不同。胆、胃、膀胱下合穴与本经合穴相同。〕黄帝曰：取之奈何？岐伯答曰：取之三里者，低跗；取之巨虚者，举足；取之委阳者，屈伸而索之；委中者，屈而取之；阳陵泉者，正竖膝予之齐，下至委阳之阳取之；取诸外经者，揄申而从之。〔**低跗**：使足背低平。**屈伸而索之**：屈伸下肢而寻取穴位。**正竖膝予之齐**：予犹"比"也。即两膝平齐竖正。**揄申而从之**：揄，牵引。申，即伸。此句为牵引四肢来寻找穴位。〕

黄帝曰：愿闻六腑之病？岐伯答曰：面热者，足阳明病；鱼络血者，手阳明病；两跗之上脉坚若陷者，足阳明病，此胃脉也。〔**鱼络血**：掌上手鱼部位血脉郁滞或有瘀斑。**跗**：足背。**脉坚若陷**：原作"脉竖陷"，依《太素》卷十一、《甲乙》卷四第二下改。指血脉坚实或虚软下陷。〕大肠病者，肠中切痛而鸣濯濯，冬日重感于寒即泄，当脐而痛，不能久立，与胃同候，取巨虚上廉。〔**切痛**：剧痛。**濯濯**：音"zhuózhuó"。肠鸣的声音。**鸣濯濯**：即肠鸣辘辘。**日**：原作"曰"，依《脉经》卷六第八、《千金》卷十八第一、《外台》卷十改。**重感于寒**：再感受寒邪。〕胃病者，腹䐜胀，胃脘当心而痛，上支两胁，膈咽不通，食饮不下。取之三里也。〔**䐜**：胀起。**支**：原作"肢"，依《千金》卷十六改。〕小肠病者，小腹痛，腰脊控睾而痛，时窘之后，当耳前热，若寒甚，若独肩上热甚，及手小指次指之间热，若脉陷者，此其候也。手太阳病也，取之巨虚下廉。〔**控睾**：牵引睾丸。**时窘之后**：不得大小便而窘急。〕三焦病者，腹胀气满，小腹尤坚，不得小便，窘急，溢则为水，留即为胀。候在足太阳之外大络，大络在太阳、少阳之间，亦见于脉，取委阳。〔**腹胀**："胀"字原脱，依《脉经》卷六第十一、《甲乙》卷九第九、《千金》卷二十第四补。**为水**："为"字原脱，依《脉经》、《甲乙》、《千金》、《太素》卷十一补。〕膀胱病者，小腹偏肿而痛，以手按之，即欲小便而不得，肩上热若脉陷，及足小指外廉及胫踝后皆热若脉陷，取委中央。〔**偏肿而痛**：肿痛偏于一侧。**外廉**：外侧。〕胆病者，善太息，口苦，呕宿汁，心下澹澹，恐人将捕之，嗌中吤吤然，数唾。<u>候在足少阳之本末</u>，亦视其脉之陷下者灸之；其寒热者，取阳陵泉。〔**太息**：叹气。**澹澹**：跳动的意思。**嗌中吤吤然**：咽喉中如有物梗塞。**候在足少阳之本末**：候，原脱，依《太素》卷十一、《脉经》卷六第二、《甲乙》卷九第五补。即病候表现在足少阳经起点至终点的循行通路上。〕

黄帝曰：刺之有道乎？〔**道**：规律。〕岐伯答曰：刺此者，必中气穴，无中肉节，〔**气穴**：经气输注的孔穴，即腧穴。**肉节**：指肌肉之间的节界。〕中气穴则针游于巷，中肉节即皮肤痛。补泻反则病益笃。〔**游**：原作"染"，一作"游"，依《甲乙》卷九第一改。丹波元简曰："作游为是。"**针游于巷**：针行在通道内。此指针感在经脉循行路线上出现益笃，更加严重。〕中筋则筋缓，邪气不出，与其真相搏，乱而不去，<u>反还内著</u>，用针不审，以顺为逆也。〔**真**：指正气。**反还内著**：指邪气反而入内停留为病。〕

导读分析

一、篇名解释 ▶▶▶

篇名中"邪气"，指四时气候变化、情志、饮食、房劳、击仆、举重等致病因素。"病形"，指病的症状和体征。马莳说："篇内首三节论邪气入于脏腑，第四节论病形，故名篇。"

二、文章大意 ▶▶▶

本篇除重点论述邪气伤人的原因、部位和脏腑受邪后出现的症状体征，还提出了色诊、脉诊、尺肤诊的临床应用，介绍荥、输、合穴的不同作用，强调针刺必中气穴，不可误伤筋肉和误用补泻。

三、结构分析 ▶▶▶

第1~6段：讲述邪气中人的原因和部位。
第7~11段：讲述五脏病的脉象变化。
第12~16段：讲述五脏六脉微甚的不同病形及取穴针法。
第17~19段：讲述六腑合穴及病证。

卷之二

根结第五

岐伯曰：天地相感，寒暖相移，阴阳之道，孰少孰多？阴道偶，阳道奇，〔**天地相感**：天气和地气相互感应，即自然界的气候变化。**阴阳之道**：指阴阳的变化规律。**孰**：谁；哪个。**偶**：双数。**奇**：单数。〕发于春夏，阴气少，阳气多，阴阳不调，何补何泻？发于秋冬，阳气少，阴气多，阴气盛而阳气衰，故茎叶枯槁，湿雨下归，阴阳相移，何泻何补？〔**发**：谓发病。**何**：怎么。〕奇邪离经，不可胜数，不知根结，五脏六腑，折关败枢，开阖而走，阴阳大失，不可复取。〔**奇邪**：指不正之邪。**离经**：离有"罹"义，侵入的意思。即侵入经脉。**不可胜数**：胜，尽也。即数不尽。**折关败枢，开阖而走**：三阴三阳各经都有开、阖、枢。关，指主持开阖枢的功能而言。此句谓三阴三阳开阖枢功能失常，枢机败坏，开合失司，精气走泄。**阴阳大失，不可复取**：阴阳严重失调，精气不能复聚。〕九针之玄，要在终始，故能知终始，一言而毕，不知终始，针道咸绝。〔**玄**：奥妙。**要**：关键。**终始**：经脉的起止。**针道咸绝**：针刺的道理全部不懂。〕

太阳根于至阴，结于命门。命门者，目也。阳明根于厉兑，结于颡大。颡大者，钳耳也。〔**颡**：音"sǎng"。**颡大**：谓额角入发际处头维穴。因其钳束于耳上，故名钳耳。〕少阳根于窍阴，结于窗笼。窗笼者，耳中也。〔**窗笼**：指耳屏前方的听宫穴。〕太阳为开，阳明为阖，少阳为枢。〔**句释**：门敞为开，门闭为阖，门上下的转轴叫枢。用来比喻三阴或三阳之间相互为用的关系。可理解为深浅层次。太阳为三阳之表，阳气发于外，故为开。阳明为三阳之里，阳气蓄于内，故为阖。少阳在表里之间，阳气可出可入，犹如枢机，故为枢。〕故开折则肉节渎而暴病起矣，故暴病者，取之太阳，视有余不足。渎者，皮肉宛膲而弱也。〔**开折**：指足太阳膀胱经失去主表主外的功能。**肉节**：本指肌肉间的节界部位，此泛指皮肉。**暴病**：太阳经护表卫外的功能，外邪易入体内，故突然发病。**宛膲而弱**：瘦小憔悴软弱。〕阖折则气无所止息而痿疾起矣，故痿疾者，取之阳明，视有余不足。无所止息者，真气稽留，邪气居之也。〔**阖折**：足阳明胃经失去主肉主气的功能。**痿疾：**肢体痿弱废用的一类病证，语出《素问·痿论》。**真气稽留：**正气运气滞留。**邪气居之：**病邪盘踞在内。〕枢折即骨繇而不安于地，故骨繇者，取之少阳，视有余不足。骨繇者，节缓而不收也。所谓骨繇者，摇故也。当穷其本也。〔**枢折：**足少阳胆经失去主筋束骨的功能。**骨繇：**繇，音义通"摇"。骨节摇动，行立不便。**当穷其本：**应当彻底弄清病的根源。〕

太阴根于隐白，结于太仓。〔**太仓：**即任脉中脘穴，在腹正中线上，脐上四寸处。〕少阴根于涌泉，结于廉泉。〔**廉泉：**为任脉穴名，在颈前部，结喉上方，当甲状软骨上切迹与舌骨体下缘之间的凹陷处。〕厥阴根于大敦，结于玉英，络于膻中。〔**玉英：**即任脉玉堂穴，在前胸部，天突穴（胸骨柄颈静脉切迹与左右胸锁乳突肌之间所形成的凹陷处）与膻中穴连线的五分之上四与下一之交点处。**膻中：**任脉穴名，在胸前部两乳头连线间的中点。〕太阴为开，厥阴为阖，少阴为枢。故开折则仓廪无所输膈洞，膈洞者，取之太阴，视有余不足。故开折者，气不足而生病也。〔**太阴为开，厥阴为阖，少阴为枢：**此对三阴经而言，也有内外之分。太阴居阴分之表，主出为开；厥阴居阴分之里，主入为阖；少阴居阴分之中，主出入之间为枢。**仓廪：**本义是贮藏谷物的仓库，脾是提供脏腑器官和全身营养的仓库，此指脾脏。**仓廪无所输：**足太阴脾经运化失司，水谷的精微不能转输。**膈洞：**病名。上为膈塞，下为泄泻。〕阖折即气弛而喜悲，悲者，取之厥阴，视有余不足。〔**气弛：**弛，原作"绝"，依《甲乙》卷二第五、《太素》卷十、《素问·阴阳离合论》新校正引《九墟》改。气弛，肝气弛缓。**喜悲：**容易发生悲感。〕枢折则脉有所结而不通，不通者，取之少阴，视有余不足。有结者皆取之。〔**脉有所结而不通：**指肾经脉气结滞不通。**皆取之：**此下有"不足"二字，依《太素》卷十、《甲乙》卷二第五删。〕

足太阳根于至阴，溜于京骨，注于昆仑，入于天柱、飞扬也。〔**足太阳：**即膀胱经。**根：**是四肢末端的井穴，与根结所说相同。**溜：**是流通的意思，指原穴。**注：**是灌注的意思，指经穴。**入：**是由浅入深，指各经的颈部及四肢部络穴。根溜注入是穴位分类名称。与《本输第二》所述溜、入等不同。**天柱：**在侠项后发际，大筋外廉陷中。**飞扬：**在足外踝上七寸。〕足少阳根于窍阴，溜于丘墟，注于阳辅，入于天容、光明也。〔**足少阳：**即胆经。**天容：**在耳垂下后方，下颌角与颞骨乳突尖连线之中点凹陷处。后人将此穴属于手太阳小肠经。**光明：**在足外踝上五寸。〕足阳明根于厉兑，溜于冲阳，注于下陵，入于人迎、丰隆也。〔**足阳明：**即胃经。**冲阳：**在足背部最高点处，直对第二跖骨间隙，可摸到足背动脉搏动。**丰隆：**外踝上八寸，胫骨前嵴与腓骨外侧面之中外三分之一的交点处。〕手太阳根于少泽，溜于阳谷，注于小海，入于天窗、支正也。〔**手太阳：**即小肠经。**小海：**小原作"少"，依《甲乙》卷二第五改。**支正：**在前臂背面尺侧中部阳谷穴（当尺骨小头与三角骨之间的凹陷处）上五寸处。〕手少阳根于关冲，溜于阳地，注于支沟，入于天牖、外关也。〔**手少阳：**即三焦经。**外关：**在前臂背侧面的下段，当阳溪与曲池连线之下二分之一段的中点处。〕手阳明根于商阳，溜于合谷，注于阳溪，入于扶突、偏历也。此所谓十二经者，盛络皆当取之。〔**十二经者：**指六阳经手足左右而言。**盛络：**络脉充盈。**取之：**对络脉充盈之处进行针刺。〕

一日一夜五十营，以营五脏之精，不应数者，名曰狂生。所谓五十营者，五脏皆受气，持其脉口，数其至也，〔五十营：周行为营。一日一夜营气周流全身五十周，详见《五十营第十五》。以营五脏之精：输运布养五脏的精气。应：合的意思。狂生：狂，疾也。即生病。脉口：即寸口，又称气口，指两手桡骨头内侧桡动脉的诊脉部位。数其至：数脉搏跳动的次数。〕五十动而不一代者，五脏皆受气；四十动一代者，一脏无气；三十动一代者，二脏无气；二十动一代者，三脏无气；十动一代者，四脏无气；不满十动一代者，五脏无气。〔代：此作"止"解。一代：即一次歇止。无气：即脏气亏虚。〕予之短期，要在《终始》。〔予：通"与"，谓的意思。短期：短，近。此指死期。予之短期：说出病的死期。要在《终始》：主要内容在《终始第九》。〕所谓五十动而不一代者，以为常也，以知五脏之期。〔以为常：认为是正常现象。期：日期。〕予之短期者，乍数乍疏也。〔乍数乍疏：指脉搏跳动忽快忽慢。〕

黄帝曰：逆顺五体者，言人骨节之小大，肉之坚脆，皮之厚薄，血之清浊，气之滑涩，脉之长短，血之多少，经络之数，余已知之矣，此皆布衣匹夫之士也。〔逆顺五体：孙鼎宜："疑逆顺五体是古经篇名"。刘衡如《灵枢》校语："逆顺五体，乃本书第三十八篇篇名，今本作逆顺肥瘦。"逆顺：即异常、正常。五体：指五种类型的人。布衣：平民。匹夫：平民中的男子，泛指寻常的个人。士：古代男子的美称。布衣匹夫之士：泛指平民百姓。〕夫王公大人，血食之君，身体柔脆，肌肉软弱，血气慓悍滑利，其刺之徐疾浅深多少，可得同之乎？〔王公大人：王公，指天子诸侯。大人，做官的人。此句泛指古代统治者。血食之君：古时杀牲取血，用以祭祀，称血食。君为古代各级据有土地的统治者的通称。慓悍：勇疾貌。指气血运行疾速充盈。〕岐伯答曰：膏粱菽藿之味，何可同也？〔膏：肥肉。粱：细粮。菽：豆类。藿：豆叶，又统指蔬菜。膏粱菽藿之味：指吃肉食细粮的人和吃粗粮蔬菜的人。〕气滑即出疾，其气涩则出迟，气悍则针小而入浅，气涩则针大而入深，深则欲留，浅则欲疾。〔即：就。出疾、出迟：指出针快慢。气悍：《灵枢校释》："悍字疑为'滑'字之误。上文言气滑、气涩之出针，此复言气滑、气涩之入针，相对成文，如作气悍，似不合。"〕以此观之，刺布衣者，深以留之；刺大人者，微以徐之。此皆因气慓悍滑利也。〔以：同"而"。微以徐之：浅刺并且进针要慢。〕

黄帝曰：形气之逆顺奈何？〔形：皮肉筋骨血脉。气：神气。形气：是指人的形体和神气。〕岐伯曰：形气不足，病气有余，是邪胜也，急泻之。形气有余，病气不足，急补之。形气不足，病气不足，此阴阳气俱不足也，不可刺之，刺之则重不足，重不足则阴阳俱竭，血气皆尽，五脏空虚，筋骨髓枯，老者绝灭，壮者不复矣。〔病气有余：指病来潮作之时，病气精神增添者。重：更。绝灭：死亡。不复：不能康复。〕形气有余，病气有余，此谓阴阳俱有余也，急泻其邪，调其虚实。故曰：有余者泻之，不足者补之，此之谓也。

故曰：刺不知逆顺，真邪相搏。〔逆：当补反泻，当泻反补。真邪相搏：正气与邪气相争。〕满而补之，则阴阳四溢，肠胃充郭，肝肺内䐜，阴阳相错。〔四溢：四，

《甲乙》卷五第六作"皆"，于义为长。溢有满、余之义。皆溢，即俱盛。**充郭**："郭"通"廓"，张大使小谓之廓。充郭，胀满。**膜**：胀。〕虚而泻之，则经脉空虚，血气竭枯，肠胃**偄辟**，皮肤薄着，毛股夭膲，予之死期。〔**偄辟**：皱叠，喻肠胃消化无力。**皮肤薄着**：皮肤变薄紧贴骨上。**毛股夭膲**：毫毛折断，腠理憔悴枯槁。〕故曰：用针之要，在于知调阴与阳。调阴与阳，精气乃光，〔**光**：充足。〕合形与气，使神内藏。故曰：**上工平气，中工乱脉，下工绝气危生**。〔**上工平气**：技术高明的医生能使气恢复平衡。**中工乱脉**：技术一般的医生会引起经脉气血的逆乱。**下工绝气危生**：技术低劣的医生使精气耗竭，危及生命。〕故曰：下工不可不慎也。必审五脏变化之病，**五脉之应**，经络之实虚，皮之柔粗，而后取之也。〔**五脉之应**：五脏脉象与病的相应情况。**后取之也**：然后取穴治疗病证。〕

导读分析

一、篇名解释 ▶▶▶

经脉自肢端走向头身的起始处为根，即四肢末端的井穴。头面胸腹部位盘旋收束与终止处为结。本篇着重论述经络的根结与治疗关系，故篇名为"根结"。

二、文章大意 ▶▶▶

本篇主要论述了三阴三阳各经的根结部位与穴名，手足三阳经根、溜、注、入的腧穴，阴阳各经的开、阖、枢的作用及其所主病证与治疗。讨论了脉搏动的次数及歇止脉的临床意义，以及针刺方法要因体质、形气有余不足而针刺深浅、徐疾也有不同。

三、结构分析 ▶▶▶

第 1 段：总述经脉根结。
第 2 段：讲述足三阳经根结。
第 3 段：讲述足三阴经根结。
第 4 段：讲述手足三阳经，出井，经原、经合穴入络。
第 5 段：讲述昼夜脉行五十周。
第 6 段：讲述针法因人异。
第 7～8 段：讲述补泻，顺逆，针要。

寿夭刚柔第六

黄帝问于少师曰：余闻人之生也，有刚有柔，有弱有强，有短有长，有阴有阳，愿闻其方。少师答曰：阴中有阴，阳中有阳，审知阴阳，刺之有方，得病所始，刺之有理，谨度病端，与时相应，内合于五脏六腑，外合于筋骨皮肤。〔阴中有阴，阳中有阳：指出阴阳中可再分阴阳。有理：指针刺治合理。谨度病端，与时相应：度，音"duó"。推测。病端，病因。即慎重地推测疾病发生的原因，致病因素与四时变化是否相应。〕是故内有阴阳，外亦有阴阳。在内者，五脏为阴，六腑为阳；在外者，筋骨为阴，皮肤为阳。故曰：病在阴之阴者，刺阴之荥输；病在阳之阳者，刺阳之合；病在阳之阴者，刺阴之经；病在阴之阳者，刺络脉。〔阴之阴：指五脏。阳之阳：指皮肤。阳之阴：指筋骨。阴之阳：指六腑。荥、输、合、经，为五输穴，详见《本输第二》。〕故曰：病在阳者，命曰风；病在阴者，命曰痹；阴阳俱病，命曰风痹。〔阳：指体表。阴：指体内。痹：病名。指病邪在内，气血郁滞不畅的一类病证。阴阳俱病：表里同病。阴上原有"病"字，依《甲乙》卷六第六、《病源》卷一删。〕病有形而不痛者，阳之类也；无形而痛者，阴之类也。无形而痛者，其阳完而阴伤之也，急治其阴，无攻其阳；有形而不痛者，其阴完而阳伤之也，急治其阳，无攻其阴。〔无形而痛：没有形态变化（阳分未受病），但觉疼痛（内脏受伤），属阴证。当急治其里，不要攻伐体表。有形而不痛：有外在形态变化（阳分受伤），但无疼痛（阴分未受病），属阳证。当速治其表，不要攻伐其里。〕阴阳俱动，乍有形，乍无形，加以烦心，命曰阴胜其阳。此谓不表不里，其形不久。〔乍：忽然。阴胜其阳：内脏病甚于体表病。其形不久：病人的生命不能长久。〕

黄帝问于伯高曰：余闻形气病之先后，外内之应奈何？〔形气病：指形病、气病。形病指皮肤筋骨的病变，气病指五脏六腑精气的病变。外内之应奈何：内外是如何相应的。〕伯高答曰：风寒伤形，忧恐忿怒伤气。气伤脏，乃病脏；寒伤形，乃应形；风伤筋脉，筋脉乃应。〔伤气：指损伤内脏功能。乃：就。乃应形、筋脉乃应：此处两个"应"字，依上文"乃病脏"例，似均应作"病"字。〕此形气外内之相应也。黄帝曰：刺之奈何？伯高答曰：病九日者，三刺而已；病一月者，十刺而已。〔三刺而已：针刺三次就会痊愈。〕多少远近，以此衰之。〔句释：患病时间的长短，针刺次数的多少，用以上的标准（三天针一次的方法计算）作为等差来进行比较。〕久痹不去身者，视其血络，尽出其血。〔久痹不去身者：去，离开。指久病不愈的痹证。尽出其血：指将有瘀血的血络，用针刺放血的方法，把瘀血排除干净。〕黄帝曰：外内之病，难易之治奈何？伯高答曰：形先病而未入脏者，刺之半其日；〔半其日：指针刺的次数减少一半。〕脏先病而形乃应者，刺之倍其日。此外内难易之应也。〔乃：才。倍其日：指针刺的次数要加倍。外内：外，原作"月"，依《甲乙》卷六第六、道藏本等改。指疾病有发于体表、内脏的不同。难易：指针治有难易。应：互相应和的道理。〕

黄帝问于伯高曰：余闻形有缓急，气有盛衰，骨有大小，肉有坚脆，皮有厚薄，其以立寿夭奈何？〔其以立寿夭奈何：立，确定。生命久长称寿，生命短暂、早死称夭。全句谓根据这些方面如何确定人的寿夭呢？〕伯高答曰：形与气相任则寿，不相任则夭。〔**相任**：相当；相称。〕皮与肉相果则寿，不相果则夭。〔**相果**：果，《甲乙》卷六第十一作"裹"。按："果"同"裹"，包也。相果，即相称之义。肉坚皮固为相果，肉脆皮疏为不相果。〕血气经络胜形则寿，不胜形则夭。〔**胜形**：指血气经络不但要与外形相称，而且要更为强盛。〕黄帝曰：何谓形之缓急？伯高答曰：形充而皮肤缓者则寿，形充而皮肤急者则夭。形充而脉坚大者，顺也；形充而脉小以弱者，气衰，衰则危矣。〔**皮肤缓**：皮肤柔软。**皮肤急**：皮肤坚紧而少弹性。**形充**：形体壮实。**脉坚大**：脉大有力。坚相对弱而言。**脉小以弱**：脉细而无力。气衰，元气不足。〕若形充而颧不起者，骨小，骨小则夭矣；〔**颧不起**：指面部颧骨小，突起不明显。〕形充而大肉䐃坚而有分者，肉坚，肉坚则寿矣；形充而大肉无分理不坚者，肉脆，肉脆则夭矣。〔**大肉**：臂腿肌肉。**䐃**：肌肉的突起部分，如王冰所说"肘膝后肉如块者"。**分理**：泛指肌肉的纹理。〕此天之生命，所以立形定气而视寿夭者，〔**天之生命**：指人的先天禀赋。**所以**：用……方法。**立形定气**：确立形体的刚柔强弱，决定气的属阴属阳。**视**：观察。〕必明乎此，立形定气，而后以临病人，决死生。黄帝曰：余闻寿夭，无以度之。〔**无以度之**：没有什么方法可以推测人的寿夭。〕伯高答曰：墙基卑，高不及其地者，不满三十而死；其有因加疾者，不及二十而死也。〔**墙**：指面部蕃侧部位（耳门至颊侧的肌肉）。**基**：指面部地阁部位（面部下颌骨部位）。**卑**：低，与高相对。**墙基卑，高不及其地者**：指地阁及蕃侧部肌肉塌陷，骨骼突出显露。**因**：指外感内伤。**其有因加疾者**：如再加上外感内伤疾病的情况。〕黄帝曰：形气之相胜，以立寿夭奈何？伯高答曰：平人而气胜形者寿；病而形肉脱，气胜形者死，形胜气者危矣。〔**气胜形者**：指气足神全胜过形体充实的。**形肉脱**：形体肌肉极度消瘦。〕

黄帝曰：余闻刺有三变，何谓三变？伯高答曰：有刺营者，有刺卫者，有刺寒痹之留经者。〔**三变**：三种刺法。**营、卫**：是水谷化生的精微物质。营行于脉内，营卫周流全身，运行不息。详参本书《营卫生会》、《卫气》、《营气》、《卫气失常》等篇。〕黄帝曰：刺三变者奈何？伯高答曰：刺营者出血，刺卫者出气，刺寒痹者内热。〔**刺营者出血，刺卫者出气，刺寒痹者内热**：营气行于脉中，故刺营分病要出血，以去恶血。卫行脉外，故刺卫分病要出邪气。刺寒痹要用火针或针后再加药熨的方法，使热气内入，血脉流通。〕黄帝曰：营卫寒痹之为病奈何？伯高答曰：营之生病也，寒热少气，血上下行。〔**寒热**：寒热往来。**少气**：气虚不足。表现为气息低微，倦怠乏力，说话时感觉不够用。**血上下行**：指出现衄血、便血症状。〕卫之生病也，气痛时来时去，怫忾贲响，风寒客于肠胃之中。〔**气痛**：指因气分病（胃肠气滞）引起的腹痛。**时来时去**：时作时止。**怫忾**：怫，音"fú"；忾，音"kǎi"。怫忾，气盛满貌，即腹胀。**贲响**：腹鸣如奔。即肠鸣音亢进窜动。〕寒痹之为病也，留而不去，时痛而皮不仁。〔**句释**：寒痹是寒邪流于经络，关节肌肉时常疼痛，皮肤感觉减退（麻木不知痛痒）。〕黄帝曰：刺寒痹内热奈何？伯高答曰：刺布衣者，以火焠之；刺大人者，以药熨之。〔**焠**：烧，即火针法。用火烧红针尖点刺治疗。〕

黄帝曰：药熨奈何？〔药熨：即将药物烘热敷患处。〕伯高答曰：用淳酒二十升，蜀椒一升，干姜一斤，桂心一斤，凡四种，皆㕮咀，渍酒中。〔淳酒：即醇酒，指酒性浓烈，不掺杂质的美酒。㕮咀：古指将药物用口咬成粗粒。泛指将药物切碎。渍：水浸。〕用绵絮一斤，细白布四丈，并内酒中。〔绵絮：即丝棉。内：通"纳"，即加入。〕置酒马矢煴中，盖封涂，勿使泄。〔马矢：马粪。煴中：煴，音"yún"。煴中，盖封涂，酒器盖用泥封固。〕五日五夜，出布绵絮，曝干之，干复渍，以尽其汁。每渍必晬其日，乃出干。〔曝：晒。以尽其汁：直到酒汁吸完。晬其日：一日一夜叫晬日。乃出干：才取出晒干。〕干，并用滓与绵絮，复布为复巾，长六七尺，为六七巾。〔滓：药渣。复巾：用双层布做成的夹袋。为六七巾：做六七个夹袋。〕则用之生桑炭炙巾，以熨寒痹所刺之处，令热入至于病所。寒，复炙巾以熨之，三十遍而止。汗出，以巾拭身，亦三十遍而止。〔则用之：郭霭春："之字疑是衍文。"〕起步内中，无见风。〔起步内中：起身在室内行走。〕每刺必熨，如此，病已矣。此所谓内热也。〔已：止，即病愈。〕

导读分析

一、篇名解释 ▶▶▶

本篇论述体质刚柔与发病、治疗、寿夭的关系，以寿夭刚柔为主，故以此为篇名。

二、文章大意 ▶▶▶

寿夭，长寿与夭折。刚柔，指体质，可以形体缓急、正气盛衰、骨骼大小、肌肉坚脆、皮肤厚薄等方面进行区分。文中还阐述了阴阳可分的实例，形气内外相应，风痹、风、痹的疾病分类，寒痹的病因病机，针药治疗方法及三变刺法等内容。

三、结构分析 ▶▶▶

第1段：讲述病有阴阳，刺必分阴阳。
第2段：讲述形气与病相应，刺法有难易。
第3段：讲述形气之适，寿夭相应。
第4段：讲述针法三变。
第5段：讲述刺寒痹药熨疗法。

官针第七

　　凡刺之要，官针最妙。〔**句释**：针刺的要点，用一定的针具和针法效果才最佳。〕九针之为，各有所宜，长短大小，各有所施也。不得其用，病弗能移。〔**九针之为，各有所宜**：原"宜"、"为"二字误倒，依《圣济总录》卷一百九十二引正。九针的应用，各有适宜的病证。**各有所施**：各有使用的方法。**不得其用**：指用针不得法。**移**：去掉。〕疾浅针深，内伤良肉，皮肤为痈；病深针浅，病气不泻，反为大脓。〔**痈**：指皮肤局部红肿热痛且化脓的感染。**病气不泻**：指病邪不能祛除。**反**：原作"支"，依《太素》卷二十二、《甲乙》卷五第二改。**大脓**：指大的脓肿。〕病小针大，气泻太甚，疾必为害；病大针小，气不泄泻，亦复为败。〔**气泻太甚**：指病气祛除太过，损伤人体元气。**害**：祸患。**气不泄泻**：指邪气得不到疏泄。**败**：指不良后果。〕失针之宜，大者泻，小者不移。已言其过，请言其所施。〔**大者**：大字原脱，依《太素》卷二十二、《甲乙》卷五第二补。大者，指上文病小针大。**小者**：指上文病大针小。**不移**：指病邪不能祛除。**过**：过失。〕

　　病在皮肤无常处者，取以镵针于病所，肤白勿取；〔**无常处**：没有固定部位。**镵针**：九针之一，详见本书《九针十二原第一》、《九针论第七十八》。本段各针名同。**病所**：病变部位。**肤白勿取**：病变处皮肤当赤色，若肤色白，说明病邪已移至别处，就不能用镵针治疗。〕病在分肉间，取以圆针于病所；病在经络痼痹者，取以锋针；病在脉，气少，当补之者，取以鍉针于井荥分输；〔**分肉**：指肌肉。**痼**：病经久难治。**气少**：指气虚。**井荥**：在此为井、荥、输、原、经、合的简称。**分输**：指各经。〕病为大脓者，取以铍针；病痹气暴发者，取以圆利针；病痹气痛而不去者，取以毫针；〔**痹气暴发者**：指急性发作的痹证。**去**：除。〕病在中者，取以长针；病水肿不能通关节者，取以大针；〔**中**：里。**不能通关节**：指关节不通利。〕病在五脏固居者，取以锋针，泻于井荥分输，取以四时。〔**固居**：久留不去。**取以四时**：指根据四时的不同，分别取用。〕

　　凡刺有九，以应九变。〔**九变**：九种变化不同的病情。〕一曰输刺，输刺者，刺诸经荥输脏腧也。〔**输刺**：针刺十二经的五腧穴及在背部的五脏腧穴。背腧详见本书《背腧第五十一》。〕二曰远道刺，远道刺者，病在上，取之下，刺腑腧也。〔**腑腧**：指胃经、胆经、膀胱经的腧穴。〕三曰经刺，经刺者，刺大经之结络经分也。〔**大经**：本经的经脉。**结络经分**：指经脉部位触到的硬结或压痛。〕四曰络刺，络刺者，刺小络之血脉也。〔**小络之血脉**：指体表部位郁血的细小络脉。〕五曰分刺，分刺者，刺分肉之间也。六曰大泻刺，大泻刺者，刺大脓以铍针也。七曰毛刺，毛刺者，刺浮痹皮肤也。〔**大泻刺**：谓针刺脓疡，排脓血。**毛刺**：皮肤浅刺。**浮痹**：浮浅的痹证。〕八曰巨刺，巨刺者，左取右，右取左。〔**巨刺**：病在经脉，左侧病取右侧穴，右侧病取左侧穴的交叉刺法。缪刺是交叉泻络，巨刺是交叉取其经脉，这是两者的区别，但交叉取穴二者是相同的。〕九曰焠刺，焠刺者，刺燔针则取痹也。〔焠刺：用火针刺治。燔：音"fán"。烧。取痹：治疗寒痹。〕

凡刺有十二节，以应十二经。一曰偶刺，偶刺者，以手直心若背，直痛所，一刺前，一刺后，以治心痹，刺此者，傍针之也。〔偶刺：是前后配对的刺法。以手直心若背：直，直当。若，作"及"解。即用手当胸及背。傍针之：指针尖要向两旁斜刺，以防伤及内脏。〕二曰报刺，报刺者，刺痛无常处也，上下行者，直内无拔针，以左手随病所按之，乃出针复刺之也。〔报刺：报，重复。报刺，即在痛处重复针刺的一种刺法。上下行者：指痛时上时下。〕三曰恢刺，恢刺者，直刺傍之，举之前后，恢筋急，以治筋痹也。〔恢刺：恢，宽缓、扩大的意思。恢刺，是在筋旁直刺，采用或前或后斜刺和提举针体等方法以疏通经气的针刺法，用以治筋肉拘急等。这是一针多用的刺法，类似近代临床应用的多向透刺法。〕四曰齐刺，齐刺者，直入一，傍入二，以治寒气小深者；或曰三刺，三刺者，治痹气小深者也。〔齐刺：是直一旁二，三针齐下的针刺法，用以治疗范围较小而深的痹痛等。与扬刺相对。〕五曰扬刺，扬刺者，正内一，傍内四，而浮之，以治寒气之博大者也。〔扬刺：扬，分散之义。扬刺，是正中刺一针，周围刺四针，刺得较浮浅的针刺法，用以治疗范围较大的寒痹。与齐刺相对，同属多针同用刺法。〕六曰直针刺，直针刺者，引皮乃刺之，以治寒气之浅者也。〔直针刺：直，是直对的意思。直针刺，挟起皮肤沿皮下针刺，治疗寒气浅在的病证。近代称此为沿皮刺或横刺。〕七曰输刺，输刺者，直入直出，稀发针而深之，以治气盛而热者也。〔输刺：输，输通的意思。输刺，是采用直入直出的提插法，针数少而刺得深，用来治疗气盛有热的病证。〕八曰短刺，短刺者，刺骨痹，稍摇而深之，致针骨所，以上下摩骨也。〔短刺：短，是接近的意思。短刺，是摇动针体，深刺至骨旁，加以摩动的针刺法，用以治骨重难举，骨骼酸痛的骨痹病。摩：治。〕九曰浮刺，浮刺者，傍入而浮之，以治肌急而寒者也。〔浮刺：浮，浮浅。浮刺，是从旁斜刺浮浅肌表的针刺法，治疗肌肉挛急而属寒的病证，与近代临床上应用的斜刺法相仿。〕十曰阴刺，阴刺者，左右率刺之，以治寒厥；中寒厥，足踝后少阴也。〔阴刺：是左右配穴针刺法，治疗寒厥证。率：疑为"卒"之误。寒厥：因阳气衰微而引起厥证，症见四肢逆冷、身冷倦卧、腹痛下利，甚至昏倒等。中寒厥，足踝后少阴也：得了寒厥，可取左右两侧踝后足少阴经穴左右率刺之。〕十一曰傍针刺，傍针刺者，直刺傍刺各一，以治留痹久居者也。〔傍：通"旁"。傍针刺：是直刺一针、旁刺一针的针法，治疗日久不愈的痹证。〕十二曰赞刺，赞刺者，直入直出，数发针而浅之出血，是谓治痈肿也。〔赞刺：赞，助也。张志聪谓"助痈肿之外散也"。孙鼎宜曰："赞读曰钻，直入直出，犹穿物然，故曰钻刺。"二说并通。赞刺，是连续分散浅刺出血的刺法，用以治疗外科局部红肿的疮疡。本法与九刺中的络刺、下文五刺中的豹文刺，同是放血刺法，只是归类不同。〕

脉之所居深不见者刺之，微内针而久留之，以致其空脉气也。〔微内针：指轻轻地进针。致：引导。空：同"孔"，指孔穴。〕脉浅者勿刺，按绝其脉，乃刺之，无令精出，独出其邪气耳。〔**脉浅者：**指有血络显现的浅表部血脉。**按绝其脉：**指以手切按，避开脉管。**无令精出：**不使精气外泄。〕所谓三刺则谷气出者，先浅刺绝皮，以出阳邪，再刺则阴邪出者，少益深，绝皮致肌肉，未入分肉间也；入分肉之间，则谷气出。〔**三刺：**是刺法名。指针刺分浅、中、深三层。后世刺法分为天、地、人三部，与此类似。**先浅刺绝皮……则谷气出：**浅刺透过皮肤，宣泄阳邪。稍微深刺一点，透过皮肤至皮下组织，未至骨骼肌肉，宣泄阴邪，深刺至近骨之肌肉，则谷气至产生酸胀重麻的感觉。**肌肉：**多指皮下肥肉。**分肉：**指瘦肉，即骨骼肌。马莳："肌肉、分肉之别：肌肉在皮内肉上，而分肉则近于骨者也。"〕已故《刺法》曰：始刺浅之，以逐邪气，而来血气；后刺深之，以致阴气之邪；最后刺极深之，以下谷气。此之谓也。故用针者，不知年之所加，气之盛衰，虚实之所起，不可以为工也。〔**年之所加：**指运气学说中的客气加临。每一年中，各有风寒暑湿燥火天气的加临之期，是构成当年气候变化的重要因素之一。**气：**正气。**虚实之所起：**虚实证的形成。**工：**良医。〕

凡刺有五，以应五脏。一曰半刺，半刺者，浅内而疾发针，无针伤肉，如拔毛状，以取皮气，此肺之应也。〔**以应五脏：**适应五脏的病证。**半刺：**是浅刺皮肤，快速出针的刺法。与九刺中的毛刺相仿。近代应用的皮肤针即由此发展而来。〕二曰豹文刺，豹文刺者，左右前后针之，中脉为故，以取经络之血者，此心之应也。〔**豹文刺：**形容针刺部位较多，犹如豹皮的斑纹之点。本法与九刺中的络刺、十二刺中的赞刺，都是刺络出血法。**中脉为故：**刺中经脉为标准。〕三曰关刺，关刺者，直刺左右尽筋上，以取筋痹，慎无出血，此肝之应也。或曰渊刺，一曰岂刺。〔**关：**关节。**关刺：**是刺四肢关节附近肌腱、韧带的方法。**左右：**指四肢。**尽筋：**即关节之处。**筋痹：**以筋的症状为主的痹证，症见筋脉拘急、关节疼痛而难以屈伸。〕四曰合谷刺，合谷刺者，左右鸡足，针于分肉之间，以取肌痹，此脾之应也。〔**合谷刺：**是以刺肌肉为主的方法。**鸡足：**指斜刺进针后，退回浅部又分别向两傍斜刺，如鸡爪分叉。**肌痹：**指以肌肉症状为主的痹证，症见肌肉麻木、酸痛无力、困倦汗出等。〕五曰输刺，输刺者，直入直出，深内之至骨，以取骨痹，此肾之应也。〔**注：**此输刺与十二刺之输刺相仿，只是归类不同。近代临床所说输刺法，多指此而言。九刺之输刺与此针法不同，须注意。〕

导读分析

一、篇名解释 ▶▶▶

"官"，任用的意思。"官针"，指大家公认的针具和针法。马莳谓："官针者，任九针之所宜也，故名篇。"本篇介绍了九种针具的适应范围和各自的性能，阐述了各种不同的针刺方法。

二、文章大意 ▶▶▶

本篇中论及的针法有：适应九变的九种刺法（输刺、远道刺、经刺、络刺、分刺、大泻刺、毛刺、巨刺、焠刺）；适应十二经病变的十二节刺法（偶刺、报刺、恢刺、齐刺、扬刺、直针刺、输刺、短刺、浮刺、阴刺、傍针刺、赞刺）；适应邪气深浅程度的三刺法和适应五脏疾病的五刺法（半刺、豹文刺、关刺、合谷刺、输刺）。众多的刺法为后世针刺手法的发展奠定了基础。

三、结构分析 ▶▶▶

第1～2段：讲述九针适应证。
第3段：讲述刺法有九，以应九病。
第4段：讲述刺法十二种，应十二经病。
第5段：讲述脉之浅深，刺法。
第6段：讲述刺法五种，应五脏病。

本神 第八

黄帝问于岐伯曰：凡刺之法，先必本于神。血、脉、营、气、精神，此五脏之所藏也，至其淫泆，离脏则精失，魂魄飞扬，志意恍乱，智虑去身者，何因而然乎？〔注：肝藏血、舍魂，心藏脉、舍神，脾藏营、舍意，肺藏气、舍魄，肾藏精、舍志，是五脏所藏的物质和神。古人将神的功能分属五脏。"本神"的"神"概念是广义的，包括五脏所藏的神。**淫泆**：淫，过分。泆，通"溢"。淫泆即不正常。**离脏**：指物质和精神二方面离开所藏的脏。**精失**：精气散失。**魂魄飞扬**：据下文是指患癫狂。**志意恍乱**：指精神恍惚、健忘。**智虑去身**：指丧失正常的思维功能和处理各种事物的能力。**何因而然**：是什么原因造成这样的。〕天之罪与？人之过乎？〔**天**：自然。**罪**：惩罚。**过**：过失。〕何谓德、气、生、精、神、魂、魄、心、意、志、思、智、虑？请问其故。〔**其故**：其中的原因。〕岐伯答曰：天之在我者，德也，地之在我者，气也，德流气薄而生者也。〔**在**：存也，引申为"生"。**德**：指自然气候，包括阳光、雨露。**气**：指地面上各种物产。**德流气薄而生者**：指天地之气上下交流，使万物化生成形。〕故生之来谓之精，〔**生之来**：产生生命的原始物质。〕两精相抟谓之神，〔**两精**：男女双方的精。**相抟**：相互结合。**神**：指人的生命。〕随神往来者谓之魂，并精而出入者谓之魄，〔**魂**：随着生命活动而出现的精神活动，与思维意识、梦幻恍惚、随意运动有关。**魄**：与生俱来的人的生理本能，与人的本能感觉和动作、意识、记忆有关。〕所以任物者谓之心，心有所忆谓之意，意之所存谓之志，因志而存变谓之思，因思而远慕谓之虑，因虑而处物谓之智。〔**任物**：任，负担、接受。物，事物。任物，接受事物并进行分析。**心**：指思维器官。**忆**：记忆。**意**：指记忆、印象。**意之所存**：指印象不断地积累。**志**：指形成的概念或获得的经验，确立的志向、愿望。**因志而存变**：根据志而研究考察事物的未来变化。**存**：察也。**思**：思考。**远慕**：

指由此及彼的推理，及跟其他事物的联系。虑：谋思，指深谋远虑。**处物**：处理事物。**智**：智慧。〕故智者之养生也，必顺四时而适寒暑，和喜怒而安居处，节阴阳而调刚柔。〔**顺四时**：顺应四季变化。**适**：适应。**和**：调节。**安居处**：安定住处。**节阴阳而调刚柔**：刚柔，即阴阳，词异义同。此句即调节阴阳。〕如是则僻邪不至，长生久视。〔**僻邪**：指四时不正之气。**视**：活。〕

是故怵惕思虑者流淫而不止。〔**怵惕**：恐惧。**者**：此下原有"则伤神，神伤则恐惧"八字，系涉下文误衍，依《太素》卷六删。**流淫而不止**：不正常的流散而不能固摄。据下文系指遗精。〕因悲哀动中者，竭绝而失生。〔**动中**：扰动内脏。**竭绝**：气机衰竭阻绝。**失生**：丧失生机。〕喜乐者，神惮散而不藏。〔**惮**：通"啴"，和缓之义。**惮散**：即神气弛缓涣散。〕愁忧者，气闭塞而不行。盛怒者，迷惑而不治。〔**盛**：大。**迷**：分辨不清。**惑**：困惑，迷乱。**迷惑**：指丧失理智。**不治**：不正常。〕恐惧者，神荡惮而不收。〔**句释**：此句谓恐惧过度，就会产生恐惧感，伴有心惊肉跳、颤抖、惊慌不安，不能自制。**荡**：来回摆动，引申为动摇。**惮**：畏惧。**不收**：不能自己控制住。〕

心怵惕思虑则伤神，神伤则恐惧自失，破䐃脱肉，毛悴色夭，死于冬。〔**自失**：自己不能控制。**䐃**：肌肉突起的部分，如肘膝后肉如块者。**破䐃脱肉**：肌肉消瘦脱陷。**毛悴色夭**：皮毛憔悴，色泽枯暗。**死于冬**：由五行生克推衍而来。心属火，冬属水，水克火，故死于冬。实际生活中不必拘泥，它反映了季节变化对某些疾病的预后有一定的影响。下同。〕脾愁忧而不解则伤意，意伤则悗乱，四肢不举，毛悴色夭，死于春。〔**不解**：不能解除。**悗**：音"mán"。同"闷"。**悗乱**：胸闷烦乱。**四肢不举**：脾主四肢，脾病则四肢乏力，不能抬起。〕肝悲哀动中则伤魂，魂伤则狂妄不精，不精则不正当人，阴缩而挛筋，两胁骨不举，毛悴色夭，死于秋。〔**妄**：原作"忘"，依《甲乙》卷一第一、《千金》卷十一第一改。**狂妄**：精神紊乱。**不精**：即不正常。**阴缩而挛筋**：阴器萎缩，筋脉挛急。**不举**：不能上举。〕肺喜乐无极则伤魄，魄伤则狂，狂者意不存人，皮革焦，毛悴色夭，死于夏。〔**意不存人**：旁若无人。**皮革焦**：五脏损伤，皆有毛悴，此言皮革焦，因肺主皮毛，病变尤其严重。革，皮肤。焦，干燥到极点。皮革焦，即皮肤枯槁。〕肾盛怒而不止则伤志，志伤则喜忘其前言，腰脊不可以俯仰屈伸，毛悴色夭，死于季夏。恐惧而不解则伤精，精伤则骨酸痿厥，精时自下。〔**骨酸痿厥**：骨节酸痛、阳痿、四肢逆冷。**精时自下**：精液时常自己流出来，指遗精、滑精。〕是故五脏主藏精者也，不可伤，伤则失守而阴虚，阴虚则无气，无气则死矣。〔**失守**：指精气散失。**阴虚则无气**：阴虚后精不化气，造成气虚，甚至引起脏气衰竭而死亡。〕是故用针者，察观病人之态，以知精、神、魂、魄之存亡得失之意，五者以伤，针不可以治之也。〔**态**：形态。**意**：情况。**五者以伤**："以"通"已"。即五脏已经损伤。〕

肝藏血，血舍魂，肝气虚则恐，实则怒。〔**肝藏血**：指肝有储藏血液、调节血量的作用。**血舍魂**：魂居肝血之中。**舍**：居住，即藏之义。**气**：包括本脏的精气和机能。下同。此句说明精神活动与物质有着密切关系。前段指出情志过度可以损伤内脏，出现症状。本句及以下各句说明五脏虚实可影响情志形体。〕脾藏营，营舍意，脾气虚则四肢不用，五脏不安；实则腹胀，<u>经溲不利</u>。〔营：营气。为水谷中精微物质，具有化生血液、营养全身的作用。**不用**：不能随意运动。**五脏不安**：五脏不能安和。**经溲不利**：指月经不行，二便不通。〕<u>心藏脉</u>，脉舍神，心气虚则悲，实则<u>笑不休</u>。〔**心藏脉**：指心主一身的血脉。**笑不休**：笑不止。〕<u>肺藏气</u>，气舍魄，肺气虚则鼻塞<u>不利</u>，<u>少气</u>，实则<u>喘喝</u>，<u>胸盈</u><u>仰息</u>。〔**肺藏气**：指肺主一身之气。气是人体赖以维持生命活动的重要物质。**不利**：指呼吸不通畅。**少气**：气虚不足，表现为气短乏力，倦怠懒言，气息低微，脉弱等。**喘喝**：喘促声粗。**胸盈**：胸部胀满。**仰息**：仰面而喘。〕<u>肾藏精</u>，精舍志，肾气虚则<u>厥</u>，实则<u>胀</u>。〔**精**：是生命的基本物质。肾藏精含义有二：一为先天之精，即男女媾精的精气，与人的生殖、生长发育和衰老有关。二为后天之精，即藏五脏六腑水谷的精气，是维持生命、滋养人体各部组织器官并促进机体生长发育的基本物质。**厥**：手足逆冷。**胀**：腹胀。〕五脏不安，必审五脏之病形，以知其气之虚实，<u>谨而调之</u>也。〔**不安**：不能安和。**病形**：症状和体征。**谨而调之**：谨慎地加以调治。〕

导读分析

一、篇名解释 ▶▶▶

"本"，指本源，根本。"神"，精神活动。即包括人的精神意识、思维活动、感觉、运动及人生命活动的总体现。本神就是探讨精神活动的本源。篇首有"凡刺之法，先必本于神"，故名"本神"。

二、文章大意 ▶▶▶

本篇主要论述神的概念和作用，神、魂、魄、意、志、智、虑等精神活动的涵义及其与养生的关系，对五脏的影响强调了"凡刺之法，必先本于肾"，提出了必须全面了解病人的精神状态才能施针，把握针刺与疾病的关系。

三、结构分析 ▶▶▶

第 1 段：讲述针刺本于五脏之神。
第 2～3 段：讲述神伤五脏危。
第 4 段：讲述五脏虚实，病证各异。

终始 第九

凡刺之道，<u>毕</u>于终始。明知终始，五脏为纪，<u>阴阳定矣</u>。〔**道**：道理。**毕**：全。

纪：纲领。阴阳：指阴经阳经。〕阴者主脏，阳者主腑。阳受气于四末，阴受气于五脏。〔句释：阳经在四肢承受脉气，阴经在五脏承受脉气。主：主治。受气：承受脉气。言阳经主治脏病。〕故泻者迎之，补者随之，知迎知随，气可令和。〔泻者迎之，补者随之：此言迎随补泻法。顺着经脉循行的方向针刺为补，反之逆经针刺为泻。又称针向补泻。气可令和：可以使脉气调和。〕和气之方，必通阴阳，五脏为阴，六腑为阳。〔方：规律。通阴阳：通晓阴阳的规律。此指脏腑及经脉。〕传之后世，以血为盟。敬之者昌，慢之者亡。无道行私，必得夭殃。〔以血为盟：血，歃（音"shà"）血。古代以指蘸血，涂于口旁，作为订盟时的一种仪式。盟：起誓。敬之：重视阴阳。慢：忽视。无道行私：指不明阴阳，自以为是。夭殃：夭折的祸害。〕

谨奉天道，请言终始。终始者，经脉为纪，持其脉口、人迎，以知阴阳有余不足，平与不平，天道毕矣。〔谨奉天道：慎重小心地遵守自然规律。脉口：即两手腕部桡动脉搏动处，属肺经。又称气口、寸口。人迎：在喉结旁两侧颈总动脉搏动处。古人认为人迎可检测六腑之阳的情况，寸口可推测五脏之阴的情况。〕所谓平人者，不病。不病者，脉口、人迎应四时也，〔应四时：即随四时有相应的变化。〕上下相应而俱往来也，〔上：指人迎。下：指寸口。往来：指脉搏的来去。俱往来：指人迎、寸口二处脉搏动同时应指而来，离指而去。〕六经之脉不结动也，〔不结动：即动而不结，此古书倒句例。结：止。〕本末之寒温之相守司也，形肉血气必相称也，是谓平人。〔本末：内脏为本，肢体为末。寒温：指四时寒温变化。相守司：能保持各自功能且相互协调。〕少气者，脉口、人迎俱少而不称尺寸也。〔俱少而不称尺寸：指脉口、人迎脉都小而且寸口脉与尺肤不相称。尺寸：诸家作寸关尺之尺寸，《内经》无此义。据《诊疾诊尺第七十四》及前后文义，作寸口、尺肤。〕如是者，则阴阳俱不足，补阳则阴竭，泻阴则阳脱。如是者，可将以甘药，不愈，可饮以至剂。〔将：养。愈：原脱，依《太素》卷十四补。至剂：至善之剂。或得当之剂。〕如此者，弗灸。不已者，因而泻之，则五脏气坏矣。〔五脏气坏：五脏精气就会受到损伤。〕

人迎一盛，病在足少阳；一盛而躁，病在手少阳。〔人迎一盛：指人迎脉比寸口脉大一倍。下文二盛、三盛、四盛，就是大二倍、三倍、四倍。躁：脉躁动。〕人迎二盛，病在足太阳；二盛而躁，病在手太阳。人迎三盛，病在足阳明；三盛而躁，病在手阳明。人迎四盛，且大且数，名曰溢阳，溢阳为外格。〔且：又。溢阳：溢，满而外流。溢阳指六阳偏盛而满溢于外。外格：格，格拒。指六阳偏盛之极，格拒阴气不得出外，阴阳严重失调。〕脉口一盛，〔句释：指寸口脉象比人迎脉大一倍。下文二盛、三盛、四盛，与上文同义。〕病在足厥阴；厥阴一盛而躁，在手心主。脉口二盛，病在足少阴；二盛而躁，在手少阴。脉口三盛，病在足太阴；三盛而躁，在手太阴。脉口四盛、且大且数者，名曰溢阴，溢阴为内关。内关不通，死不治。〔溢阴：指六阴偏盛，满溢于脏。内关：指表里隔绝。不通：指阴气关闭在内，阳气不得复入，以致闭塞不通。〕人迎与太阴脉口俱盛四倍以上，命名关格。〔句释：关格，人迎、寸口各比平时大四倍，阴阳俱盛，互相格拒，阴阳不交，名为关格。〕关格者，<u>与之短期</u>。〔**与之**：即谓之。**短期**：死期将近。〕

人迎一盛，泻足少阳而补足厥阴，<u>二泻一补</u>，<u>日一取之</u>，必切而验之，躁取之上，气和乃止。〔**二泻一补**：二分泻一分补，以治阳盛阴虚。**日一取之**：每日针一次。**切而验之**：指诊察人迎、寸口脉象，检验阴阳盛衰的情况。**躁**：原作"疏"，依《太素》卷十四改。下同。**上**：指取手部经脉。**气和乃止**：人迎、寸口之气和调就停针。〕人迎二盛，泻足太阳，补足少阴，二泻一补，二日一取之，必切而验之，躁取之上，气和乃止。人迎三盛，泻足阳明而补足太阴，二泻一补，日二取之，必切而验之，躁取之上，气和乃止。脉口一盛，泻足厥阴而补足少阳，二补一泻，日一取之，必切而验之，躁而取上，气和乃止。脉口二盛，泻足少阴而补足太阳，二补一泻，二日一取之，必切而验之，躁取之上，气和乃止。脉口三盛，泻足太阴而补足阳明，二补一泻，日二取之，必切而验之，躁而取之上，气和乃止。所以日二取之者，太阴主胃，大富于谷气，故可日二取之也。〔**太阴**：原作"太阳"，依《太素》卷十四、《甲乙》卷五第五改。足太阴脾主运化水谷，胃为水谷之海，脾胃相为表里，胃受纳水谷依赖脾的健运，故称主胃。**大富于谷气**：指水谷精微最丰富。〕人迎与脉口俱盛三倍以上，命曰阴阳俱溢，如是者<u>不开</u>，则血脉闭塞，<u>气无所行，流淫于中</u>，五脏内伤。〔**阴阳俱溢**：即溢阴溢阳。**不开**：即外关内格。**气无所行，流淫于中**：气没有通行的路径，流淫于里。〕如此者，<u>因而灸之</u>，则变易而为他病矣。〔**因**：假如。〕

凡刺之道，气调而止。补阴泻阳，音气益彰，耳目聪明。反此者，血气不行。〔**气调而止**：指偏盛偏衰的经气，刺后经气达到了调和，就要停针。**音气**：声音。**彰**：响亮。〕所谓气至而有效者，<u>泻则益虚</u>，虚者，脉大如其故而不坚也。坚如其故者，适虽言快，病未去也。〔**气至**：指针后得气。病人有酸胀重麻感，医生针下有沉紧感。**泻则益虚**：实证用泻法，病邪就会更加衰退。**适**：刚才。**快**：原作"故"，依《太素》卷十四改。指轻快舒服。〕补则益实，实者，脉大如其故而益坚也。夫如其故而不坚者，适虽言快，病未去也。〔**补则益实**：虚证用补法，正气就会更加充实。〕故补则实，泻则虚。痛虽不随针减，〔**减**：原脱，依《甲乙》卷五第五补。〕病必衰去。必先通十二经脉之所生病，而后可得传于终始矣。故<u>阴阳不相移，虚实不相倾</u>，取之其经。〔**句释**：言阴证阳证不能混淆，虚证实证不能颠倒，要取其所属经脉的穴位来治疗。〕

凡刺之属，三刺至谷气。〔**属**：注意。**三刺**：指针刺皮肤、肌肉、分肉三种深浅不同的刺法。**谷气**：正气。〕邪僻妄合，阴阳易居，逆顺相反，沉浮异处，四时不得，稽留淫泆，须针而去。〔**邪僻**：即邪气。**妄合**：指邪气与正气混合。**易居**：改变居处。**逆顺相反**：指经脉血气运行方向相反。**沉浮异处**：指春脉反沉，冬脉反浮。**淫泆**：淫溢流散。〕故一刺则阳邪出，再刺则阴邪出，三刺则谷气至，谷气至而止。所谓谷气至者，已补而实，已泻而虚，故以知谷气至也。〔**已补而实**：用了补法而正气已经充实。**已泻而虚**：用了泻法而邪气已经衰退。〕邪气独去者，阴与阳未能调，而病知愈也。〔**调**：

调和。〔**知愈**：语词复用，减轻。〕故曰：补则实，泻则虚，痛虽不随针，病必衰去矣。

阴盛而阳虚，先补其阳，后泻其阴而和之；阴虚而阳盛，先补其阴，后泻其阳而和之。三脉动于足大指之间，必审其实虚。〔**三脉**：即下文阳明胃经、厥阴肝经、少阴肾经。〕虚而泻之，是谓重虚，重虚病益甚。凡刺此者，以指按之，脉动而实且疾者，则泻之，虚而徐者，则补之，反此者病益甚。〔**句释**：此言按摸三处动脉，脉有力而数的用泻法，脉动缓而无力的用补法。误用补泻就会使病加重。**则泻之**："则"原作"疾"，依《甲乙》卷五第五改。〕其动也，阳明在上，〔**动**：脉搏跳动。**阳明**：指阳明胃经居上部，在足背解溪、冲阳穴可摸到动脉跳动。〕厥阴在中，〔**厥阴**：指足厥阴肝经居中，在大趾次趾的太冲穴可摸到搏动。〕少阴在下。〔**少阴**：足少阴肾经居下，在足内踝太溪可摸到搏动。〕膺腧中膺，背腧中背。肩髆虚者，取之上。〔**膺**：胸。**髆**：原作"膞"，依《太素》卷二十三、《甲乙》卷五第五改。髆，肩胛。**虚**：指肩胛部出现酸胀麻木的虚证。**上**：指手部经脉。〕重舌，刺舌柱以铍针也。〔**重舌**：舌下生一肿物，状如小舌，故名重舌。**舌柱**：指舌下之筋，其形如柱。〕手屈而不伸者，其病在筋；伸而不屈者，其病在骨。在骨守骨，在筋守筋。〔**守**：守有求、探、索等义。**守骨、守筋**：寻求骨（筋）的穴位去治疗。〕

补泻一方实，〔**泻**：原作"须"，郭霭春曰："须是误字，应作泻。杨上善谓补下脘一泻字是也，如不以须为误字，则属上属下均难解。"**方**：处。〕深取之，稀按其痏，〔**痏**：指针孔。〕以极出其邪气；一方虚，浅刺之，以养其脉，疾按其痏，无使邪气得入。邪气来也紧而疾，谷气来也徐而和。〔**紧而疾**：指经脉跳动快而有力。**谷**：原作"邪"，依《太素》卷二十三、《甲乙》卷五第五、道藏本改。**徐而和**：即脉象徐缓而柔和。〕脉实者，深刺之，以泄其气；〔**气**：邪气。〕脉虚者，浅刺之，使精气无得出，以养其脉，独出其邪气。刺诸痛者，其脉皆实。〔**实**：脉搏有力。〕

从腰以上者，手太阴、阳明皆主之；〔**从**：此上原有"故曰"二字，依《太素》、《甲乙》删。〕从腰以下者，足太阴、阳明皆主之。病在上者，下取之；病在下者，高取之；病在头者，取之足；病在腰者，取之腘。〔**注**：本节所述上病下取、下病上取是极为有用的取穴法则。除文中举例头部病证可取足部穴位，腰病取腘部委中穴外，《卫气失常第五十九》亦有例子。后世有很大的发展。目前运用头针、足按摩治疗全身疾病，就体现了这种取穴法则。〕病生于头者，头重；生于手者，臂重；生于足者，足重。治病者，先刺其病所从生者也。〔**所从生者**：疾病开始发生的部位。此为病灶局部刺法。〕

春气在毛，夏气在皮肤，秋气在分肉，冬气在筋骨。刺此病者，各以其时为齐。〔**齐**：同"剂"，指针刺深浅的标准。〕故刺肥人者，以秋冬之齐；〔**以**：原脱，依日刻本、《太素》卷二十二、《甲乙》卷五第五补。〕刺瘦人者，以春夏之齐。病痛者，阴也，痛而以手按之不得者，阴也，〔**按之不得者**：言病痛部位较深，用手按不到痛处。**阴也**：指阴证。〕深刺之。病在上者，阳也；病在下者，阴也。痒者，阳也，浅刺之。病先起阴者，先治其阴而后治其阳；病先起于阳者，先治其阳而后治其阴。〔于：原脱，依《太素》卷二十二、《甲乙》卷五第五补。〕刺热厥者，留针反为寒；刺寒厥者，留针反为热。〔反为寒：指待针下感觉发凉时再出针。反为热：针下有温热感再出针。〕刺热厥者，二阴一阳；刺寒厥者，二阳一阴。所谓二阴者，二刺阴也；一阳者，一刺阳也。〔二刺阴也：阴经针刺二次。〕久病者，邪气入深。刺此病者，深内而久留之，间日而复刺之。〔深内："内"同"纳"。即深刺。间日：隔日。〕必先调其左右，去其血脉，刺道毕矣。〔左右：指左右经络。去其血脉：刺去络脉的瘀血。〕

凡刺之法，必察其形气，〔形气：指形体强弱和元气盛衰。〕形肉未脱，少气而脉又躁，躁疾者，必为缪刺之，〔未脱：尚未瘦削。少气：气虚。疾：原作"厥"，《甲乙》卷五第五校注云"厥一作疾字。"丹波元简曰："作躁疾是。"据改。缪刺：病邪侵犯络脉，采用左病取右，右病取左的交叉取穴泻络。详见《素问·缪刺论》。〕散气可收，聚气可布。深居静处，〔气：精气。布：散。静处：安静的住所。〕占神往来，〔占神往来：了解病人的神情变化。〕闭户塞牖，〔闭户塞牖：言关闭门窗，保持环境的安静。〕魂魄不散。专意一神，精气之分，〔句释：言集中注意力，专心一致，精神内守，不向外分散。〕毋闻人声，以收其精，必一其神，令志在针。〔毋闻人声……令志在针：言不听别人的声音，把精神集中在针刺上。〕浅而留之，微而浮之，〔句释：言浅刺留针，或轻微地浮刺。〕以移其神，气至乃休。〔神，指血气。以移其神：指使病人气血流动。气至：指针刺得气。〕男内女外，坚拒勿出，谨守勿内，是谓得气。〔句释：言男子使阳气内入，女子使阴气外出，坚拒正气不使外泄，严防邪气自外侵入体内，这叫做得气。〕

凡刺之禁：新内勿刺，新刺勿内；〔内：房事。〕已醉勿刺，已刺勿醉；新怒勿刺，已刺勿怒；新劳勿刺，已刺勿劳；已饱勿刺，已刺勿饱；已饥勿刺，已刺勿饥；已渴勿刺，已刺勿渴。大惊大恐，必定其气，乃刺之。〔必定其气：必须安定病人的神气。〕乘车来者，卧而休之，如食顷，〔句释：言乘车来的，要睡下来休息约一顿饭的时间。〕乃刺之。出行来者，坐而休之，如行十里顷，乃刺之。〔出行来者：指步行来的人。〕凡此十二禁者，其脉乱气散，逆其营卫，经气不次，〔逆其营卫：营卫失调。不次：不能依次循行。〕因而刺之，则阳病入于阴，阴病出为阳，则邪气复生。粗工勿察，是谓伐身，形体淫泆，乃消脑髓，津液不化，脱其五味，是谓失气也。〔伐：败。淫泆：指形体酸痛无力。脱其五味：失去了饮食五味化生的精微。失气：指真气消亡。〕

太阳之脉，其终也，戴眼、反折、瘛疭，其色白，〔太阳之脉：指手足太阳经脉。以下各经同此义。终：指脉气将绝。戴眼：两目上视，不能转动。反折：角弓反张。瘛疭：抽搐。〕绝皮乃绝汗，绝汗则终矣。〔注：此句《素问·诊要经终论》作"绝汗乃出，出则死矣"。绝汗：病人临死前的出汗，汗出如珠，着身不流。〕少阳终者，耳聋，百节尽纵，目系绝，目系绝一日半则死矣。〔百节尽纵：周身骨关节都松弛无力。目系绝：指眼珠不能转动。〕其死也，色青白乃死。阳明终者，口目动作、〔口目动作：指口眼抽动，牵引歪斜。〕喜惊、妄言、色黄，其上下之经盛而不行则终矣。〔喜惊：易惊。上下之经：下指手阳明大肠经，上指足阳明胃经。盛而不行：指脉躁动，血气不行。〕少阴终者，面黑、齿长而垢、腹胀闭塞，上下不通而终矣。〔齿长而垢：牙齿变长而且有污垢。齿长是因牙龈萎缩，外露的牙齿变长。闭塞：指气机闭塞，即大便不通。上下不通：指手足少阴经脉不通。〕厥阴终者，中热、嗌干、喜溺、心烦，〔中热，嗌干，喜溺，心烦：言病者内热，咽喉干燥，尿频，心中烦乱。〕甚则舌卷、卵上缩而终矣。〔卵上缩：指阴囊和睾丸上缩。〕太阴终者，腹胀闭、不得息、气噫、善呕，〔闭：即气机闭塞。不得息：呼吸不利。气噫：嗳气。〕呕则逆，逆则面赤，不逆则上下不通，上下不通则面黑皮毛燋而终矣。〔燋：与"焦"同，憔悴。〕

导读分析

一、篇名解释 ▶▶▶

"终始"，指经脉的起止。

二、文章大意 ▶▶▶

本篇阐明了要掌握针刺疗法，首先必须了解脏腑阴阳、经脉气血运行的起止及脉象变化，然后才能确定补泻治法。针刺要求针下得气，以达到气血阴阳调和的目的。提出循经刺穴、远道取穴、局部取穴、上病取下、下病取上的方法，应根据病人体质、季节、发病先后等具体情况灵活运用相应的针刺疗法。最后说明针刺十二禁及各经气血将绝时所出现的症状。

三、结构分析 ▶▶▶

第1～2段：讲述刺当知始终。
第3段：讲述人迎、脉口决经病。
第4段：讲述人迎、脉口之脉，决补泻之法。
第5段：讲述决补泻之法气至为效。
第6段：讲述三刺至谷气。
第7段：讲述阴经阳经补泻先后。
第8～9段：讲述补泻法，出邪气，复正气。
第10段：讲述刺法浅深，随时、因人为剂。
第11段：讲述刺久病法，用针守神。
第12段：讲述针刺的禁忌与戒要。
第13段：讲述六经之候各有所候，气终则脉绝。

卷之三

经脉第十

雷公问于黄帝曰：禁服之言，凡刺之理，经脉为始，营其所行，知其度量，〔禁服：服原作"脉"，守山阁校本注云："此下所引系《禁服》篇文，脉当作服。"据改。经脉为始：首先应懂得经脉。营其所行：掌握经脉运行的终始。知：原作"制"，依《禁服第四十八》改。度量：指经脉的长短。〕内次五脏，外别六腑，愿尽闻其道。〔内次五脏，外别六腑：向里和五脏相联系，向外和六腑有分别。〕黄帝曰：人始生，先成精，精成而脑髓生，〔先成精：首先由男女之精会合而成。〕骨为干，脉为营，筋为刚，肉为墙，皮肤坚而毛发长，〔骨为干……皮肤坚而毛发长：言人身以骨为支柱，脉是营养周身，筋像是绳索，约束骨骼，肉像是墙壁，保护机体，到皮肤坚韧，毛发生长，人形即成。刚：顾观光："此假刚为纲。"〕谷入于胃，〔于：语助词，无义。〕脉道以通，血气乃行。雷公曰：愿卒闻经脉之始生。〔卒：全部。始生：起始循行情况。〕黄帝曰：经脉者，所以能决死生，处百病，调虚实，不可不通。〔所以：用来。决：决断。处：处理。调：调节。〕

肺手太阴之脉，起于中焦，〔起：开始。中焦：指胃，在胃上口下方。〕下络大肠，还循胃口，上膈属肺，〔络：联系。属：隶属。凡在本经曰属，以此通彼，达与本经相为表里的脏腑称络。还：返回。指经脉循行去而复回。循：沿着。胃口：指胃上口贲门。膈：指横膈膜。〕从肺系横出腋下，下循臑内，行少阴心主之前，〔肺系：指与肺连接的气管、喉咙等组织。臑：音"nào"，肩部以下、肘部以上的部分。少阴心主：指手少阴心经、手厥阴心包经。〕下肘中，循臂内上骨下廉，入寸口，〔上骨下廉：廉，边缘，边侧。指掌后高骨下缘。入：自外至里曰入。寸口：包括寸关尺三部，指两手桡骨头内侧动脉的诊脉部位。〕上鱼，循鱼际，出大指之端；〔鱼：手大指本节后掌侧肌肉隆起处。鱼际：鱼的边缘赤白肉际处。又为经穴名，即在手掌鱼际部，在第一掌骨中点、赤白肉际处。端：指尖。〕其支者，〔其支者：指肺的支脉。〕从腕后直出次指内廉，出其端。〔次指内廉：即食指的内侧（指桡侧）。〕

是动则病肺胀满，膨膨而喘咳，〔**是动则病**：动，变动。经脉因受外邪侵犯所发生的病证，叫是动则病。**膨膨**：指气不宣畅。〕缺盆中痛，甚则交两手而瞀，此为臂厥。〔**交两手而瞀**：两手交叉按于胸部，视物模糊不清。**此为臂厥**：为，因。这是因为臂部经气逆行所致。〕是主肺所生病者，〔**所生病**：本脏发生疾病影响到本经的，叫所生病。〕咳，上气喘渴，〔**喘渴**：喝喝而喘。〕烦心胸满，臑臂内前廉痛厥，掌中热。〔**厥**：手足逆冷。〕气盛有余，则肩背痛，风寒，汗出中风，小便数而欠。〔**气盛**：邪气盛。**风寒**：畏风怕寒。**中风**：外感中风证。**数而欠**：频数而量少。〕气虚则肩背痛寒，少气不足以息，溺色变。〔**寒**：怕冷。**少气不足以息**：指气短。〕为此诸病，盛则泻之，虚则补之，热则疾之，寒则留之，陷下则灸之，不盛不虚，以经取之。〔**盛**：实证。**疾之**：速刺。**留之**：留针。**陷下**：指脉虚陷下。**以经取之**：从本经取治。〕盛者寸口大三倍于人迎，虚者则寸口反小于人迎也。〔**盛、虚**两句各家均随文而注。实际上寸口脉比人迎脉大三倍，从解剖角度看是不可能的，而寸口脉小于人迎脉是正常现象。以寸口脉的大而有力、细小无力区别虚实是切实可行的。**寸口**：寸口脉。**人迎**：指结喉旁两侧颈总动脉搏动处，即人迎脉。〕

大肠手阳明之脉，起于大指次指之端，循指上廉，出合谷两骨之间，〔**大指次指**：即食指。**合谷**：穴名，大肠经原穴。两骨之间，指第一、二掌骨之间。〕上入两筋之中，循臂上廉，〔**两筋之中**：指手腕背侧，拇长伸肌腱与拇短伸肌腱两筋间陷中，有穴，名阳溪。〕入肘外廉，上臑外前廉，上肩，出髃骨之前廉，上出于柱骨之会上，〔**髃骨**：指肩胛骨肩峰部。在肩峰端与肱骨大结节之间，上臂外展至水平位时，肩前凹陷处为肩髃穴。**柱骨之会上**：柱骨，指颈椎，又称天柱骨，此指大椎穴。诸阳脉会于大椎，故称会上。〕下入缺盆络肺，下膈属大肠；其支者，从缺盆上颈贯颊，入下齿中，〔**缺盆**：锁骨窝。**贯颊**：穿过面颊。〕还出挟口，交人中，左之右，右之左，上挟鼻孔。〔**还出挟口**：回转过来绕至上唇。**人中**：部位名。指上唇正中凹陷处，又称人中沟。**之**：到。〕

是动则病齿痛颈肿。是主津液所生病者，〔**句释**：言本腑所主的津液发生病变。〕目黄，口干，鼽衄，喉痹，〔**鼽**：音"qiú"。鼻流清涕。**衄**：鼻出血。**喉痹**：凡咽喉肿痛诸病，感到吞咽不爽、阻塞不利，甚至吞咽难下，均属喉痹范围。〕肩前臑痛，大指次指痛不用。〔**不用**：不能运动。〕气有余则当脉所过者热肿，虚则寒栗不复。〔**寒栗**：怕冷发抖。**不复**：不易恢复温暖。〕为此诸病，盛则泻之，虚则补之，热则疾之，寒则留之，陷下则灸之，不盛不虚，以经取之。盛者人迎大三倍于寸口，虚者人迎反小于寸口也。〔注：《四时气第十九》云："气口候阴（脏），人迎候阳（腑）也。"人迎、寸口诊脉法后世已不再应用，原文代表当时的认识水平，不必拘泥。〕

胃足阳明之脉，起于鼻交頞中，旁纳太阳之脉，〔**鼻**：此后原有"之"，依《素问·上古天真论》、《刺腰痛论》、《厥论》王注引、《太素》卷八、《脉经》卷六第六删。**交頞中**：頞，音"è"，鼻梁。即左右相交在目内眦之间的鼻梁凹处。**旁纳太阳之脉**：纳，入也。足太阳膀胱经起于目内眦，与頞相近，故称旁入。〕下循鼻外，入上齿中，还出挟口环唇，下交承浆，〔环唇：环绕口唇。承浆：任脉穴名，在面部正中线，当颏唇沟中央。〕却循颐后下廉，出大迎，循颊车，〔颐：在口角的外下方，腮部的下方。大迎：胃经穴名，在下颌角前1.3寸骨陷中，即咬肌的前缘，可摸到动脉搏动。颊车：指下颌角部，为颊车穴所在。〕上耳前，过客主人，循发际，至额颅；〔客主人：胆经穴名，即上关别名。在颧弓上缘，距耳廓前缘约1寸处，与下关直对。发际：头发的边际处。额颅：即前额骨部，发下眉上处。〕其支者，从大迎前下人迎，循喉咙，入缺盆，下膈，属胃络脾；〔喉咙：包括喉头和气管。循喉咙：沿气管旁下行。〕其直者，从缺盆下乳内廉，下挟脐，入气街中；〔气街：即胃经气冲穴，在少腹下方，毛际两旁。〕其支者，起于胃口，下循腹里，下至气街中而合，以下髀关，抵伏兔，下入膝膑中，〔髀关：指大腿前上方部分。又指胃经穴名。在髂前上棘直下，缝匠肌外侧与会阴相平处。抵：至。伏兔：指大腿前方肌肉隆起部。又指胃经穴名。在大腿前外侧，髂前上棘与髌骨外侧的连线上，膝髌上6寸处。膝膑：膝盖骨。〕下循胫外廉，下足跗，入中指内间；〔胫：胫骨。足跗：足背。中指内间："指"通"趾"。中趾内侧。〕其支者，下膝三寸而别，下入中指外间；〔膝：原作"廉"，依《太素》卷八、《脉经》卷六第六、《甲乙》卷二第一上等改。下膝三寸而别：即在膝下三寸处分出。〕其支者，别跗上，入大指间，出其端。

是动则病洒洒振寒，善伸，数欠，颜黑，〔洒洒：寒栗貌。洒洒振寒：冷得发抖。伸：原作"呻"，依《太素》卷八、《甲乙》卷二第一上等改。善伸：频频伸腰呵欠。颜黑：额部发黑。〕病至则恶人与火，闻木声则惕然而惊，心欲动，独闭户塞牖而处，〔恶：讨厌。惕然而惊：惕然，惊恐不安心绪不宁的情状。此句言害怕惊恐。户：门。牖：窗。闭户塞牖：关闭门窗。〕甚则欲上高而歌，弃衣而走，贲响腹胀，是为骭厥。〔上：登。弃衣而走：脱掉衣服乱跑。贲响：指肠鸣音。骭厥：骭，胫骨的古称。肠鸣腹胀，前人认为是足胫部之气上逆所致，故名骭厥。〕是主血所生病者，〔注：胃为水谷之海，营气出于中焦，阳明为多气多血之经，故本经主血所生的疾病。〕狂疟，温淫汗出，〔狂疟，温淫汗出：言发狂，疟疾，温病，汗出。〕鼽衄，口喝，唇胗，〔口喝：口角歪斜。唇胗：口唇生疮。〕颈肿，喉痹，大腹水肿，膝膑肿痛，循膺、乳、气街、股、伏兔、骭外廉、足跗上皆痛，中指不用。〔膺：胸部。〕气盛则身以前皆热，〔气盛则身以前皆热：阳明经行于人体前面，邪气盛而皆热。〕其有余于胃，〔其有余于胃：此言胃中热。〕则消谷善饥，溺色黄。〔消谷善饥：即消烁水谷，容易饥饿。〕气不足则身以前皆寒栗，胃中寒则胀满。〔寒栗：即感觉寒冷。〕为此诸病，盛则泻之，虚则补之，热则疾之，寒则留之，陷下则灸之，不盛不虚，以经取之。盛者人迎大三倍于寸口，虚者人迎反小于寸口也。

脾足太阴之脉，起于大指之端，循指内侧白肉际，过核骨后，〔核骨：即大趾本节后内侧隆起的圆骨，当第一跖骨小头部。〕上内踝前廉，上腨内，〔腨：原作"踹"，依《素问·阴阳离合论》王注引文、《太素》卷八、《甲乙》卷二第一上、《脉经》卷六第五改。腨，即小腿肚。〕循胫骨后，交出厥阴之前，上循膝股内前廉，〔循：原脱，依

《太素》、《甲乙》、《脉经》卷六第五、《千金》卷十五上补。〕入腹属脾络胃，上膈，挟咽，连舌本，散舌下；〔舌本：舌根。〕其支者，复从胃别上膈，注心中。

是动则病舌本强，食则呕，胃脘痛，腹胀，善噫，〔善噫：常常嗳气。〕得后与气，则快然如衰，身体皆重。〔后与气：大便与矢气。快然如衰：觉得轻松如病减去一样。〕是主脾所生病者，〔是主脾所生病者：言本经所主的脾脏发生病证。〕舌本痛，体不能动摇，食不下，烦心，心下急痛，溏，瘕泄，〔溏：指大便稀薄。瘕泄：指痢疾。〕水闭，黄疸，不能卧，强立股膝内肿厥，足大指不用。〔水闭：小便不通。强立：勉强站立。肿厥：肿痛厥冷。不用：不能活动。〕为此诸病，盛则泻之，虚则补之，热则疾之，寒则留之，陷下则灸之，不盛不虚，以经取之。盛者寸口大三倍于人迎，虚者寸口反小于人迎也。

心手少阴之脉，起于心中，出属心系，下膈络小肠；〔心系：指心脏与肺、脾、肝、肾相联系的脉络。〕其支者，从心系上挟咽，系目系；〔目系：指眼球内连于脑的脉络。〕其直者，复从心系却上肺，下出腋下，下循臑内后廉，行太阴心主之后，下肘内，循臂内后廉，抵掌后锐骨之端，〔锐骨：掌后小指侧的高骨，该处有神门穴。〕入掌内后廉，循小指之内出其端。

是动则病嗌干心痛，渴而欲饮，是为臂厥。〔嗌干：咽喉干燥。臂厥：臂内经脉之气厥逆。〕是主心所生病者，目黄，胁痛，臑臂内后廉痛厥，掌中热痛。为此诸病，盛则泻之，虚则补之，热则疾之，寒则留之，陷下则灸之，不盛不虚，以经取之。盛者寸口大再倍于人迎，虚者寸口反小于人迎也。

小肠手太阳之脉，起于小指之端，循手外侧上腕，出踝中，〔手外侧：手小指一侧为外侧（尺侧），手大指一侧为内侧（桡侧）。踝：指手腕后方小指侧的高骨，即尺骨茎突。〕直上循臂骨下廉，出肘内侧两骨之间，〔骨：原作"筋"，依《太素》卷八、《甲乙》卷二第一上、《脉经》卷六第四等改。两骨之间：指肘部尺骨鹰嘴与肱骨内上髁之间凹陷中，该处有小海穴。〕上循臑外后廉，出肩解，〔肩解：即肩后骨缝，该处有肩贞穴。〕绕肩胛，交肩上，入缺盆，络心，循咽，下膈，抵胃，属小肠；其支者，从缺盆循颈上颊，至目锐眦，却入耳中；〔目锐眦：即眼外角。〕其支者，别颊上䪼，抵鼻，至目内眦，斜络于颧。〔䪼：指眼眶下缘的骨，相当于解剖学上的上颌骨和颧骨构成眼眶的部分。目内眦：眼内角。〕

是动则病嗌痛颔肿，不可以顾，肩似拔，臑似折。〔颔：位于颈的前下方，相当于额部的下方，结喉的上方软肉处。顾：回头看。〕是主液所生病者，耳聋，目黄，颊肿，颈颔肩臑肘臂外后廉痛。为此诸病，盛则泻之，虚则补之，热则疾之，寒则留之，陷下则灸之，不盛不虚，以经取之。盛者人迎大再倍于寸口，虚者人迎反小于寸口也。〔再倍：两倍。〕

膀胱足太阳之脉，起于目内眦，上额交巅；〔巅：指头顶正中最高点，当百会处。〕其支者，从巅至耳上角；〔耳上角：耳壳的上部。〕其直者，从巅入络脑，还出别下项，循肩髆内，挟脊抵腰中，入循膂，终肾属膀胱；〔肩髆：肩胛骨。膂：脊骨。古作"吕"。〕其支者，从腰中下挟脊，贯臀，入腘中；其支者，从髆内左右，别下贯胛，挟脊内，过髀枢，〔腘：膝后曲处。胛：肩胛。髀枢：指股骨上端的关节，即环跳穴处。〕循髀外从后廉下合腘中，以下贯腨内，出外踝之后，循京骨，至小指之端外侧。〔腨：原作"踹"，依《太素》卷八改。下同。京骨：足小趾外侧本节后突出的半圆骨，即第五跖骨粗隆。又膀胱经穴名，在足外侧缘，当第五跖骨粗隆突起部下方，赤白肉际处。之端：原脱，依《素问·厥论》王注引文补。〕

是动则病冲头痛，目似脱，项如拔，脊痛，腰似折，髀不可以曲，腘如结，腨如裂，是为踝厥。〔冲头痛：邪气上冲而引起的脑后眉间痛。髀：大腿。结：束缚。踝厥：足踝部经气厥逆所致。〕是主筋所生病者，痔，疟，狂，癫疾，头囟项痛，目黄，泪出，鼽衄，项背腰尻腘腨脚皆痛，小指不用。〔头囟：指头部前囟和后囟。尻：骶骨至尾骨部的通称。〕为此诸病，盛则泻之，虚则补之，热则疾之，寒则留之，陷下则灸之，不盛不虚，以经取之。盛者人迎大再倍于寸口，虚者人迎反小于寸口也。

肾足少阴之脉，起于小指之下，邪走足心，〔邪：此处与"斜"字同。〕出于然骨之下，〔然骨：原作"然谷"，依《太素》卷八、《脉经》卷六第九、《素问·阴阳离合论》王注引文改。然骨是骨名，指内踝前突起的舟骨粗隆部。又指然谷穴，肾经荥穴，在内踝前下方，舟骨粗隆前下缘凹陷中。〕循内踝之后，别入跟中，以上腨内，出腘内廉，上股内后廉，贯脊属肾络膀胱；其直者，从肾上贯肝膈，入肺中，循喉咙，挟舌本；其支者，从肺出络心，注胸中。

是动则病饥不欲食，面如漆柴，〔漆：黑色。面如漆柴：言病人面色黑而无光泽，骨瘦如柴。〕咳唾则有血，喝喝而喘，坐而欲起，目䀮䀮如无所见，〔䀮䀮：音"huāng huāng"，指视物不清。〕心如悬若饥状，气不足则善恐，心惕惕如人将捕之，是为骨厥。〔心惕惕：心里怦怦跳动。骨厥：肾主骨。骨部经气厥逆所致。〕是主肾所生病者，口热舌干，咽肿，上气，嗌干及痛，烦心，心痛，黄疸，肠澼，脊股内后廉痛，痿厥嗜卧，足下热而痛。〔上气：气向上逆。指气喘。肠澼：形容肠内有积滞，排便时澼澼有声。痿厥：足部痿软而厥冷。〕为此诸病，盛则泻之，虚则补之，热则疾之，寒则留之，陷下则灸之，不盛不虚，以经取之。灸则强食生肉，缓带披发，大杖重履而步。〔强食：勉强吃。缓带披发：宽松腰带，散披头发。大杖：扶着大的拐杖。重履而步：穿重鞋走路。杨上善曰："重履引腰脚，故为履重者，可用磁石分著履中，上弛其带令重。履之而行，以为轻者，可渐加之令重，用助火气，若得病愈，宜渐去之，此为古之疗肾要法。"〕盛者寸口大再倍于人迎，虚者寸口反小于人迎也。

心主手厥阴心包络之脉，起于胸中，出属心包络，下膈，历络三焦；〔历络三焦：指自胸至腹挨次联络上中下三焦。〕其支者，循胸出胁，下腋三寸，上抵腋，下循臑内，行太阴少阴之间，〔胁：在侧胸部，由腋部以下至第十二肋骨部分的统称。太

44

阴少阴：指手太阴肺经、手少阴心经。〕入肘中，下臂行两筋之间，入掌中，循中指出其端；其支者，别掌中，循小指次指出其端。〔小指次指：即无名指。〕

是动则病手心热，臂肘挛急，腋肿，甚则胸胁支满，心中澹澹大动，面赤目黄，喜笑不休。〔支满：胀满。澹澹：原作"憺憺"，依《素问·至真要大论》、《太素》卷八、《脉经》卷六第三改。为动而不宁貌。〕是主脉所生病者，烦心，心痛，掌中热。为此诸病，盛则泻之，虚则补之，热则疾之，寒则留之，陷下则灸之，不盛不虚，以经取之。盛者寸口大一倍于人迎，虚者寸口反小于人迎也。

三焦手少阳之脉，起于小指次指之端，上出两指之间，循手表腕，〔两指：指小指、无名指。手表腕：指手与腕的背面。〕出臂外两骨之间，上贯肘，〔两骨：指尺、桡骨。〕循臑外上肩，而交出足少阳之后，入缺盆，布膻中，散络心包，〔膻中：在前胸部两乳的正中间部位。络：原作"落"，依《太素》卷八、《脉经》卷六第十一、《甲乙》卷二第一上、《素问·缪刺论》王注引文改进。〕下膈，循属三焦；〔循：据《脉经》卷六第十一等，疑此为遍之误。〕其支者，从膻中上出缺盆，上项，系耳后直上，出耳上角，以屈下颊至䪼；其支者，从耳后至耳中，出走耳前，过客主人前，〔客主人：即胆经上关穴的别名。〕交颊，至目锐眦。

是动则病耳聋浑浑焞焞，〔浑浑焞焞：形容听觉模糊，耳内轰鸣。〕嗌肿喉痹。是主气所生病者，汗出，目锐眦痛，颊痛，耳后肩臑肘臂外皆痛，小指次指不用。为此诸病，盛则泻之，虚则补之，热则疾之，寒则留之，陷下则灸之，不盛不虚，以经取之。盛者人迎大一倍于寸口，虚者人迎反小于寸口也。

胆足少阳之脉，起于目锐眦，上抵头角，〔头角：即额角。〕下耳后，循颈行手少阳之前，至肩上，却交出手少阳之后，入缺盆；其支者，从耳后入耳中，出走耳前，至目锐眦后；其支者，别锐眦，下大迎，合于手少阳，抵于䪼，下加颊车，〔大迎：胃经穴名。〕下颈合缺盆，以下胸中，贯膈，络肝属胆，循胁里，出气街，绕毛际，横入髀厌中；〔胁里：胁内。气街：指腹部经气通行的径路。毛际：耻骨部生阴毛之处。髀厌：即髀枢，指环跳穴处。〕其直者，从缺盆下腋，循胸过季胁，〔季胁：侧胸第十一、十二肋部位。《图经》卷一注云："胁骨曰肋，肋尽处曰季胁。"〕下合髀厌中，以下循髀阳，〔髀阳：大腿外侧。〕出膝外廉，下外辅骨之前，直下抵绝骨之端，〔外辅骨：腓骨，在小腿部的外侧。绝骨：骨骼部位名，指外踝上方，当腓骨与腓骨长短肌之间的凹陷处。此处筋骨凹陷似有断绝，故名绝骨，又为穴名，在足外踝直上三寸处。〕下出外踝之前，循足跗上，入小指次指之间；其支者，别跗上，入大指之间，循大指歧骨内出其端，还贯爪甲，出三毛。〔大指歧骨：指足大趾与次趾的骨缝。三毛：足大趾爪甲后生毛处。〕

是动则病口苦，善太息，心胁痛不能转侧，甚则面微有尘，〔善太息：常叹气。面微有尘：形容面色灰暗，像蒙有尘土似的。〕体无膏泽，〔体无膏泽：言全身皮肤枯槁。〕足外反热，是为阳厥。〔足外：指足部外侧。阳厥：此指足少阳经气厥逆致病。〕是主骨所生病者，头痛，颔痛，目锐眦痛，缺盆中肿痛，腋下肿，马刀侠瘿，〔马刀侠瘿：指瘰疬。生于腋下叫马刀，生于颈部叫侠瘿。〕汗出振寒，疟，胸胁肋髀膝外至胫绝骨外踝前及诸节皆痛，小指次指不用。〔踝：原作"髁"，依《医统正脉》、《灵枢集注》改。〕为此诸病，盛则泻之，虚则补之，热则疾之，寒则留之，陷下则灸之，不盛不虚，以经取之。盛者人迎大一倍于寸口，虚者人迎反小于寸口也。

肝足厥阴之脉，起于大指丛毛之际，〔丛毛：即上节"三毛"。际：边缘。〕上循足跗上廉，去内踝一寸，上踝八寸，交出太阴之后，〔太阴：足太阴脾经。〕上腘内廉，循股阴入毛中，〔股阴：大腿内侧。毛：阴毛。〕过阴器，〔阴器：指生殖器。〕抵小腹，挟胃，属肝络胆，上贯膈，布胁肋，循喉咙之后，上入颃颡，〔颃颡：音"háng sǎng"，指喉咙上孔。〕连目系，上出额，与督脉会于巅；其支者，从目系下颊里，环唇内；其支者，复从肝别贯膈，上注肺。

是动则病腰痛不可以俯仰，丈夫㿉疝，〔俯仰：即前屈后伸。㿉疝：疝气病的一种，症见睾丸肿痛下坠，阴囊肿大。〕妇人少腹肿，甚则嗌干，面尘脱色。〔面尘脱色：面色灰暗无光泽。〕是主肝所生病者，〔主：原脱，依《太素》卷八。《甲乙》卷二第一上、《脉经》卷六第一等补。〕胸满呕逆飧泄，狐疝，遗溺闭癃。〔飧泄：大便稀薄，完谷不化。狐疝：疝气病的一种，症见阴囊胀痛，时大时小，时上时下。闭癃：小便不通。闭为小便点滴不出。癃为小便淋沥点滴而出，次数增多。〕为此诸病，盛则泻之，虚则补之，热则疾之，寒则留之，陷下则灸之，不盛不虚，以经取之。盛者寸口大一倍于人迎，虚者寸口反小于人迎也。

手太阴气绝则皮毛焦。太阴者，行气温于皮毛者也。〔气绝：经气竭绝。焦：指憔悴枯槁。行气：指肺布散卫气，温养肌肉皮肤毛发。〕故气不荣则皮毛焦，皮毛焦则津液去，津液去则皮节伤，〔故：若。荣：营养。津液去：此下原有"皮节"二字，依《难经·二十四难》、《脉经》卷三第四、《甲乙》卷二第一上等删。皮节：指皮肤关节。〕皮节伤则爪枯毛折，毛折者则气先死。丙笃丁死，火胜金也。〔爪枯毛折：爪甲枯槁，毫毛脱落。气：原作"毛"，依《难经·二十四难》、《脉经》卷三第四、《千金》卷十七第一改。气先死：肺经精气先衰竭的征象。丙笃丁死：丙日危重，丁日死亡。这是五行学说，肺属金，丙丁属火，火克金。丙丁属十天干，古人以地支计时，天干计日，干支纪年。〕

手少阴气绝则脉不通。少阴者，心脉也；心者，脉之合也。〔少阴者，心脉也；心者，脉之合也：原脱，依《脉经》卷三第二、《千金》卷十三第一补。〕脉不通则血不流，血不流则髦色不泽，故其面黑如漆柴者，血先死。壬笃癸死，水胜火也。〔髦：即发。〕

足太阴气绝，则脉不荣肌肉。〔绝：此下原有"者"字，依《难经·二十四难》、《脉经》卷三第三、《甲乙》卷二第一上、《千金》卷十五第一等删，以与前后各条合。〕唇舌者，肌肉之本也。〔本：重点、要点。〕脉不荣则肌肉软，肌肉软则舌萎，人中满，人中满则唇反，唇反者，肉先死。甲笃乙死，木胜土也。〔脉不荣：经脉不能滋养。

软：松软。舌萎：舌体萎缩。人中满：人中部肿满。唇反：口唇外翻。肉先死：肌肉先衰萎。〕

足少阴气绝则骨枯。少阴者，冬脉也，伏行而濡骨髓者也。〔冬脉：肾主水，与冬季相应，故称肾脉为冬脉。〕故骨不濡则肉不能着骨也，〔骨不濡：骨得不到濡养。着骨：骨字原脱，依《难经·二十四难》、《脉经》卷三第五、《甲乙》卷二第一上及《千金》卷十九第一补。〕骨肉不相亲则肉软却，〔却：短缩之意。肉软却：肌肉软弱萎缩。〕肉软却，故齿长而垢，发无泽。发无泽者，骨先死。戊笃己死，土胜水也。〔垢：指粘在齿上的肮脏东西。发无泽：头发失去光泽。骨先死：骨气先衰败。〕

足厥阴气绝则筋绝。〔筋绝：筋的功能丧失。〕厥阴者，肝脉也；肝者，筋之合也；筋者，聚于阴器，而脉络于舌本也。〔器：原作"气"，依《素问·诊要经终论》王冰注引文、《难经·二十四难》、《脉经》卷三第一、《甲乙》卷二第一上改。〕故脉弗荣则筋急，筋急则引舌与卵。故唇青、舌卷、卵缩则筋先死。庚笃辛死，金胜木也。〔筋急：筋缩挛急。引：牵引。卵：睾丸。卵缩：睾丸上缩。筋先死：筋先败绝。〕

五阴气俱绝，〔句释：言五脏经气都衰竭。〕则目系转，转则目运。〔目运：眼目昏花眩晕。〕目运者，为志先死，〔志先死：神志先丧失。〕志先死则远一日半死矣。六阳气绝，则阴与阳相离，离则腠理发泄，绝汗乃出，〔绝汗：指病情危重、阳气欲脱时，汗出淋漓不止，如珠如油，多伴有呼吸喘促、四肢厥冷、脉微欲绝。〕故旦占夕死，夕占旦死，〔占：预测。〕此十二经之败也。

经脉十二者，伏行分肉之间，深而不见。〔分肉：指皮内近骨之肉。〕其常见者，足太阴过于内踝之上，〔内：原作"外"，依《太素》卷九改。〕无所隐故也。〔无所隐故也：言没有什么可以隐蔽的缘故。因该处骨露皮薄，经脉显露。〕诸脉之浮而常见者，皆络脉也。六经络手阳明、少阳之大络，起于五指间，上合肘中。〔六经络：指手六经的络脉。〕饮酒者，卫气先行皮肤，先充络脉，络脉先盛。故卫气已平，〔平：盛满的意思。〕营气乃满，而经脉大盛。脉之卒然动者，皆邪气居之，〔卒然动者：突然发生异常搏动的情况。居：停留。〕留于本末；〔本：指脏腑，末：指经脉。〕不动则热，不坚则陷且空，不与众同，是以知其何脉之动也。〔不动：指邪气在经脉聚而不动，可郁而化热，脉象有力。不坚：指脉象无力。陷且空：指邪气深陷，经气空虚。何脉之动：哪一条经脉发病。〕

雷公曰：何以知经脉之与络脉异也？〔何以知：怎么知道。异：不同。〕黄帝曰：经脉者，常不可见也，其虚实也，以气口知之。〔注：张景岳据本段论述，认为上节"足太阴过于外踝上"句，足太阴当作手太阴，"其有见者，惟手太阴一经，过于手外踝之上，因其骨露皮浅，故不能隐。"此说可参。〕脉之见者，皆络脉也。

雷公曰：细子无以明其然也。〔细子无以明其然也：言我没有明白区别经络的办法。细子：自谦之语。〕黄帝曰：诸络脉皆不能经大节之间，必行绝道而出，〔大节：大关节。绝道：指经脉不到的偏僻的小路。〕入复合于皮中，其会皆见于外。故诸刺络脉者，必刺其结上，〔**结上**：络脉有瘀血聚结之处。〕甚血者虽无结，急取之以泻其邪而出其血，留之发为痹也。〔**甚血者**：郁血甚多之处。**痹**：指痹证。〕

凡诊络脉，脉色青则寒且痛，赤则有热。胃中寒，手鱼之络多青矣；胃中有热，鱼际络赤。其暴黑者，留久痹也；〔**暴**：此作显露解。〕其有赤有黑有青者，寒热气也；其青短者，少气也。凡刺寒热者，皆多血络，必间日而一取之，血尽而止，乃调其虚实，〔**间日**：隔天。**一取之**：针刺一次。**血尽**：指恶血泻尽。〕其小而短者少气，〔**其**：指络脉。〕甚者泻之则闷，闷甚则仆，不得言，闷则急坐之也。〔**闷**：胸闷。**仆**：跌倒。〕

手太阴之别，名曰列缺。〔**别**：与"络"同义。马莳："夫不曰络而曰别者，以此穴由本经而别走邻经也。"**列缺**：肺经络穴，在前臂桡侧缘，桡骨茎突上方，腕横纹上 1.5 寸。两手虎口交叉时，一手食指压在另一手的桡骨茎突上，当食指尽端凹陷处是穴。〕起于腕上分间，并太阴之经直入掌中，散入于鱼际。〔**分间**：分肉之间。**散**：散布。〕其病实则手锐掌热，虚则欠㰦，小便遗数。〔**手锐**：手掌后小指侧的高骨。**欠㰦**：张口呵欠。**小便遗数**：小便不禁或频数。〕取之去腕一寸半。别走阳明也。〔**去**：离开。**别走阳明**：指络脉由此分出，联络手阳明大肠经。〕

手少阴之别，名曰通里。〔**通里**：心经络穴。在前臂掌侧，尺侧腕屈肌腱之桡侧缘，腕横纹上 1 寸。〕去腕一寸，别而上行，循经入于心中，系舌本，属目系。〔**一寸**：此下原有"半"字，依《太素》卷九、《圣济总录》改。〕其实则支膈，〔**支膈**：胸膈间有支撑不舒的感觉。〕虚则不能言。取之掌后一寸。别走太阳也。〔**掌**：《太素》卷九、《甲乙》卷三第二十六并作"腕"。**太阳**：手太阳小肠经。〕

手心主之别，名曰内关。去腕二寸，出于两筋之间，别走少阳。〔**两筋**：指掌长肌腱与桡侧腕屈肌腱。**少阳**：手少阳三焦经。〕循经以上，系于心包，络心系。实则心痛，虚则为烦心。取之两筋间也。〔**心包**：即心包络，是心脏的外膜，附有络脉，是通行气血的道路。〕手太阳之别，名曰支正。上腕五寸，内注少阴；〔**支正**：在阳谷与小海穴的连线上，阳谷上 5 寸处。阳谷在腕背横纹尺侧端，当尺骨小头前方凹陷处。**少阴**：手少阴心经。〕其别者，上走肘，络肩髃。实则节弛肘废，虚则生肬，小者如指痂疥。取之所别也。〔**节弛肘废**：骨节弛缓，肘关节痿废不能运动。**肬**：通"疣"，赘肉。**痂**：指伤口或疮口表面上所结的硬块状物，伤口或疮口愈合后可自行脱落。**疥**：即疥疮。症见皮肤散布如粟粒大小红斑疹、奇痒、破后结痂、反复发作。**如指痂疥**：如指上的疮痂疥疮。形容赘肉之多。**所别**：本经别出的络穴支正。〕

手阳明之别，名曰偏历。去腕三寸，别入太阴；〔**偏历**：在前臂背面桡侧，阳溪与曲池穴连线上，阳溪上 3 寸处。或以两手虎口交叉，当中指尽处是穴。**别入太阴**：别行走入手太阴肺经。〕其别者，上循臂，乘肩髃，上曲颊偏齿；〔**乘**：登。**曲颊**：指下颌角部。**偏齿**：偏络于齿根。〕其别者，入耳合于宗脉。〔**宗脉**：指分布在耳眼等器官由很多经脉汇聚而成的主脉或大脉。〕实则龋聋，虚则齿寒痹隔。取之所别也。〔**龋聋**：龋齿

（即虫牙）耳聋。**痹隔**：形容膈间闭塞不通。〕

手少阳之别，名曰外关。去腕二寸，外绕臂，注胸中，合心主。〔**外关**：三焦经络穴，在腕背横纹上 2 寸、尺桡两骨之间。**心主**：心包经。〕病实则肘挛，虚则不收。取之所别也。〔**肘挛**：肘关节拘挛。**不收**：肘部弛缓不收缩。〕

足太阳之别，名曰飞阳。去踝七寸，别走少阴。〔**飞阳**：即飞扬穴，在外踝后昆仑穴直上 7 寸。**别走少阴**：别行走入足少阴肾经。〕实则鼽窒，〔**鼽窒**：鼻塞不通。〕头背痛，虚则鼽衄。取之所别也。

足少阳之别，名曰光明。去踝五寸，别走厥阴，并经下络足跗。〔**光明**：胆经络穴，在外踝尖直上 5 寸，当腓骨前缘处。**厥阴**：指肝经。〕实则厥，虚则痿躄，坐不能起。取之所别也。〔**厥**：肢冷。**痿躄**：下肢痿软无力，不能行走。**起**：起立。〕

足阳明之别，名曰丰隆。去踝八寸，别走太阴；〔**丰隆**：胃经络穴，在小腿前外侧，外踝尖上 8 寸。当外膝眼与外踝尖连线的中点。**太阴**：指脾经。〕其别者，循胫骨外廉，上络头项，合诸经之气，下络喉嗌。〔**喉**：舌根后喉腔内近气管上端处为喉。**嗌**：食管的上口。〕其病气逆则喉痹瘁瘖，实则狂巅，虚则足不收，胫枯。取之所别也。〔**瘁瘖**：突然失音。**狂巅**：即癫狂。**足不收**：指两足不能运动。**胫枯**：指小腿肌肉萎缩。〕

足太阴之别，名曰公孙。去本节之后一寸，别走阳明；〔**公孙**：脾经络穴，在足内侧缘，第一跖骨基底部前下缘赤白肉际处。〕其别者，入络肠胃。厥气上逆则霍乱，实则肠中切痛，虚则鼓胀。取之所别也。〔**厥气**：张景岳曰："脾气失调而或寒或热，皆为厥气。"**霍乱**：上吐下泻同时并作的病，都包括在霍乱的范围内。**切痛**：剧烈疼痛。**鼓胀**：病名，详见《水胀第五十七》篇。〕

足少阴之别，名曰大钟。当踝后绕跟，别走太阳；〔**大钟**：肾经络穴，在内踝后下方与跟腱水平连线之中点太溪穴下半寸稍后，当跟腱附着部内侧凹陷中。**跟**：足跟。**太阳**：指膀胱经。〕其别者，并经上走于心包下，外贯腰脊。其病气逆则烦闷，实则闭癃，虚则腰痛。取之所别者也。

足厥阴之别，名曰蠡沟。去内踝五寸，别走少阳；〔**蠡沟**：肝经络穴，在内踝尖直上 5 寸，胫骨内侧面的中央。〕其别者，循经上睾，结于茎。〔**循经**：原作"径胫"，依《甲乙》卷二第一下、《脉经》卷六第一、《千金》卷十一第一改。**结于茎**：聚于阴茎。〕其病气逆则睾肿卒疝，实则挺长，虚则暴痒。取之所别也。〔**卒疝**：突然发为疝病。**挺长**：阴茎勃起。〕任脉之别，名曰尾翳。下鸠尾，散于腹。〔**任**：原作"住"，形似而误，依胡氏古林书堂刊本改。**尾翳**：即鸠尾别名，是任脉络穴，膏之原穴。在腹正中线剑突下方，当脐上 7 寸处。**鸠尾**：此作骨骼名，指胸骨剑突。〕实则腹皮痛，虚则痒瘙。取之所别也。督脉之别，名曰长强。挟膂上项，散头上，下当肩胛左右，别走太阳，入贯膂。〔**长强**：督脉络穴，在尾骨尖下半寸，或于尾骨尖端与肛门之间的中点处取穴。**膂**：脊椎。**当**：对着。〕实则脊强，虚则头重。高摇之，挟脊之有过者。取之所别

也。〔**脊强**：脊柱强直。**高摇之**：摇动患者的头顶部。**过**：病变。〕

脾之大络，名曰大包。出渊腋下三寸，布胸胁。〔**大包**：是脾经别出的最大络脉的起点处的腧穴，属脾经，在腋中线，当第七肋间隙中。**渊腋**：胆经穴名，在腋中线，当第四（一说五）肋间隙下3寸，即大包穴。〕实则身尽痛，虚则百节尽皆纵。〔**百节尽皆纵**：周身骨节都弛缓无力。〕此脉若罗络之血者，皆取之脾之大络脉也。〔**若罗络之血者**：如出现有罗纹的络脉，必有瘀血。〕

凡此十五络者，实则必见，虚则必下，视之不见，求之上下。〔**实则必见**："见"通"现"。指邪气盛络脉充盈，就一定会显露。**虚则必下**：正气虚络脉必定下陷。**求之上下**：在络脉的上下寻求。〕人经不同，络脉异所别也。〔**句释**：言每个人的经脉不一样，络脉与经脉的差异亦有所不同。〕

导读分析

一、篇名解析 ▶▶▶

本篇主要讨论十二经脉和十五络脉的循行、病证、鉴别、诊治、预后等问题，故以"经脉"命名。

二、文章大意 ▶▶▶

本篇主要论述经脉有"决死生，处百病，调虚实"的作用，接着介绍十二经脉的循行路线、发病证候和治疗原则；列举了五阴经气绝的特征和预后；十五络脉的名称、循行、病候与治疗；经脉与络脉的区别，络脉诊病的方法。

三、结构分析 ▶▶▶

第1～25段：讲述经脉始生，十二经脉循行。
第26～31段：讲述五阴气绝。
第32～34段：讲述经脉与络脉。
第35段：讲述针刺络脉法。
第36～48段：讲述十五络穴。

经别第十一

黄帝问于岐伯曰：余闻人之合于天道也，〔**合**：指天人相应。**天道**：自然规律。〕内有五脏，以应五音、五色、五时、五味、五位也，〔**五脏**：心肝脾肺肾。**五音**：角微宫商羽。**五色**：青赤黄白黑。**五时**：春夏长夏秋冬。**五味**：酸苦甘辛咸。**五位**：东南中西北。〕外有六腑，以应六律，六律建阴阳诸经，〔**六腑**：胃、胆、大肠、小肠、膀胱、三焦。**六律**：古代音乐的律制。相传黄帝时截竹为筒，每筒长度不同，以此校定各乐器的音调。十二竹筒分六阳律、六阴律，叫十二律。阳律是黄钟、太簇、姑洗、蕤宾、夷则、无射。阴律是大吕、夹钟、仲吕、林钟、南吕、应钟。又称六吕。六律六吕，简称律吕。**建阴阳诸经**：即与十二经相合。〕而合之十二月、十二辰、十二节、十二经水、十二时、十二经脉者，〔**十二辰**：古人将一昼夜分为十二时辰，以十二地支代表。即子丑寅卯、辰巳午未、申酉戌亥。**十二节**：一年有二十四个节气，有十二节和十二气。十二节指立春、惊蛰、清明、立夏、芒种、小暑、立秋、白露、寒露、立冬、大雪、小寒。**十二经水**：指清、渭、海、湖、汝、渑、淮、漯、江、河、济、漳十二条大河流。**十二时**：一昼夜划分为十二时，名称是夜半、鸡鸣、平旦、日出、食时、隅中、日中、日昳、晡时、日入、黄昏、人定。〕此五脏六腑之所以应天道。〔**所以**：表工具或原因。〕夫十二经脉者，人之所以生，病之所以成，〔**句释**：此言十二经脉是人赖以生存的物质，疾病形成的原因。〕人之所以治，病之所以起，〔**治**：正常、健康。**起**：谓病愈。〕学之所始，工之所止也，〔**工**：医生。**止**：留心。〕粗之所易，上之所难也。〔**粗**：即粗工，医技低劣的医生。**所易**：认为经脉部分是容易掌握的。**上**：高明的医生。**所难**：认为经脉部分是难以精通的。〕请问其离合出入奈何？岐伯稽首再拜曰：明乎哉问也！〔**离合出入**：离、出，指经别从经脉分出来。合、入，指阳经经别最后归于本经，阴经经别最后与阳经相合。**稽首**：古时一种跪拜礼。叩头到地，是九拜中最恭敬者。**再拜**：拜为古代下跪叩头及打躬作揖的通称。此指第二次下跪叩头。**明**：高明。〕此粗之所过，上之所息也。请卒言之。〔**过**：过失。**息**：停止、休息，引申为留意。〕

足太阳之正，别入于腘中。其一道下尻五寸，别入于肛，属于膀胱，散之肾，循膂，当心入散；〔**正**：正经。**别**：分道而行。经别部分虽与本经循行路线不同，但仍属正经，不是络脉。**尻**：骶骨和尾骨的通称。**属**：隶属。**膂**：指脊椎骨左右两侧的背部肌肉群。〕直者，从膂上出于项，复属于太阳。此为一经也。足少阳之正，至腘中，别走太阳而合，上至肾，当十四顀，出属带脉；〔**顀**：同"椎"。**属**：连接。**出属带脉**：外出连接奇经的带脉。〕直者，系舌本，复出于项，合于太阳。此为一合。〔**系舌本**：连结舌根。**一合**：阴阳表里相配的第一合。〕或以诸阴之别，皆为正也。〔**句释**：言或以诸阴经的经别与诸阳经的经别相互配合，都称为正经。**或**：原作"成"，依《甲乙》卷二第一下、《太素》卷九改。〕

足少阳之正，绕髀，入毛际，〔**髀**：大腿。**毛际**：阴毛处。〕合于厥阴；别者，入季胁之间，循胸里，属胆，散之肝，上贯心，〔**散之肝，上贯心**：原作"散之上肝贯心"，依《灵枢评文》改，以与本篇足太阳条、足阳明条句法相合。〕以上挟咽，出颐颔中，〔**颐**：下巴。**颔**：下巴。〕散于面，系目系，合少阳于外眦也。足厥阴之正，别跗上，上至毛际，合于少阳，与别俱行。此为二合也。〔**跗**：足背。**与别俱行**：与足少阳别行的正经相合。向上并行。〕

足阳明之正，上至髀，入于腹里，属胃，散之脾，上通于心，上循咽出于口，上頞顿，〔頞顿：鼻梁及眼眶下方。〕还系目系，合于阳明也。足太阴之正，上至髀，合于阳明，与别俱行，上络于咽，〔络：原作"结"，依《太素》卷九改。〕贯舌中。此为三合也。

手太阳之正，指地，〔指地：地，下也。言手太阳经脉别出而行的正经，自手至肩后，自上向下行。〕别于肩解，入腋，走心，系小肠也。〔肩解：即肩关节部。〕手少阴之正，别入于渊腋两筋之间，属于心，上走喉咙，出于面，合目内眦。此为四合也。〔渊腋：足少阳胆经穴名。〕

手少阳之正，指天，〔指天：天，指上。即自上而下。〕别于巅，〔巅：头顶〕入缺盆，下走三焦，散于胸中也。**手心主之正，别下渊腋三寸**，〔**手心主之正，别下渊腋三寸**：言手厥阴心包经别出而行的正经，自渊腋下 3 寸处别出。〕入胸中，别属三焦，〔别属：别行联络。〕出循喉咙，出耳后，合少阳完骨之下。此为五合也。〔完骨：耳后高骨。即耳后隆起的颞骨乳突。〕

手阳明之正，从手循膺乳，别于肩髃，入柱骨，〔肩髃：大肠经穴名，在三角肌上部，肩峰端与肱骨大结节之间，上臂外展至水平位时，肩前呈凹陷处。柱骨：锁骨。〕下走大肠，属于肺，上循喉咙，出缺盆，合于阳明也。手太阴之正，别入渊腋少阴之前，入走肺，散之太阳，上出缺盆，循喉咙，复合阳明。此六合也。〔复合阳明：杨上善："至喉咙更合，故云复也。"六合：十二经别根据十二经脉的表里关系，分为六对，每一对互为表里的脏腑为一合，共称为六合。每一对相互配合的阴经和阳经并行出入，自四肢末端正经别出，深入内脏，然后上走头颈。阳经别出，行过与其相表里的脏腑，又合于本经；阴经别出，只循行所联属的本脏，合于相表里的阳经。〕

导读分析

一、篇名解释 ▶▶▶

经别，亦属正经，系指十二经脉循行路径之外别道而行的部分。故以《经别》为篇名。

二、文章大意 ▶▶▶

本篇叙述了十二经别的循行路线，即由四肢深入内脏，而后出于头颈，以及阴阳表里经别之间离合出入的配合关系，并结合天人相应的观点，阐述十二经脉在医学上的重要作用。

三、结构分析 ▶▶▶

第 1 段：讲述十二经别的循行路线，亦属正经。
第 2～7 段：讲述十二经别的循行、出入离合，经别与经脉。

经水 第十二

黄帝问于岐伯曰：经脉十二者，外合于十二经水，而内属于五脏六腑。〔十二经水：指清、渭、海、湖、汝、渑、淮、漯、江、河、济、漳十二条较大的河流。〕夫十二经水者，其有大小、深浅、广狭、远近各不同，五脏六腑之高下、大小、受谷之多少亦不等，相应奈何？夫经水者，受水而行之；〔句释：言经水是受纳地面的水而流行到各地。〕五脏者，合神气魂魄而藏之；六腑者，受谷而行之，受气而扬之；〔句释：言五脏藏神魂魄及精气、六腑受纳水谷并且向下传送，汲取水谷精微输布到全身。〕经脉者，受血而营之。〔营之：营养全身。〕合而以治奈何？〔句释：言把以上这些情况相应地配合起来，运用在治疗上是怎样的呢？〕刺之深浅，灸之壮数，可得闻乎？岐伯答曰：善哉问也！天至高不可度，地至广不可量，此之谓也。〔至：最、极。度：计算。广：宽阔。量：测量。〕且夫人生于天地之间，六合之内，〔六合：指上下前后左右六方。〕此天之高、地之广也，非人力之所能度量而至也。〔度量而至：指计量准确。〕若夫八尺之士，〔士：古代男子的美称。八尺之士：指身高八尺的男子。〕皮肉在此，外可度量切循而得之，其死可解剖而视之。〔切循：两物相磨为切。抚摩为循。切循，指用于沿一定方向部位进行触按诊察。〕其脏之坚脆，腑之大小，谷之多少，脉之长短，血之清浊，气之多少，十二经之多血少气，与其少血多气，与其皆多血气，与其皆少血气，皆有大数。〔大数：指一定规律。〕其治以针艾，各调其经气，固其常有合乎？〔句释：此句言针艾本来和十二经水常有相应的关系。固：本来。合：应。〕

黄帝曰：余闻之，快于耳，不解于心。愿卒闻之。〔快：乐意。快于耳：听后感到高兴。解：明白。卒：详尽。〕岐伯答曰：此人之所以参天地而应阴阳也，〔此人之所以参天地而应阴阳也：言这是人与天地阴阳相应的道理。〕不可不察。足太阳外合于清水，内属于膀胱，而通水道焉；足少阳外合于渭水，内属于胆；足阳明外合于海水，内属于胃；足太阳外合于湖水，内属于脾；足少阴外合于汝水，内属于肾；足厥阴外合于渑水，内属于肝；手太阳外合于淮水，内属于小肠，而水道出焉；手少阳外合于漯水，内属于三焦；手阳明外合于江水，内属于大肠；手太阴外合于河水，内属于肺；手少阴外合于济水，内属于心；手心主外合于漳水，内属于心包。凡此五脏六腑十二经水者，外有源泉而内有所禀，〔所禀：承受的部位。〕此皆内外相贯，如环无端，人经亦然。故天为阳，地为阴；腰以上为天，腰以下为地。故海以北者为阴，湖以北者为阴中之阴；漳以南者为阳，河以北至漳者为阳中之阴；漯以南至江者为阳中之太阳。此一隅之阴阳也，所以人与天地相参也。〔隅：角落，局部。一隅：指大地一部分区域河流。相参：即相应。〕

黄帝曰：夫经水之应经脉也，其远近浅深，水血之多少各不同，合而以刺之奈何？〔**合而以刺之**：把两者结合起来，用于针刺治疗。〕岐伯答曰：足阳明，五脏六腑之海也，其脉大血多，气盛热壮，刺此者，不深弗散，不留不泻也。〔**气盛热壮**：邪气盛时，发热较甚。**不深弗散，不留不泻**：指针不深刺，邪气就不能发散，不留针，邪气就不能泻去。〕足阳明刺深六分，留十呼；〔**留十呼**：留针的时间为呼吸十次。〕足太阳深五分，留七呼；足少阳深四分，留五呼；足太阴深三分，留四呼；足少阴深二分，留三呼；足厥阴深一分，留二呼。手之阴阳，其受气之道近，其气之来疾，〔**手之阴阳……其气之来疾**：言于三阴三阳经脉，受心血肺气的距离近，脉气运行迅速。〕其刺深者，皆无过二分，其留皆无过一呼。其少长、大小、肥瘦，以心撩之，命曰法天之常。〔**撩**：通"料"，核计，揣度。**以心撩之**：指医生针刺治病时，用心核计，因人而施。**法天之常**：效法自然的法则。〕灸之亦然。灸而过此者，得恶火则骨枯脉涩；刺而过此者，则脱气。〔**此**：指天之常。**过此**：指施灸过度。**恶火**：指艾灸用火过度。**脱气**：言针刺过度，引起正气虚脱。〕

黄帝曰：夫经脉之大小、血之多少、肤之厚薄、肉之坚脆，及腘之大小，可为量度乎？〔**腘**：《太素》卷五、《甲乙》卷一第七为"偋，"指肌肉的突起部分，如上肢的臑，下肢的腨。〕岐伯答曰：其可为度量者，取其中度也，不甚脱肉，而血气不衰也。〔**中度**：适中。**脱肉**：肌肉明显消瘦。**不衰**：不衰弱，即正常。〕若失度之人，痟瘦而形肉脱者，〔**失**：原作"夫"，依《甲乙》卷一第一、《太素》卷五改。**失度**：即不符适中标准。**痟**：为"消"的借字。**脱**：通"夺"，损削。**形肉脱**：形体肌肉明显萎缩。〕恶可以度量刺乎？审切、循、扪、按，〔**审**：审察。**切**：切诊。**扪**：摸。**按**：用手抚着，按捺。〕视其寒温盛衰而调之，是谓因适而为之真也。〔**盛衰**：虚实。**适**：适宜。**真**：真诀、法则。**因适而为之真也**：言根据适中的形体进行计量，是针刺的法则。〕

导读分析

一、篇名解释 ▶▶▶

"经水"，指河流。本篇以当时版图上的十二条河流的大小、深浅、广狭、远近，比喻人体的十二经脉有深浅、长短、气血多少的差别，故以"经水"为篇名。

二、文章大意 ▶▶▶

本篇用比喻的方法，以大自然十二水的大小、深浅、远近叙述了十二经脉气血多少与十二经循行内外的相合关系，以此体现"天人相应"的理论。指出各经针刺深浅与留针的时间，结合人体长短、肥瘦，提出度量人体要以中等身材为标准灵活处理，人死可解剖而视之等内容。

三、结构分析 ▶▶▶

  第 1 段：讲述人与天地相应，天有十二经水，人有十二经脉。

  第 2 段：讲述人十二经脉内属五脏六腑，外合十二经水。

  第 3 段：讲述十二经脉刺灸法。

  第 4 段：讲述因人施治。

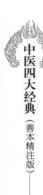
卷之四

经筋第十三

　　足太阳之筋，起于足小指，上结于踝，邪上结于膝，〔指：同"趾"。结：杨上善："筋行回曲之处谓之结。"邪：通"斜"。〕其下循足外踝，结于踵，上循跟，结于腘；〔踵：足跟的突出部位。跟：脚的后部。〕其别者，结于腨外，〔别：指大筋之旁出者。别为柔软短筋。下同。腨：原作"端"，依《太素》卷十三、《甲乙》卷二第六改。指小腿肚。〕上腘中内廉，与腘中并上结于臀，上挟脊上项；其支者，别入结于舌本；其直者，结于枕骨，〔枕骨：在头顶部的后方，头颅骨的后下方。〕上头，下颜，〔颜：额部的中央部位。〕结于鼻；其支者，为目上网，下结于頄；〔目上网：像网络一样围绕上眼胞。頄：音"qiú"。面部颧骨。〕其支者，从腋后外廉，结于肩髃；其支者，入腋下，上出缺盆，上结于完骨；〔完骨：耳后隆起的骨，即颞骨乳突部分。〕其支者，出缺盆，邪上出于頄。其病小指支跟肿痛，腘挛，脊反折，项筋急，肩不举，腋支缺盆中纽痛，不可左右摇。〔支：《圣济总录》卷一九一作"及"，疑"支"为"及"之形误。下同。纽痛：牵引性疼痛。〕治在燔针劫刺，〔燔针：即火针，将针烧红刺入相应的部位。劫刺：即疾刺疾出的刺法。〕以知为数，以痛为输。名曰仲春痹也。〔知：治病获效或病愈。以知为数：针刺的次数以病愈作标准。以痛为输：以病处的痛点作为针刺的穴位，即后世所称的阿是穴或天应穴。仲春：农历二月。一年分四季，每季三个月分别以孟、仲、季命名。各月发生的痹证，以月份的名称来命名。故二月份的痹证叫"仲春痹"。〕

　　足少阳之筋，起于小指次指，上结外踝，上循胫外廉，结于膝外廉；其支者，别起外辅骨，〔外辅骨：即腓骨。〕上走髀，前者结于伏兔之上，后者结于尻；其直者，上乘䏚季胁，〔䏚：音"miǎo"。位于侧腹部，相当于第十二肋下方，髂嵴上方的软组织部分。季胁：指软肋部，相当于侧胸第十一、十二肋部分。〕上走腋前廉，系于膺乳，〔膺乳：指前胸两侧的肌肉隆起处和乳部。〕结于缺盆；直者，上出腋，贯缺盆，出太阳之前，〔太阳：指足太阳经筋。〕循耳后，上额角，交巅上，下走颔，上结于頄；支者，结于目眦为外维。〔外维：指维系目外眦之筋，此筋收缩，即可左右盼视。〕

其病小指次指支转筋，引膝外转筋，膝不可屈伸，腘筋急，前引髀，后引尻，即上乘胁季胁痛，上引缺盆、膺乳，颈维筋急，〔**颈维筋急**：维，联结。言颈部联结的筋拘急。〕从左之右，右目不开，上过右角，并跷脉而行，左络于右，〔**之**：到。〕故伤左角，右足不用，命曰维筋相交。〔**角**：额角。**不用**：不能运动。**维筋**：联结的筋。〕治在燔针劫刺，以知为数，以痛为输。名曰孟春痹也。

足阳明之筋，起于中三指，结于跗上，邪外上加于辅骨，上结于膝外廉，直上结于髀枢，〔**辅骨**：指膝两旁突出的高骨。内侧称内辅，当胫骨内髁部；外侧称外辅，当腓骨头部。**髀枢**：指股骨大转子的部位。位于股部外侧的最上方，股骨向外方显著隆起的部分。〕上循胁，属脊；其直者，上循骭，〔**骭**：足胫骨。〕结于膝；其支者，结于外辅骨，合少阳；其直者，上循伏兔，上结于髀，聚于阴器，上腹而布，至缺盆而结，上颈，上挟口，合于頄，下结于鼻，上合于太阳，太阳为目上网，〔**太阳**：指足太阳之筋。〕阳明为目下网；其支者，从颊结于耳前。其病足中指支胫转筋，脚跳坚，〔**脚跳坚**：指足部有跳动及僵硬不适感。〕伏兔转筋，髀前肿，㿉疝；〔**㿉疝**：阴囊肿大疼痛或硬结麻木。〕腹筋急，引缺盆及颊，卒口僻，急者目不合，热则筋纵，目不开。〔**卒口僻**：突然口角歪斜。〕颊筋有寒，则急引颊移口，有热则筋弛纵缓不胜收，故僻。治之以马膏，其急者，以白酒和桂涂之，〔**马膏**：即马脂熬成的油膏。**其**：此上原有"膏"字，系蒙上误衍，依文义删。**急**：指发病急的。〕以涂其缓者，以桑钩钩之，〔**钩之**：钩口角。〕即以生桑灰置之坎中，高下以坐等，〔**即以生桑灰置之坎中，高下以坐等**：言即把桑木炭火放在地炕中，地炕的高低与病人坐位时能烤到颊部的高度相等。〕以膏熨急颊，且饮美酒，噉美炙肉，不饮酒者，自强也，为之三拊而已。〔**美酒**：好酒。**噉**：吃。**炙肉**：烤肉。**自强**：指勉强喝一点酒。**三拊**：再三用手抚摩。〕治在燔针劫刺，以知为数，以痛为输。名曰季春痹也。

足太阴之筋，起于大指之端内侧，上结于内踝；其直者，上结于膝内辅骨，上循股阴，〔**结**：原作"络"，依《太素》卷十三、《千金》卷十五上第一改。以本经文例言，凡在经脉多称络，在经筋多称结。**股阴**：大腿内侧。〕结于髀，聚于阴器，上腹结于脐，循腹里，结于肋，散于胸中；其内者，着于脊。其病足大指支内踝痛，转筋痛，膝内辅骨痛，阴股引髀而痛，阴器纽痛，上引脐两胁痛，〔**上**：原作"下"，依《太素》卷十三、《甲乙》卷二第六改。〕引膺中脊内痛。治在燔针劫刺，以知为数，以痛为输。命曰仲秋痹也。〔**仲**：原作"孟"，依《太素》卷十三改。张景岳："盖足太阴之经，应八月之气也。"〕

足少阴之筋，起于小指之下，并足太阴之筋，邪走内踝之下，结于踵，与太阳之筋合，而上结于内辅之下，并太阳之筋而上循阴股，结于阴器，循脊内，挟膂，〔**膂**：指脊椎骨。〕上至项，结于枕骨，与足太阳之筋合。其病足下转筋，及所过而结者皆痛及转筋。病在此者，主痫瘛及痉，〔**痫**：癫痫。**瘛**：抽搐。**痉**：指痉病，即背强反张，口噤不开一类病证。〕在外者不能俯，在内者不能仰。故阳病者，腰反折不能俯，阴病者，不能仰。〔阳、阴：背为阳，腹为阴。俯：屈身向下。仰：后仰。〕治在燔针劫刺，以知为数，以痛为输，在内者，熨引饮药。此筋折纽，纽发数甚者，〔此筋折纽，纽发数甚者：言本经筋反折纽结，且发作频繁，症状严重的。〕死不治。名曰仲秋痹也。〔仲：原作"孟"，依《太素》十三卷改。张景岳："仲秋，误也，当作孟秋。盖足少阴为生阴之经，应七月之气也。"〕

足厥阴之筋，起于大指之上，上结于内踝之前，上循胫，上结内辅之下，上循阴股，结于阴器，络诸筋。其病足大指支内踝之前痛，内辅痛，阴股痛转筋，阴器不用，〔不用：萎弱不用，指阳痿。〕伤于内则不起，〔内：指房事过度。不起：不能勃起。〕伤于寒则阴缩入，伤于热则纵挺不收。〔纵挺不收：弛纵挺长不缩。〕治在行水清阴气。〔水：指肾。水治曰清。阴：指厥阴。行水清阴气：言行水（沿肾）即以治厥阴之气。〕其病转筋者，治在燔针劫刺，以知为数，以痛为输。命曰季秋痹也。

手太阳之筋，起于小指之上，结于腕，上循臂内廉，结于肘内锐骨之后，弹之应小指之上，〔锐骨：与高骨义同。肘内高耸之骨，即肱骨内上髁。在尺骨鹰嘴与肱骨内上髁之间有尺神经通过。用力指弹拨出该处，酸麻感可传导到小指尖。〕入结于腋下；其支者，后走腋后廉，上绕肩胛，循颈，出足太阳之筋前，〔循颈，出足太阳之筋前：原作"循胫，出足太阳之筋前"，依《太素》卷十三、《甲乙》卷二第六、《千金》卷十三第一改。〕结于耳后完骨；其支者，入耳中；直者，出耳上，下结于颔，上属目外眦。其病小指支肘内锐骨后廉痛，循臂阴入腋下，腋下痛，腋后廉痛，绕肩胛引颈而痛，应耳中鸣痛引颔，目瞑良久乃得视，〔目瞑：眼睛昏花。〕颈筋急则为筋瘘颈肿。〔筋瘘颈肿：指瘰疬鼠瘘。〕寒热在颈者，治在燔针劫刺之，以知为数，以痛为输。其为肿者，复而锐之。〔此下原有"本支者，上曲牙，循耳前，属目外眦上颔，结于角。其痛当所过者支转筋。治在燔针劫刺，以知为数，以痛为输"四十一字，与下段手少阳之筋文重，今据《甲乙》卷二第六删去。复而锐之：言再用锐针刺治。〕名曰仲夏痹也。

手少阳之筋，起于小指次指之端，结于腕，上循臂，结于肘，〔上：原作"中"，依《太素》卷十三、《甲乙》卷二第六改。〕上绕臑外廉，上肩，走颈，合手太阳；其支者，当曲颊入系舌本；〔曲颊：部位名，指下颌角部。〕其支者，上曲牙，循耳前，属目外眦，上乘额，结于角。〔曲牙：指下颌角部，即曲颊。额：原作"颔"，张景岳："颔当作额。盖此筋自耳前行外眦与三阳交会，上出两额之左右，以结于额之上角也。"据改。〕其病当所过者即支转筋，舌卷。治在燔针劫刺，以知为数，以痛为输。名曰季夏痹也。

手阳明之筋，起于大指次指之端，结于腕，上循臂，上结于肘外，上臑，结于髃；〔臑：即肱部。在肩部以下、肘部以上部分。髃：指肩髃穴处。〕其支者，绕肩胛，挟脊；直者，从肩髃上颈；其支者，上颊，结于烦；直者，上出手太阳之前，上左角，络头，下右颔。其病当所过者支痛及转筋，肩不举，颈不可左右视。治在燔针劫刺，以知为数，以痛为输，名曰孟夏痹也。

手太阴之筋，起于大指之上，循指上行，结于鱼后，行寸口外侧，上循臂，结肘中，上臑内廉，入腋下，出缺盆，结肩前髃，上结缺盆，下结胸里，散贯贲，合贲下，抵季胁。〔**结肩前髃**：即结在肩髃前方。**散贯贲**：分散贯穿贲门。〕其病当所过者支转筋，痛甚成**息贲**，胁急吐血。〔**息贲**：五积病之一。杨上善注："肺之积名息贲。在右胁下，大如杯，久不愈，令人洒淅振寒热，喘咳，发肺痈也。"〕治在燔针劫刺，以知为数，以痛为输，名曰仲冬痹也。

手心主之筋，起于中指，与太阴之筋并行，结于肘内廉，上臂阴，结腋下，下散前后挟胁；其支者，入腋，散胸中，结于臂。其病当所过者支转筋，前及胸痛息贲。〔**贲**：原作"臂"，依《太素》卷十三、《甲乙》卷二第六改。指胃的上口贲门。〕治在燔针劫刺，以知为数，以痛为输，名曰孟冬痹也。

手少阴之筋，起于小指之内侧，结于锐骨，〔**锐骨**：指手腕背部小指一侧的骨隆起。即尺骨茎突。〕上结肘内廉，上入腋，交太阴，〔**交太阴**：指与手太阴之筋交叉。〕伏乳里，〔**伏**：原作"挟"，依《太素》卷十三改。〕结于胸中，循臂，下系于脐。其病内急，心承伏梁，下为肘网。〔**承**：受。自下受上称承。**伏梁**：为心之积。此病症状是脐旁或脐上突起如手臂之物，伏而不动，如屋之梁，故名伏梁。**心承伏梁**：言心下有积块坚伏，名曰伏梁。**下为肘网**：指由胸部下至臂肘部，肘部感到如罗网一样的牵急不舒服，屈伸不利。〕其病当所过者，支转筋，筋痛。治在燔针劫刺，以知为数，以痛为输。其成伏梁唾血脓者，死不治。经筋之病，寒则反折筋急，热则筋弛纵不收，阴痿不用。〔**阴痿**：即阳痿。〕阳急则反折，阴急则俯不伸。焠刺者，刺寒急也，热则筋纵不收，无用燔针。〔**焠刺**：即火针，又称燔针、烧针。〕名曰季冬痹也。

足之阳明，手之太阳，筋急则口目为僻，眦急不能卒视，〔**口目为僻，眦急不能卒视**：言口眼歪斜，眼角拘急猝然不能视物。〕治皆如右方也。

导读分析

一、篇名解释 ▶ ▶ ▶

本篇叙述了十二经筋的起止点与循行部位、主要病候和治疗方法。故以"经筋"为篇名。

二、文章大意 ▶ ▶ ▶

经筋，是附属于十二经脉的、位于人体浅表筋肉间互相联系的循行系统。它起于四肢末端的爪甲，结于关节，上于颈项，终于头面，而不与内脏相连。总司周身运动。指出经筋的循行部位与经脉多相吻合，功能另具特点，也阐述了经筋的病证和治疗原则。

三、结构分析 ▶▶▶

第1～6段：讲述足三阳、三阴经筋循行，经筋病证治。
第7～12段：讲述手三阳、三阴经筋循行，经筋病证治。
第13段：讲述经筋病的治疗原则。

骨度 第十四

　　黄帝问于伯高曰：《脉度》言经脉之长短，何以立之？〔立：确定。〕伯高曰：先度其骨节之大小、广狭、长短，而脉度定矣。〔骨节：骨骼关节。广：宽。脉度：指经脉的长度。定：确定。〕黄帝曰：愿闻众人之度，〔众人之度：指一般成年人的骨度。〕人长七尺五寸者，其骨节之大小、长短各几何？〔几何：多少。〕伯高曰：头之大骨围二尺六寸，胸围四尺五寸，腰围四尺二寸。〔头之大骨围：即头围。前平眉，后平枕骨一周。胸围：平两乳围胸一周。腰围：与脐相平围腰一周。〕发所覆者，颅至项尺二寸；〔发所覆者，颅至项：言额上发际至项部发际。〕发以下至颐长一尺，君子参折。〔发以下至颐：指前额发际下至腮部的外下方。君子：西周、春秋时奴隶主对贵族的通称。古代由地位高的人引申为人格高尚的人。此处泛指前者，与众人相对。参：原作"终"，依《甲乙》卷二第七、《太素》卷十三改。参折：参，参校。指君子要根据人的肥瘦高矮的不同，参校折算。〕

　　结喉以下至缺盆中长四寸，〔结喉：喉头隆起处，即甲状软骨处。缺盆中：左右缺盆穴的中间。〕缺盆以下至𩩲骭长九寸，〔𩩲骭：音"héyú"，指胸骨剑突部分。又称鸠尾骨、蔽心骨。〕过则肺大，不满则肺小。𩩲骭以下至天枢长八寸，〔天枢：胃经穴名，在脐旁二寸，左右各一。此指平脐部位。〕过则胃大，不及则胃小。天枢以下至横骨长六寸半，〔横骨：即耻骨。张景岳曰："阴毛中曲骨也。"〕过则回肠广长，不满则狭短。横骨长六寸半，横骨上廉以下至内辅之上廉长一尺八寸，〔回肠：指大肠。上廉：上缘。内辅：指膝关节内侧大骨隆起处。〕内辅之上廉以下至下廉长三寸半，〔内辅之上廉以下至下廉长三寸半：言股骨内上髁至胫骨内侧髁长3.5寸。〕内辅下廉下至内踝长一尺三寸，〔内踝：踝关节内侧圆形的骨隆起，叫内踝，是胫骨的下端。〕内踝以下至地长三寸，膝腘以下至跗属长一尺六寸，跗属以下至地长三寸。〔膝腘：指膝部后方，屈膝时的凹处，俗称膝弯。跗属：《类经图翼》："凡两踝前后胫掌所交之处，皆为跗之属也。"即指踝关节距骨滑车以下部分。〕故骨围大则太过，小则不及。〔太过：指骨大。不及：指骨小。〕

　　角以下至柱骨长一尺，〔角：指额角。柱骨：张景岳："肩骨之上，颈项之根也。"即指第七颈椎，以平大椎为标准。〕**行腋中不见者长四寸**。〔**行腋中不见者长四寸**：言从柱骨向下到腋横纹尽处长四寸。〕**腋以下至季胁长一尺二寸，季胁以下至髀枢长六寸，**〔**季胁**：季，小。胁下尽处短小之肋，称为季胁，即两侧胸第12肋处。**髀枢**：指髋关节的股骨大转子部位，位于股部外侧的最上方，股骨向外方显著隆起的部分。〕**髀枢以下至膝中长一尺九寸，**〔**膝中**：即髌骨（俗称膝盖骨）外侧中点。〕**膝以下至外踝长一尺六寸，外踝以下至京骨长三寸，京骨以下至地长一寸。**〔**外踝**：踝关节外侧圆形的骨隆起，叫外踝，是腓骨的下端。**京骨**：足小趾本节后外侧大骨下（即足外侧第五跖骨底的部分）。〕

耳后当完骨者广九寸，〔**完骨**：指耳廓后面隆起的骨，即颞骨乳突的部分。**广**：阔。〕**耳前当耳门者广一尺三寸，**〔**耳门**：指听宫穴。**耳前当耳门者**：指二听宫穴经面部鼻尖的长度。〕**两颧之间相去七寸，**〔**颧**：目下高骨。〕**两乳之间广九寸半，两髀之间广六寸半。**〔**两髀之间**：张景岳《类经》："言两股之中，横骨两头尽处也。"〕

足长一尺二寸，广四寸半。肩至肘长一尺七寸，〔**肩**：指肩端也。〕**肘至腕长一尺二寸半，腕至中指本节长四寸，本节至其末长四寸半。**〔**本节**：杨上善曰："指有三节，此为下节，故曰本节。"即掌指关节。**末**：指端。〕

项发以下至背骨长二寸半，〔**项发**：项后发际。**背骨**：此指脊骨。《类经》曰："除项骨之外，以第一节大椎骨为言也。"〕**脊骨以下至尾骶二十一节长三尺，上节长一寸四分分之一，奇分在下，**〔**脊骨**：脊骨。**二十一节**：自大椎而下（第一胸椎）至骶骨、尾骨，计二十一节。**上节长**：指上节每节各长。**分之一**：即一厘。**奇分在下**：零数分配在上七节以下折算。〕**故上七节至于脊骨，九寸八分分之七。此众人骨之度也，所以立经脉之长短也。**〔**所以立**：用来确定。〕**是故视其经脉之在于身也，其见浮而坚，其见明而大者，多血，细而沉者，多气也。**〔**浮而坚**：指络脉浮浅坚实。**明而大**：明显粗大。**细而沉**：细小而隐于内。〕

导读分析

一、篇名解释 ▶ ▶ ▶

本篇专论人体骨骼的长度，故以"骨度"为篇名。

二、文章大意 ▶ ▶ ▶

本篇以常人为例，阐述人体头围、胸围、腰围的尺寸，及其头面、颈项、胸腹、四肢等部位骨的度量，通过骨度的测定，才能确定经脉的长短、外形大小与脏腑大小密切相关，为针灸取穴提供了依据。

三、结构分析 ▶▶▶

第1段：讲述人身之胷，皆有度数。人身脉度，由骨度而定。

第2段：讲述仰人骨度，侧人骨度，伏人骨度。

第3段：讲述视经脉血气法，浮为阳，沉为阴。

五十营 第十五

黄帝曰：余愿闻五十营奈何？岐伯答曰：天周二十八宿，宿三十六分。人气行一周，千八分。〔二十八宿：古代天文学星座名称。古代将全天的恒星分为三垣、二十八宿和其他的星座。二十八宿是：东方青龙七宿（即角、亢、氐、房、心、尾、箕），南方朱雀七宿（即井、鬼、柳、星、张、翼、轸），西方白虎七宿（即奎、娄、胃、昴、毕、觜、参），北方玄武七宿（即斗、牛、女、虚、危、室、壁）。天周二十八宿，宿三十六分：言天空一周有恒星二十八宿，每宿三十六分。一周：指经脉之气一昼夜在人身运行五十周次。千八分：指日行二十八宿，每宿三十六分，乘积为一千零八分。〕日行二十八宿，人经脉上下、左右、前后二十八脉，周身十六丈二尺，以应二十八宿。〔日行：古人认为太阳绕地球转，故称日行。二十八脉：手足三阴三阳十二经，左右两侧合为二十四脉，加上任、督各一，阳蹻及阴蹻各一条，共合二十八脉。十六丈二尺：指二十八脉的总长度，详见《脉度第十七》。句释：此言太阳运行的二十八宿，在人又分布在上下、左右、前后的二十八脉，全身总长为十六丈二尺，同二十八宿相应。〕漏水下百刻，以分昼夜。〔漏水下百刻：这是古代的计时方法。漏刻是古代计时仪器。以铜壶盛水，底穿一孔，壶中立箭，上刻度数，壶中水以漏渐减，箭上所刻亦以次显露，即可知时，此称"铜壶滴漏"。计时的标准是一百刻为一昼夜，每刻分为六十分，一天十二时辰，每一时辰为五百分（八刻二十分）。〕

故人一呼，脉再动，气行三寸；一吸，脉亦再动，气行三寸。呼吸定息，气行六寸；〔再动：跳动二次。呼吸定息：一呼一吸定为一息。〕十息，气行六尺，日行二分；〔注：以每日经脉之气运行五十周与日行一千零八分、呼吸一万三千五百息的关系计算，运行一周，日行二十分一厘六毫，呼吸二百七十息，气行十六丈二尺。日行二分，约合二十七息。原文二分有误。张景岳："其日行之数，当以每日千八分之数为实，以一万三千五百息为法除之，则第十息日行止七厘四毫六丝六忽不尽。此云日行二分者，传久之误也。"楼英《医学纲目》在"日行二分"下补"二十七息，气行一丈六尺二寸"十二字。可参考。〕二百七十息，气行十六丈二尺，气行交通于中，〔交通：交流贯通。中：指经脉之中。〕一周于身，下水二刻，日行二十分有奇；〔一周：指营气运行一周次。下水：指漏水下注。二十分有奇：原作"二十五分"，依《甲乙》卷一第九改。奇：零数。指尚有一厘六毫的余数。〕五百四十息，气行再周于身，下水四刻，日行四十分有奇；〔再：二次。有奇：原脱，依《甲乙》卷一第九补。〕二千七百息，气行十周于身，下水二十刻，日行五宿二十分有奇；〔**有奇**：原脱，依《甲乙》卷一第九补。**五宿二十分有奇**：气行十周，日行分数为二百零一分六厘。每宿三十六分，合五宿二十一分六厘。〕一万三千五百息，气行五十营于身，水下百刻，日行二十八宿，漏水皆尽，脉终矣。〔**脉终**：指经脉之气走完了五十周。〕

所谓交通者，并行一数也，〔**并行一数**：指二十八脉相互交流贯通的意思。〕故五十营备，得尽天地之寿矣，气凡行八百一十丈也。〔**备**：具备。**故五十营备……气凡行八百一十丈也**：指人一直保持昼夜五十周运行。尽天地之寿，活到人的自然寿命。**气**：原脱，依《太素》卷十、《甲乙》卷一第九补。**八百一十丈**：经气行五十周的总长度。〕

导读分析

一、篇名解释 ▶▶▶

"五十营"，即五十周，指营气一昼夜运行全身五十周次，故以"五十营"为篇名。

二、文章大意 ▶▶▶

本篇主要介绍经脉之气在人体内运行的情况。

三、结构分析 ▶▶▶

第1段：讲述人二十八经脉，上应二十八宿。
第2段：讲述人脉昼夜行五十周则寿漏下百刻，分昼夜。
第3段：讲述人脉昼夜行五十则尽天地之寿。

营气 第十六

黄帝曰：营气之道，内谷为宝。〔**道**：治理。**内谷为宝**：受纳饮食为最重要。〕谷入于胃，乃传之肺，流溢于中，布散于外。精专者，行于经隧，常营无已，终而复始，是谓天地之纪。〔**中**：指脏腑。**外**：指形体。**精专者**：指饮食物中化生出的最精粹的部分。**经隧**：指经脉。隧，隧道。因经脉位置较深，伏而不见。故称经隧。**常营无已**：一直营运不止。**纪**：规律。〕故气从太阴出，注手阳明，〔**气**：营气。**太阴**：手太阴肺经。**注**：灌注。**手阳明**：即大肠经。〕上行至面，〔**至面**："至面"二字原脱，依《甲乙》卷一第十补。〕注足阳明，下行至跗上，注大指间，与太阴合，上行抵脾，〔**足阳明**：即胃经。**跗上**：足背。**大指**：指大趾。**太阴**：即足太阴脾经。**合**：指经脉相合交合。本篇对阴阳、表里、手足、上下之经交接处，均称为合。**脾**：原作"脾"，依《太素》卷十二、《甲乙》卷一第十改。〕从脾注心中；循手少阴，出腋，下臂，注小指，合手太阳。〔**手少阴**：即心经。**下臂**：沿臂内侧后缘向下。**手太阳**：即小肠经。〕上行乘腋，出颐内，注目内眦，上巅，下项，合足太阳。〔**乘腋，出颐内**：超过腋部，从目下颊上部位的内侧行出。**目内眦**：即内眼角。**上巅、下项**：上至头顶，下行至颈后项部。〕循脊下尻，下行注小指之端，循足心，注足少阴。上行注肾，从肾注心，外散于胸中，〔**脊**：脊椎。**尻**：骶尾部位的统称。**足少阴**：即肾经。〕循心主脉，出腋，下臂，出两筋之间，入掌中，出中指之端，还注小指次指之端，合手少阳。〔**循**：沿。**心主脉**：手厥阴心包经。**还**：指经脉去而复回。**手少阳**：三焦经。〕上行注膻中，散于三焦，从三焦注胆，出胁，注足少阳。下行至跗上，复从跗注大指间，合足厥阴，〔**膻中**：前胸部正中，两乳之间的部位。**三焦**：指上中下三焦。**足少阳**：即胆经。**大指**：大趾。**足厥阴**：即肝经。〕上行至肝，从肝上注肺，上循喉咙，入颃颡之窍，究于畜门。〔**颃颡**：鼻腔之后，食管以上部分。**入颃颡之窍**：即入鼻之内窍。**究**：终也。**畜**：同"嗅"。**畜门**：指鼻的外孔道。〕其支别者，上额，循巅，下项中，循脊，入骶，是督脉也，〔**支别者**：分支别行的。**是**：此。〕络阴器，上过毛中，入脐中，上循腹里，入缺盆，下注肺中，复出太阴。〔**阴器**：指外生殖器。**毛中**：阴毛中部。**腹里**：即腹内。**上循腹里**：顾观光："以上文例之，此下当云是任脉也。"〕此营气之所行也，逆顺之常也。〔**逆顺**：指自上而下，自下而上，阳经入阴，阴经入阳的运行。本文指出营气运行自肺经开始，沿大肠经、胃经、脾经、心经、小肠经、膀胱经、肾经、心包经、三焦经、胆经、肝经，复至肺经。肝经另有分支至督脉、任脉，复至肺经，周而复始。构成十四经的整体循环。文中除说明逐经相传的次序、起止，还指出了交接部位，十二经正常的上下循行方向。〕

导读分析

一、篇名解释 ▶▶▶

本篇论述营气的来源、生成及在体内十四经中的循行概况，故名"营气"。

二、文章大意 ▶▶▶

本篇主要讨论营气的形成和循行，营气输布起始于手太阴经，流注次序与十二经一致，终由肝入肺，其支别行于督任二脉后，再入肺发出，继续循行。运行于脉管中的水谷精气，有化生血液、营养周身的作用。

三、结构分析 ▶▶▶

营气运行，始宗气，始于手太阴肺经，终于肝经，终而复始。

脉度第十七

黄帝曰：愿闻脉度。岐伯答曰：手之六阳，〔六阳：指手太阳小肠经、手少阳三焦经、手阳明大肠经。一手三阳经，二手合为六阳经。下文六阴经亦如此。〕从手至头，长五尺，五六三丈。〔三丈：一经长五尺，六条计三丈。〕手之六阴，从手至胸中，三尺五寸，三六一丈八尺，五六三尺，合二丈一尺。足之六阳，从足上至头，八尺，六八四丈八尺。足之六阴，从足至胸中，六尺五寸，六六三丈六尺，五六三尺，合三丈九尺。跷脉从足至目，七尺五寸，二七一丈四尺，二五一尺，合一立五尺。督脉、任脉，各四尺五寸，二四八尺，二五一尺，合九尺。凡都合一十六丈二尺，此气之大经隧也。〔凡都合：总共长。气之大经隧：营气流行的大的经脉通路。〕经脉为里，〔为里：指循行在人体深部。〕支而横者为络，络之别者为孙络。〔支而横者为络，络之别者为孙络：言经脉分支而且横行的是络脉，络脉别出的分支是孙络。〕盛而血者疾诛之，〔盛而血者疾诛之：言孙络盛满而有瘀血的部位，快用放血法去除瘀血。〕盛者泻之，虚者饮药以补之。〔盛者：指邪气盛的实证。虚者：指正气虚的虚证。〕

五脏常内阅于上七窍也。〔句释：言五脏的精气经常由体内所属经脉上通到面部七窍。阅：经历。〕故肺气通于鼻，肺和则鼻能知臭香矣；〔肺和：指肺脏的功能正常。〕心气通于舌，心和则舌能知五味矣；肝气通于目，肝和则目能辨五色矣；脾气通于口，脾和则口能知五谷矣；肾气通于耳，肾和则耳能闻五音矣。〔五味：酸苦甘辛咸。五色：青赤黄白黑。五谷：粳米、小豆、麦、大豆、黄黍。五音：角徵宫商羽。〕五脏不和，则七窍不通；六腑不和，则留为痈。〔句释：言五脏贮藏的精气不足或功能失调，七窍的功能就要失常；六腑功能失常，气血就会郁滞而生痈病外证。〕故邪在腑，则阳脉不和，阳脉不和则气留之，气留之则阳气盛矣。〔阳脉不和：六腑所属经脉是阳经，腑病引起阳脉不协调。〕阳气太盛则阴脉不利，〔脉：原脱，依《太素》卷六、《甲乙》卷一第四、《难经·二十三难》补。不利：即不协调。〕阴脉不利则血留之，血留之则阴气盛矣。阴气太盛，则阳气不能荣也，故曰关；阳气太盛，则阴气弗能荣也，故曰格；〔荣：通"营"，即运行、濡养。〕阴阳俱盛，不得相荣，故曰关格。关格者，不得尽期而死也。〔期：指人的自然寿命。不得尽期：指不能活到人的自然寿命，即早死。〕

黄帝曰：跷脉安起安止？〔安：哪里。〕何气荣也？〔句释：言什么气在运行？也：原作"水"，依《甲乙》卷二改。〕岐伯答曰：跷脉者，少阴之别，起于然骨之后，上内踝之上，直上循阴股入阴，〔少阴之别：足少阴肾经分出的脉。然骨：骨骼部位名。指内踝前突起的舟骨粗隆部。然骨之后：指照海穴，在内踝尖直下1寸处，是阴跷脉的起始部。**循阴股入阴**：沿着大腿内侧进入前阴。〕上循胸里，入缺盆，上出人迎之前，入頄，属目内眦，合于太阳、阳跷而上行，〔**胸里**：胸内。**人迎**：胃经穴名。在喉结旁1.5寸，当胸锁乳突肌前缘与平齐甲状软骨上缘之交点处。**頄**：音"qiú"。面部颧骨。**属**：连接。**太阳**：指足太阳膀胱经。〕气并相还，则为濡目，气不荣则目不合。〔**还**：通"环"，围绕。**气并相还**：阴跷阳跷经气并行围绕目部。**濡目**：濡养眼睛。楼英《医学纲目》曰："跷脉始终，独言阴跷，而不及阳跷者，有脱简也。"《太素》卷十阴阳跷脉杨上善注："阳乔（跷）从风池、脑空，至口边会地仓、承泣，与阴乔于目兑（锐）眦相交已，别出入𦡣，至目内眦。""起于跟中，至于申脉，上行至目内眦者，名曰阳乔。"《难经·二十八难》："阳跷脉者，起于跟中，循外踝上行，入风池。"供参考。〕

黄帝曰：气独行五脏，不荣六腑，何也？〔**气**：指经气。〕岐伯答曰：气之不得无行也，如水之流，如日月之行不休。故阴脉荣其脏，阳脉荣其腑，如环之无端，莫知其纪，终而复始。〔**阴脉**：指手足三阴脉，即肺经、心包经、心经、肝经、脾经、肾经。**阳脉**：指手足三阳经。即大肠经、小肠经、三焦经、胃经、胆经、膀胱经。**端**：起始点。**纪**：头绪。〕其流溢之气，内溉脏腑，外濡腠理。〔**流溢**：流，流于内。溢，溢于外。〕黄帝曰：跷脉有阴阳，何脉当其数？〔**句释**：言跷脉有阴跷、阳跷，哪个跷脉相当于前面所说的一丈五尺的数值呢？〕岐伯答曰：男子数其阳，女子数其阴。当数者为经，其不当数者为络也。〔**句释**：言男子计算阳跷的长度，女子计算阴跷的长度，作为计数的就是经脉，那不作计数的是络脉。换言之，即女子以阴跷为经，阳跷为络；男子以阳跷为经，阴跷为络。二十八脉总长十六丈二尺，其跷脉实际左右合计有四条，计数时只计两条，男取阳跷，女取阴跷，余下两条作为络脉不计数。〕

导读分析

一、篇名解释 ▶▶▶

"脉度"，即经脉的长度。

二、文章大意 ▶▶▶

本篇记述了手足三阴三阳与任、督、左右跷脉的长度，总计十六丈二尺；经、络、孙脉的区别；五脏与七窍的联系。记述了关格病证，跷脉的起止、循行及其与目、睡眠的关系，经脉的重要作用。提出"阴脉荣其脏，阳脉荣其腑，"男子以阳跷为经、阴跷为络，女子以阴跷为经、阳跷为络的论点。

三、结构分析 ▶▶▶

第1段：讲述脉度，经脉长度。
第2段：讲述五脏主内，通七窍。六腑主表。
第3段：讲述跷脉的循行起止及其与目、睡眠的关系。
第4段：讲述为何气独行五脏，如何计算跷脉的长度。

营卫生会 第十八

黄帝问于岐伯曰：人焉受气？阴阳焉会？何气为营？何气为卫？营安从生？卫于焉会？老壮不同气，阴阳异位，愿闻其会。〔**人焉受气：**人从哪里接受精气。**阴阳：**指阴经阳经或阴阳二气。**营安从生？卫于焉会：**此二句是互文。即营卫从哪里产生，在哪里会合。**阴阳异位：**阴阳指昼夜。**异位：**指气行位置不同。〕岐伯答曰：人受气于谷，谷入于胃，以传与肺，五脏六腑皆以受气。〔**句释：**指出人从水谷中接受精气。水谷入胃，由脾把水谷精微传送到肺，再布散全身。〕其清者为营，浊者为卫，营在脉中，卫在脉外，营周不休，五十而复大会。〔**清者、浊者：**指性能而言。精专柔顺为清，称为营气；刚悍滑疾为浊，称为卫气。营卫分别周流全身，五十周次后在内脏会合。有关营气的循行途径，可参《营气第十六》，卫气循行路线，可参《卫气行第七十六》。〕阴阳相贯，如环无端。〔**阴阳：**指阴经阳经。**如环无端：**如圆环一样没有起始点。〕卫气行于阴二十五度，行于阳二十五度，分为昼夜，故气至阳而起，至阴而止。〔**阴：**内脏。**阳：**体表。**气至阳而起：**指卫气从太阳经睛明穴出来行至体表阳分，人就起来。**至阴而止：**指卫气经肾经流入内脏，人就睡觉。〕故曰：日中而阳陇为重阳，夜半而阴陇为重阴。〔**日中：**即中午。**陇：**与"隆"同。极盛的意思。**夜半：**即半夜。〕故太阴主内，太阳主外，各行二十五度，分为昼夜。〔**太阴：**指手太阴肺经。**内：**指营气。营行脉中，始于手太阴而复会于手太阴，故称太阴掌管营气。**太阳：**指足太阳膀胱经。**外：**指卫气，卫行脉外，始于足太阳而复合于足太阳，故称太阳掌管卫气。〕夜半为阴陇，夜半后而为阴衰，平旦阴尽而阳受气矣。日中为阳陇，日西而阳衰，日入阳尽而阴受气矣。〔**阳受气、阴受气：**阳指体表，阴指内脏。**受气，**接受卫气的濡养。〕夜半而大会，万民皆卧，命曰合阴。平旦阴尽而阳受气。如是无已，与天地同纪。〔指出营卫在夜半会合，据下文系会合于手太阴肺。**无已：**不止。指人体营卫的运行永无休止。**纪：**道，规律。〕

黄帝曰：老人之不夜瞑者，何气使然？少壮之人不昼瞑者，何气使然？〔**瞑：**与"眠"通。**老、少壮：**本书《卫气失常第五十九》："人年五十已（通'以'）上为老，二十已上为壮，十八已上为少，六岁已上为小。"**何气使然：**什么气使得这样。〕岐伯答曰：壮者之气血盛，其肌肉滑，气道通，荣卫之行不失其常，故昼精而夜瞑。〔**不失其常：**指营气循脉运行，卫气白天趋表，夜间趋里。**昼精：**白天精神清爽。〕老者之气血衰，其肌肉枯，气道涩，五脏之气相搏，其营气衰少，而卫气内伐，故昼不精，夜不瞑。〔**肌肉枯：**肌肉消瘦干枯。**五脏之气相搏：**指五脏机能不协调。**内伐：**即内扰。**精：**神爽。本段指出营卫气血是否充足，运行是否通畅，与人的活动睡眠有密切关系。〕

黄帝曰：愿闻营卫之所行，皆何道从来？〔**何道从来：**从什么部位发出来的。〕岐伯答曰：营出于中焦，卫出于下焦。〔**中焦**：指脾胃。下《太素》卷十二、《千金》卷二十第四等并作"上"。按二说皆通。上焦，指肺。**下焦**：指肾。元气发源于肾，肾阳是人体阳气的根本。卫气源于下焦，依靠上焦肺将卫气布敷于全身。〕黄帝曰：愿闻三焦之所出。岐伯答曰：上焦出于胃上口，并咽以上，贯膈而布胸中，走腋，循太阴之分而行，还至阳明，〔**上焦出于胃上口……而行，还至阳明**：上焦从胃上口（贲门）发出，挨着食管向上，穿过横膈，敷布在胸中，横走于腋下。然后沿肺经循行，回转来沿手阳明大肠经等十二经运行。〕上至舌，下足阳明，常与营俱行于阳二十五度，行于阴亦二十五度，一周也，故五十度而复大会于手太阴矣。〔**常与营**：指卫气一直与营气。**一周**：昼夜循行五十度为一周。〕

黄帝曰：人有热饮食下胃，其气未定，汗则出，或出于面，或出于背，或出于身半，其不循卫气之道而出，何也？〔**其气未定**：言饮食入胃，还未化成水谷精微之气。**不循卫气之道**：言汗不是沿着卫气运行的道路。〕岐伯曰：此外伤于风，内开腠理，毛蒸理泄，卫气走之，固不得循其道，〔**内**：指热饮食入胃。**毛蒸理泄**：即皮毛被风热之邪所蒸，腠理开泄。**卫气走之**：指卫气从腠理随汗外泄。**固**：通"故"，所以。〕此气慓悍滑疾，见开而出，故不得从其道，故命曰漏泄。〔**慓悍**：急勇之义。**滑疾**：滑利迅速。慓悍滑疾是卫气的性质。**从**：顺着。**漏泄**：病名。皮腠为风邪所伤，卫气不能固表，进食后汗泄如漏。本段以漏泄为例，说明卫气的性质。同时指出卫气可随汗外泄，出汗既可伤津，也可伤气。〕

黄帝曰：愿闻中焦之所出。岐伯答曰：中焦亦并胃中，出上焦之后，此所受气者，泌糟粕，蒸津液，化其精微，上注于肺脉，乃化而为血，以奉生身，莫贵于此，故独得行于经隧，命曰营气。〔本段说明营出于中焦。**并**：通"傍"，挨着。中焦在胃上口下方发出。**此所受气者**：指中焦受纳水谷饮食。**泌**：分出。**化**：产生。**以奉生身**：用血奉养全身。**经隧**：指经脉。中焦的部位在胃上口的下方。作用为受纳水谷，经消化吸收，产生营气。营气经过肺的作用，变成血，主营养全身。〕黄帝曰：夫血之与气，异名同类，何谓也？〔**气**：指营卫之气。**异名同类**：名称不同，同属一类，即均来源于水谷的精微。〕岐伯答曰：营卫者，精气也；血者，神气也。故血之与气，异名同类焉。〔**精气**：水谷的精气。**血者，神气也**：血是神气的物质基础。营气可化为血，营卫由水谷化生，故为同类。〕故夺血者无汗，夺汗者无血。故人生有两死而无两生。〔**夺**：急剧大量地丧失。**夺血**：各种急慢性过量出血。**夺汗**：过多出汗。**无**：通"毋"，不要。**无汗**：不要发汗。**无血**：不要伤血。**两**：指夺血、夺汗二种情况。有此二者死，无此二者生。本段指出"血汗同源"的理论，在临床上有指导意义，如血虚者慎用汗法，治出汗无效，可用补血方法。〕

黄帝曰：愿闻下焦之所出。岐伯答曰：下焦者，别回肠，注于膀胱而渗入焉。〔**别**：分出。**回肠**：相当于解剖学小肠（回肠）和结肠上段。下焦的部位从回肠别出。功能为主出而不纳。〕故水谷者，常并居于胃中，成糟粕而俱下于大肠，而成下焦。渗而俱下，济泌别汁，循下焦而渗入膀胱焉。〔**常并居于胃中**：水谷时常一起停留在胃中。**而成下焦**：指就成为下焦的糟粕。**渗而俱下**：即糟粕下入大肠，水液渗入膀胱，通过大小便排泄。济泌别汁，过滤糟粕，把水液分出。**渗**：古人认为膀胱无上口，故云渗入。本段指出下焦功能渗而俱下，主管大小便。临床对泄泻提出分利治法，即"利小便所以实大便"，对尿毒症运用通便法，就是基于肾主二便，下焦为肾的理论指导。〕黄帝曰：人饮酒，酒亦入胃，谷未熟而小便独先下，何也？〔谷未熟：指食物尚未消化。〕岐伯答曰：酒者，熟谷之液也，其气悍以滑，故后谷而入，先谷而液出焉。〔**酒者，熟谷之液也**：酒是谷类发酵而酿成的液汁。**其气悍以滑**：滑原作"清"，依《太素》卷十二、《甲乙》卷一第十一、《千金》卷二十第五改。即酒气慓悍滑利。**后谷而入**：在谷物后面进入胃。**先谷而液出**：在食物尚未消化就先从小便排出。此段借酒吸收排泄速度快，说明下焦主大小便，二者不一定同步，可有先后。〕黄帝曰：善。余闻上焦如雾，中焦如沤，下焦如渎。此之谓也。〔**上焦如雾**：上焦的水谷精微像雾一样弥散，敷布全身。借喻肺的布敷作用。**中焦如沤**：指水长时间地浸泡物体为沤。这里指消化食物。中焦像以水沤物一样，消化吸收饮食中的营养。指脾胃的化生作用。**下焦如渎**：渎是沟渠、水道。下焦如排水道一样，排泄水液和糟粕。指肾、大肠、膀胱的泌尿、排便作用。〕

导读分析

一、篇名解释 ▶▶▶

"营卫生会"，指营气、卫气的生成与会合。篇首有"营安从生？卫于焉会"之句，故篇名为"营卫生会"。

二、文章大意 ▶▶▶

本篇论述了营卫的生成、性质、运行、会合及功能，营卫与血汗、睡眠的关系，三焦的生理及其与营卫的关系。并例举老年人夜不眠，说明营卫协调的重要。

三、结构分析 ▶▶▶

第1段：讲述营卫生会，营卫生始会合，与天地同纪。
第2段：讲述老年人夜不瞑的原因。
第3段：讲述营卫所行：营出上焦，卫出下焦，皆源于中焦。
第4～6段：讲述上焦如雾，中焦如沤，下焦如渎。

四时气 第十九

黄帝问于岐伯曰：夫四时之气，各不同形，百病之起，皆有所生，灸刺之道，何者为宝？〔**气**：气候。**各不同形**：各有不同的表现。**皆有所生**：都有致病的原因。

宝：原作"定"，一本作"宝"，宝字义长，今从之。宝，即佳。〕岐伯答曰：四时之气，各有所在，灸刺之道，得气为宝。〔**所在**：不同的发病部位。**刺**：原作"别"，依《太素》卷二十三、《甲乙》卷五第一上改。**气**：此下原有"穴"字，依《甲乙》删。**宝**：原作"定"，依《太素》改，以与问句相合。**得气为宝**：能与四季气候相结合为佳。〕故春取经、血脉、分肉之间，甚者深刺之，间者浅刺之；〔**经**：本经的经脉。**分肉之间**：指肌肉。**甚者**：病情重的。**间者**：病情轻的。〕夏取盛经、孙络，取分间，绝皮肤；〔**盛经**：指阳脉，即十二经中的足太阳膀胱经、足阳明胃经、足少阳胆经、手太阳小肠经、手阳明大肠经、手少阳三焦经。**孙络**：是络脉的分支，又称孙脉。**分间**：即分肉之间，指肌肉。**绝皮肤**：透过皮肤浅刺。〕秋取经腧，邪在腑，取之合；冬取井荥，必深以留之。〔**经腧**：指经脉的腧穴。**腑**：指六腑。**合**：合穴。合穴对六腑病变有特殊的治疗作用，详参本书《邪气脏腑病形第四》。**井**：原作"并"，依《太素》卷二十三、《甲乙》卷五第一上改。**井荥**：指五输穴中的井穴、荥穴。详见本书《本输第二》。**深以留之**：深刺并且留针。〕

温疟汗不出，为五十九痏。〔**温疟**：以先热后寒为特征的一种疟疾。**痏**：这里指穴位。**五十九痏**：是治疗热病的五十九个腧穴，详见本书《热病第二十三》篇的五十九刺。〕风痓肤胀，为五十七痏，取皮肤之血者，尽取之。〔**痓**：乃水之俗字。**肤胀**：病名。详见本书《水胀第五十七》。**五十七痏**：是治疗水肿的五十七个腧穴。据《素问·水热穴论》王冰注为：脊中、悬枢、命门、腰俞、长强各一穴；大肠俞、小肠俞、膀胱俞、中膂俞、白环俞、胃仓、肓门、志室、胞肓、秩边、中注、四满、气穴、大赫、横骨、外陵、大巨、水道、归来、气街、太冲、复溜、阴谷、照海、交信、筑宾各二穴。**血者**：指郁血的部位。**尽取之**：指用针刺郁血部位，把郁血排尽。〕飧泄，补三阴交上，补阴陵泉，皆久留之，热行乃止。〔**飧泄**：指大便泄泻清稀，并有不消化的食物残渣。**交**：原作"之"，依《甲乙》卷十一第五改。**三阴交**：脾经腧穴，在内踝上缘上3寸，胫骨内侧缘后方凹陷。**阴陵泉**：脾经腧穴，在内膝眼下2寸处。**热行乃止**：患者针刺部位有热感才起针。〕转筋于阳治其阳，转筋于阴治其阴，皆卒刺之。〔**转筋**：即抽筋，临床以小腿腓肠肌抽筋较为多见。**阳、阴**：指四肢的外侧（阳）、内侧（阴）。**卒刺**：据楼英、张志聪注解，指火针，即将针的尖端烧红后，迅速刺至人体一定部位的皮下组织，并迅速拔出。〕徒痓，先取环谷下三寸，以铍针针之，已刺而筒之，引而内之，入而复之，以尽其痓，〔**徒痓**：单纯的水肿病，与上文风水不同。**环谷**：指脐。**铍针**：长四寸，宽二分半，末如剑锋，用于外科切开排脓。详见《九针十二原第一》。**筒**：竹管。这里是将竹管放入的意思。**已刺而筒之**：指铍针刺入后，将竹管放入。**引**：继续。**复**：又，再。**入而复之**：即入而再入，指逐渐加深。**以尽其痓**：使腹水排尽。〕必坚束之。来缓则烦悗，来急则安静，间日一刺之，痓尽乃止。〔**束之**：原脱，依《太素》卷二十三、《甲乙》卷四第四补。**必坚束之**：必须用布带束紧患者的腰腹部。**缓则烦悗**：束得松缓，病人就会烦闷。**间日**：隔日。〕饮闭药，方刺之时，徒饮之，方饮无食，方食无饮，无食他食，百三十五日。〔**饮闭药**：内服通闭的药物，此处指利尿药。**无食他食**：不吃其他（伤脾发湿，对水肿病不利的）食物。〕着痹不去，久寒不已，卒取其三里骨为干。肠中不便，取三里，〔**着痹**：痹证的一种类型，肢体关节重着，肌肤顽麻，肢体疼痛，痛处固定，阴雨天加重。**久寒不已**：寒冷长久不解。**卒**：指火针。**肠中不便**：指大小肠功能失常。〕**盛泻之，虚补之**。〔**盛**：指实证。〕**疠风者，素刺其肿上，已刺，以锐针针其处，按出其恶气，肿尽乃止，常食方食，无食他食。**〔**疠风**：即麻风病。**素**：数。**恶气**：指毒气恶血。**常食**："食"通"饲"，常给病人吃。**方**：宜。**方食**：适宜的食物。〕

　　腹中常鸣，气上冲胸，喘不能久立，邪在大肠，刺肓之原、巨虚、上廉、三里。〔**肓**：原作"盲"，依《脉经》卷六第八、《千金》卷十八第一改。下同。**肓之原**：即任脉的气海。**上廉**：手阳明大肠经腧穴。**巨虚、三里**：胃经腧穴，详见《邪气脏腑病形第四》。〕**小腹控睾，引腰脊，上冲心，邪在小肠也**，〔**控**：牵引。**小肠也**：原脱，依《甲乙》卷九第八补。〕**连睾系，属于脊，贯肝肺，络心系。气盛则厥逆，上冲肠胃，动肝，散于肓，结于脐。故取之肓原以散之，刺太阴以予之，取厥阴以下之，取巨虚下廉以去之，按其所过之经以调之。**〔**睾系**：指直接与睾丸联系的血管等软组织。**心系**：指直接与心脏联系的大血管，包括主动脉。肺动脉。肺静脉及上。下腔静脉。**气盛**：指邪气盛。**厥逆**：指气上逆。**动肝**："动"原作"熏"，依《脉经》卷六第八、《千金》卷十四第一改。动肝，扰动肝脏。**肓**：指心下膈上的部位。**肓原**：即肓之原，指气海穴。**刺太阴以予之**：刺手太阴肺经以补肺虚。**取厥阴以下之**：刺足厥阴肝经以泻肝实。**去**：除。**所过之经**：经过患病部位的经脉。〕**善呕，呕有苦，长太息，心中憺憺，恐人将捕之，邪在胆，逆在胃，胆液泄则口苦，胃气逆则呕苦，故曰呕胆。**〔**善**：容易。**苦**：苦水。**长太息**：叹长气。**憺憺**：水摇貌，借以形容心中跳动。〕**取三里以下胃气逆，刺少阳血络以闭胆逆，调其虚实以去其邪。**〔**下**：降。**刺**：此前原有"则"字，依《太素》卷二十三删。**少阳**：足少阳胆经。**闭**：止。**调**：此前原有"却"字，依《太素》删。〕**饮食不下，膈塞不通，邪在胃脘，在上脘则刺抑而下之，在下脘则散而去之。**〔**胃脘**：指胃的内腔所在部位。**上脘**：指胃的上口。**脘**：胃的内腔。**抑而下之**：指抑制胃气之逆。**散而去之**：指散去停积之滞。〕**小腹痛肿，不得小便，邪在三焦约，取之足太阳大络，视其络脉与厥阴小络结而血者，肿上及胃脘，取三里。**〔**三焦约**：指下焦膀胱癃闭不通。**足太阳大络**：足，原脱，依《太素》卷二十三、《甲乙》卷九第九补。本句指委阳穴，位于膝关节的后面，在腘横纹外侧端、股二头肌的内侧缘处，系三焦的下合穴。**结而血者**：指有郁血现象的。〕

　　睹其色，察其目，知其散复者，视其目色，以知病之存亡也。〔**睹**：看。察，观察。**目**：原作"以"，依本书《九针十二原》、《小针解》以及《太素》卷二十三改。**存亡**：指好坏。睹其色至知其散复，及下文的引文系《九针十二原第一》的原文。本段为该篇的注解。〕**一其形，听其动静者，持气口人迎，以视其脉。坚且盛且滑者，病日进；**〔**持**：切按。**气口**：属手太阴肺经，即腕部桡动脉处。又称寸口、脉口。**人迎**：属足阳明胃经，指喉部两侧的颈动脉。**坚且盛且滑者**：坚，有力脉；盛，大脉；滑，往来流利，如盘走珠的滑脉。此句指大而有力且滑的脉象。**病日进**：疾病一天天加重。〕**脉软者，病将下；**〔**软**：无力脉。**下**：减轻。〕**诸经实者，病三日已。**〔**诸经实者**：病在各经，脉象有力的。〕

气口候阴，人迎候阳也。

导读分析

一、篇名解释 ▶▶▶

"四时气"，指四时气候变化对人体的影响。

二、文章大意 ▶▶▶

本篇主要指出针刺治疗必须结合四季气候的不同，选择适当的穴位，运用不同的刺法。列举了温疟、风水、飧泄、转筋、水肿、着痹、便秘、疠风等病的针刺治疗方法。文中对单腹水肿应用腹腔穿刺术放腹水，是现存文献的最早记载。最后简要叙述了大肠、小肠、胆、胃、膀胱等六腑病的证候、病理及治疗方法，以及察色按脉的重要意义。

三、结构分析 ▶▶▶

第 1 段：讲述灸刺之道，顺应四时之气。
第 2～3 段：讲述温疟、风水、飧泄、转筋、水肿、着痹、便秘、疠风等病的证治。
第 4 段：讲述诊法。

卷之五

五邪第二十

邪在肺，则病皮肤痛，寒热，上气喘，汗出，咳动肩背。〔**寒热**：恶寒发热。**咳动肩背**：咳嗽引动肩背。邪在肺出现的症状与肺主气、司呼吸、主皮毛功能有关。〕取之膺中外腧，〔**膺中外腧**：指锁骨下窝外端，肺经的云门、中府二穴。〕背三节之傍，以手疾按之，快然，乃刺之。取之缺盆中以越之。〔**节**：此下原有"五脏"二字，依《甲乙》卷九第三、《脉经》卷六第七删。**三节**：即第三胸椎。**背三节之傍**：指足太阳膀胱经的肺俞穴。**疾按**：用力按。**快然**：病人感觉舒适，症状减轻。**缺盆**：足阳明胃经穴位，在锁骨上窝中央，胸正中线旁开4寸，下与乳头相直。**越之**：即治之。〕

邪在肝，则两胁中痛，寒中，恶血在内，行善掣节，时脚肿。〔**寒中**：肝木克土，造成脾胃虚寒。**恶血**：即瘀血。**掣**：音"chè"，牵引。**行善掣节**：指行走时容易牵引关节作痛。病邪在肝的症状，与胁为肝之分野，肝藏血，主筋的功能及肝经的循行路线有关。〕取之行间以引胁下，补三里以温胃中，取血脉以散恶血，取耳间青脉，以去其掣。〔**行间**：肝经的荥穴。**三里**：即下陵、足三里，胃经的合穴。**血脉**：指肝经的血络。**耳间青脉**：指取足少阳胆经近耳根处的青络。一说指瘛脉穴，属手少阳三焦经。在耳后乳突中央，当翳风与角孙两穴沿耳轮线的中、下三分之一交界处。〕

邪在脾胃，则病肌肉痛。阳气有余，阴气不足，则热中善饥；阳气不足，阴气有余，则寒中肠鸣腹痛；阴阳俱有余，若俱不足，则有寒有热。皆调于三里。〔**肌肉痛**：脾主肌肉，邪在脾，故肌肉痛。**热中**：胃热。**寒中**：脾胃虚寒。**若**：或者。〕

邪在肾，则病骨痛阴痹。阴痹者，按之而不得，腹胀腰痛，大便难，肩背颈项痛，时眩。〔**骨痛**：因肾主骨，邪在肾，故骨痛。**阴痹**：指阴邪所致的痹证，如痛痹。**按之而不得**：用手按之，摸不着病处。因患者痛无定处或病深在骨髓所致。阴痹的症状与肾脉入腹，腰为肾之府，肾开窍于二阴，肾与膀胱相为表里，肾藏精、生髓主骨，脑为髓海的功能有关。〕取之涌泉、昆仑，视有血者尽取之。〔**涌泉**：肾经井穴。**昆仑**：膀胱经经穴。**视有血者尽取之**：在肾经、膀胱经看到有瘀血的部位，全用针刺出瘀血。〕

邪在心，则病心痛，喜悲，时眩仆。视有余不足而调之其输也。〔**心痛**：邪在心，引起脉涩血虚，心失养而痛，或致气滞血瘀，不通则痛。**喜**：容易。**眩仆**：眩晕仆倒。心气虚则悲。心主神明，神伤则眩仆。**调之其输**：调心经的输穴。《内经》时代，心经无腧，据本书《邪客第七十一》云："故诸邪之在于心者，皆在于心之包络，包络者，心主之脉也。"可取心包经内关穴。后世临床经验，膀胱经心俞、心经神门等均可选用。〕

导读分析

一、篇名解释 ▶▶▶

"五邪"，指五脏的病邪。

二、文章大意 ▶▶▶

本篇讨论病邪在五脏时所出现的证候及其针刺选穴的方法。

三、结构分析 ▶▶▶

讲述邪侵五脏证治，应取主要经穴。

寒热病 第二十一

皮寒热者，不可附席，毛发焦，鼻槁腊，不得汗。〔**附**：近。**席**：芦苇竹篾等编成的铺垫用具。**焦**：指干枯不润泽。**槁腊**：即干燥之义。**不得汗**：不出汗。〕取三阳之络，以补手太阴。〔**三阳之络**：指足太阳膀胱经络穴飞扬。**手太阴**：肺经。皮寒热为外邪侵入皮毛而发寒热，肺主皮毛，太阳主一身之表，故取二经治疗。〕肌寒热者，肌痛，毛发焦而后槁腊，不得汗。〔**肌寒热**：外邪侵入肌肉而发寒热。**肌痛**：肌肉痛。〕取三阳于下，以去其血者，补足太阴，以出其汗。〔**下**：指足太阳的络穴飞扬。**去其血**：即排出其中的瘀血。**足太阴**：脾经。脾主肌肉，故取补法扶正，通过发汗祛除外邪。〕骨寒热者，病无所安，汗注不休，齿未槁，取其少阴于阴股之络；〔**病无所安**：指病人烦躁不安。**汗注不休**：大汗淋漓不止。**齿未槁**：齿不干。**少阴于阴股之络**：指足少阴肾经在大腿内侧的络脉。〕齿已槁，死不治。骨厥亦然。〔**骨厥**：其病证参见《经脉第十》肾经。〕

骨痹，举节不用而痛，汗注烦心。取三阴之经补之。身有所伤，血出多，及中风寒，若有所堕坠，四肢懈惰不收，名曰体惰。〔**有所伤**：指有金刃创伤。**若**：或者。**堕坠**：自高处落下。**四肢懈惰不收**：四肢懈急而不能运动。〕取其小腹脐下三结交。

三结交者，阳明、太阴也，脐下三寸关元也。〔**三结交**：即任脉关元穴的别名。关元是足太阴脾经、足阳明胃经、任脉三经之会。〕**厥痹者，厥气上及腹。取阳明之络，视主病也，泻阳补阴经也。**〔**厥痹**：指痹证兼有四肢厥逆。**厥气**：逆气。**阳明之络**：指阳明经络穴丰隆。**视主病**：看主病在阳经还是阴经。**阳**：足阳明胃经。**阴**：足太阴脾经。〕

颈侧之动脉人迎。人迎，足阳明也，在婴筋之前。〔**人迎**：胃经穴名，在喉结旁1.5寸，当胸锁乳突肌前缘与平齐甲状软骨上缘之交点处，有颈总动脉搏动。**婴筋**：即颈筋，指胸锁乳突肌。〕婴筋之后，手阳明也，名曰扶突。〔**扶突**：大肠经穴名，在颈外侧部，胸锁乳突肌后缘，约与下颌角平齐处。〕次脉，足少阳脉也，名曰天牖。次脉，足太阳也，名曰天柱。〔**天柱**：膀胱经穴名，在项后发际上半寸，斜方肌外侧，与哑门穴相平。〕腋下动脉，臂太阴也，名曰天府。〔**臂太阴**：即手太阴。**天府**：肺经穴名，在腋前皱襞上端水平线下3寸，肱二头肌桡侧缘。〕

阳迎头痛胸满不得息，取之人迎。〔**迎**：作逆解。阳逆，言阳邪上逆。**不得息**：呼吸不利。〕暴瘖气鞕，取扶突与舌本出血。〔**暴瘖**：突然失音。**气鞕**：鞕，音"yìng"。气鞕，指舌强硬。〕暴聋气蒙，耳目不明，取天牖。〔**气蒙**：气盛。**耳目不明**：耳不聪，目不明。〕暴挛痫眩，足不任身，取天柱。〔**暴挛痫眩**：突然发生痉挛、癫痫、眩晕。**足不任身**：两脚支撑不住身体。〕暴瘅内逆，肝肺相搏，血溢鼻口，取天府。〔**暴瘅**：突发热病。**内逆**：指肺气上逆。**肝肺相搏**：指肝肺两脏失调。〕此为天牖五部。〔**五部**：指五个腧穴的位置和主治的病证。〕

臂阳明有入頄遍齿者，名曰大迎，下齿龋取之。〔**臂阳明**：即手阳明大肠经。**大迎**：胃经穴名，在下颌角前1.3寸骨陷中，咬肌的前缘，可摸到动脉搏动。**下齿龋**：龋，蛀牙。下部蛀牙疼痛。〕臂恶寒补之，不恶寒泻之。足太阳有入頄遍齿者，名曰角孙，上齿龋取之，在鼻与頄前。〔杨上善曰："足太阳经起目内眦，上额，其太阳皮部之络，有下入于頄后，偏上齿，又入于耳，气发角孙之穴，故曰有入。"**角孙**：耳廓向前折曲时，当耳尖正上方入发际处。**在鼻与頄前**：指地仓、巨髎等穴。〕方病之时，其脉盛，盛则泻之，虚则补之。一曰取之出鼻外。〔**盛**：指脉盛。**鼻外**：指鼻外侧的迎香、禾髎等穴。〕

足阳明有挟鼻入于面者，名曰悬颅，〔**悬颅**：在鬓角中，从头维（额旁发际角）至曲鬓（耳根前鬓发中）弧形连线的中点处。〕属口，对入系目本，〔**属**：联络。**对**：当。**目本**：即目系。〕视有过者取之。损有余，益不足，反者益甚。〔**过**：病。**甚**：原作"其"，依《太素》卷二十六、《甲乙》卷十二第四、《千金》卷六上第一改。〕足太阳有通项入于脑者，正属目本，〔**正属**：指由脑直接联络。〕名曰眼系，头目苦痛，取之在项中两筋间。入脑乃别阴跷、阳跷，阴阳相交，阳入阴，阴出阳，交于目锐眦，阳气盛则瞋目，阴气盛则瞑目。〔**入脑乃别阴跷、阳跷**：言足太阳膀胱经自项入脑就分别联络阴跷、阳跷。**目锐眦**：外眼角。**瞋目**：睁大眼睛。**瞑目**：闭着眼睛。〕热厥取足太阴、少阳，皆留之；寒厥取足阳明、少阴于足，皆留之。舌纵涎下，烦悗，取足少阴。〔句释：言舌无力收卷，口涎自下，心中烦闷，取足少阴肾经穴。〕振寒洒洒，鼓颔，不得汗出，腹胀烦悗，取手太阴。〔振寒：发冷。洒洒：形容寒冷。鼓颔：颤抖，俗称牙齿打战。〕刺虚者，刺其去也；刺实者，刺其来也。〔刺其去：顺着脉气去的方向针刺。刺其来：迎着脉气来的方向针刺。此即迎随补泻法。〕春取络脉，夏取分腠，秋取气口，冬取经输。〔分腠：分肉腠理。气口：指肺经。经输：即经穴。〕凡此四时，各以时为齐。〔齐：范围的意思。各以时为齐：分别根据四时作为取穴范围。〕络脉治皮肤，分腠治肌肉，气口治筋脉，经输治骨髓、五脏。身有五部：伏兔一；腓二，腓者，腨也；背三；五脏之腧四；项五。〔伏兔：伸腿时股部前面肌肉的最高隆起部，状如伏兔而得名。相当于股直肌部分。腓：小腿部隆起的腓肠肌部分。五脏之腧：指五脏在背部的腧穴。〕此五部有痈疽者死。病始手臂者，先取手阳明、太阴而汗出；病始头首者，先取项太阳而汗出；病始足胫者，先取足阳明而汗出。臂太阴可汗出，足阳明可汗出。故取阴而汗出甚者，止之于阳；取阳而汗出甚者，止之于阴。〔而汗出：指针刺治疗使其出汗。止之于阴：指可刺阴经来止汗。〕凡刺之害，中而不去则精泄，不中而去则致气；精泄则病甚而恇，致气则生为痈疽也。

导读分析

一、篇名解释 ▶▶▶

"寒热病"，指外感热病。因篇首论皮寒热、肌寒热、骨寒热的症状与治疗，故以"寒热病"为篇名。

二、文章大意 ▶▶▶

本篇内容较多，不仅介绍了骨痹、厥痹、龋齿、热厥、寒厥等病证的症候、治疗和预后，还讨论了天牖五部的五个腧穴的部位、主治以及四时取穴的常规，人体五个重要的针刺部位，中病即止原则的运用，针刺太过与不及的不良预后。

三、结构分析 ▶▶▶

第1～2段：讲述寒热病证、刺。
第3～4段：讲述天牖五部腧——循行、主病。
第5～6段：讲述四时取穴——人与四时相应。

癫狂_{第二十二}

目眦外决于面者，为锐眦；在内近鼻者为内眦，上为外眦，下为内眦。〔决：通"缺"，凹陷。目眦外决于面者：眼角向外凹陷于面颊一侧的。锐眦：即外眼角。上为外眦：上眼胞属外眼角。下：指下眼胞。〕

癫疾始生，先不乐，头重痛，视举目赤，其作极已而烦心。候之于颜，取手太阳、阳明、太阴，血变而止。〔不乐：不愉快。视举：目上视。其：原作"甚"，依《太素》卷三十、《千金》卷十四第五改。其作极已而烦心：病人发作到极点以后感到心烦。候：诊察。颜：有三说：①指额部中央部分。②指左右眉目之间的部位。③指面的前面正中部分。并通。泛指颜面部。血变而止：言针刺放血，待血色变至正常而后停止。〕癫疾始作而引口啼呼喘悸者，〔引：随。啼呼：啼叫。喘悸：喘促心悸。〕候之手阳明、太阳，左强者攻其右，右强者攻其左，血变而止。〔强：不变。〕癫疾始作，先反僵，因而脊痛，候之足太阳、阳明、太阴、手太阳，血变而止。〔反僵：角弓反张。〕治癫疾者，常与之居，察其所当取之处。〔居：同"住"。所当取之处：应当取治的部位。〕病至，视之有过者泻之。置其血于瓠壶之中，至其发时，血独动矣；〔瓠壶：葫芦。〕不动，灸穷骨二十壮。穷骨者，骶骨也。〔骶骨：指尾骨。该处有长强穴，长强是督脉的穴位，在尾骨尖下半寸，在尾骨尖端与肛门之间的中点处。〕

骨癫疾者，顑齿诸腧分肉皆满而骨居，〔骨癫疾：指癫疾病深至骨。顑：音"kǎn"，指口外、颊前、颐上的部位，相当于腮部。满：胀满。骨居：指骨关节强直。〕汗出烦悗。呕多涎沫，气下泄，不治。〔涎：原作"沃"，依《太素》卷三十、《千金》卷十四第五、《甲乙》卷十一第二改。气下泄：指肾气下泄，即出现二便失禁症状。〕筋癫疾者，身倦挛急脉大，刺项大经之大杼。呕多涎沫，气下泄，不治。〔身倦：身曲不伸。脉：原在下句"大杼"之后，依《甲乙》卷十一第二、《千金》卷十四第五，将"脉"字上移至"大"前。大杼：项后足太阳膀胱经穴名，在第一、二胸椎棘突之间的陶道穴旁开一寸半处。〕脉癫疾者，暴仆，四肢之脉皆胀而纵，脉满，尽刺之出血；〔暴仆：突然仆倒。皆胀而纵：指四肢脉都胀满而且弛纵。〕不满，灸之挟项太阳，灸带脉于腰相去三寸，诸分肉本输。〔挟项太阳：足太阳膀胱经挟项两旁的穴位。带脉：指胆经的带脉穴。在腰侧部，第十一肋游离端章门穴直下，与脐相平处。与腰相距三寸。诸分肉本输：指诸经分肉之间及四肢的腧穴。〕呕多涎沫，气下泄，不治。癫疾者，疾发如狂者，死不治。〔本文所述癫疾，包括今之癫证和癫痫二病。癫证以精神抑郁，表情淡漠，沉默痴呆，语无伦次，静而少动为特征。亦可转化为狂证。本条就是指此。〕

狂始生，先自悲也，喜忘、苦怒、善恐者，得之忧饥，治之取手太阴、阳明，血变而止，〔喜忘：健忘。苦怒：为经常发怒感到苦恼。善恐：常感恐惧。忧饥：忧愁饥饿。〕及取足太阳、阳明。狂始发，少卧，不饥，自高贤也，自辩智也，自尊贵也，善骂詈，日夜不休，〔自高贤：自以为了不起，有才能。自辩智：自以为能言、聪明。自尊贵：自以为地位高。善骂詈：詈，骂。即好骂人。〕治之取手阳明、太阳、太阴、舌下、少阴。〔舌下：指廉泉穴。少阴：指手少阴心经。〕视之盛者，皆取之，不盛，释之也。〔盛者：指脉络郁血处。〕狂言、惊、善笑、好歌乐、妄行不休者，得之大恐，治之取手阳明、太阳、太阴。狂、目妄见、耳妄闻、善呼者，〔目妄见、耳妄闻：指幻视、幻听。〕少气之所生也。〔少气：气虚不足。〕治之取手太阳、太阴、阳明、足太阴、头、两颥。狂者多食、善见鬼神、善笑而不发于外者，〔不发于外者：不在人前表露。〕得之有所大喜，治之取足太阴、太阳、阳明，后取手太阴、太阳、阳明。狂而新发，未应如此者，〔未应如此者：指狂病新发，未有如上文五节之见证，即从"狂始生，先自悲也"起至上节。〕先取曲泉左右动脉，及盛者见血，有顷已；〔曲泉：肝经穴名，屈膝，在腘横纹内侧端上方凹陷中。动脉：该处有膝最上动脉。盛者见血：指经络郁血处，用针放血。有顷已：不久就愈。〕不已，以法取之，灸骨骶二十壮。〔以法取之：即依前述治狂病的方法取穴治疗。壮：艾炷灸的计数单位。每灸一艾炷称为一壮。〕

风逆暴四肢肿，身漯漯，〔风逆：外感风邪，厥气内逆的病。身漯漯：漯，湿、水的意思。言身体如被水淋而寒栗的样子。〕唏然时寒，〔唏然：形容寒栗时发出的一种唏嘘声。〕饥则烦，饱则善变，取手太阴表里，足少阴、阳明之经，肉清取荥，骨清取井、经也。〔表里：指肺经、大肠经相互为表里。清：寒冷。荥、井、经：详见《本输第二》。〕厥逆为病也，足暴清，胸若将裂，肠若将以刀切之，〔若：像。〕烦而不能食，脉大小皆涩，暖取足少阴，清取足阳明，清则补之，温则泻之。厥逆腹胀满、肠鸣，胸满不得息，取之下胸二胁，〔不得息：呼吸不利。下胸二胁：指胸之下，左右两胁之间，即肝经章门、期门穴，令病人咳嗽，该穴动而应手。〕咳而动手者，与背腧以手按之立快者是也。〔以手按之立快者：定语后置。指按背部肺俞与膈俞，胸满不得息立感轻快，就是应刺的穴位。〕内闭不得溲，刺足少阴、太阳与骶上以长针，〔内闭：指肾与膀胱气化不利。溲：小便。骶上：指长强穴。长针：九针之一，详见《九针十二原第一》。〕气逆则取其太阴、阳明，厥甚取少阴、阳明动者之经也。〔气逆：气上逆。太阴、阳明：指足经。即脾经、胃经。少阴：肾经。动者之经也：指动脉的经穴。〕少气，身漯漯也，言吸吸也，〔言吸吸：气虚声怯，言语时续时断，不能连接。〕骨酸体重，懈惰不能动，补足少阴。〔懈惰不能动：身体困重，四肢乏力，懒于动作。〕短气，息短不属，动作气索，〔短气，息短不属，动作气索：言短气者，呼吸短促而不能连续，活动就觉气尽。索：尽。〕补足少阴，去血络也。〔去血络：用针除去肾经络脉的郁血。〕

导读分析

一、篇名解释 ▶▶▶

"癫狂"指癫狂病证，即对癫疾和狂证的详细阐述及辨治，故名。

二、文章大意 ▶▶▶

本篇阐述了癫疾的发作过程、证候类型、临床表现、针灸治疗和预后，以及狂证的病因、症状和治疗，此外还简要叙述了风逆、厥逆等病的辨证论治。

三、结构分析 ▶▶▶

第 1～4 段：讲述癫、狂证治。
第 5 段：讲述风逆、厥逆病证治。

热病 第二十三

偏枯，身偏不用而痛，言不变，志不乱，病在分腠之间，巨针取之，益其不足，损其有余，乃可复也。〔偏枯：指半身不遂，自觉疼痛，神志清楚，言语功能正常的一类病证。多属中风后遗症。因久病患侧比健侧枯瘦，不能随意运动，故名偏枯。分腠：分肉腠理。巨针：九针之一，详见《九针十二原第一》。复：恢复。〕痱之为病也，身无痛者，四肢不收，智乱不甚。其言微知，可治，甚则不能言，不可治也。〔痱：废的意思。四肢不收……不可治也：指手足不能随意运动，有轻度意识障碍，言语低微，但可以听清楚，甚者不能说话，丧失语言功能。〕病先起于阳，后入于阴者，先取其阳，后取其阴，浮而取之。〔阳：表。阴：里。先取其阳：先刺其表。浮而取之：即浅刺。〕

热病三日，而气口静、人迎躁者，取之诸阳，〔气口静、人迎躁：指寸口脉平静，结喉旁人迎脉躁动。诸阳：各条阳经。〕五十九刺，以泻其热而出其汗，实其阴以补其不足者。〔五十九刺：取治热病的五十九穴针刺。五十九刺，详见下文。〕身热甚，阴阳皆静者，勿刺也；〔阴阳皆静：指寸口、人迎脉皆不随高热而呈数脉，仍然平静，脉证不符，病情危重。〕其可刺者，急取之，不汗出则泄。〔不汗出则泄：不出汗的就用泄热的方法。〕所谓勿刺者，有死征也。

热病七日八日，脉口动喘而短者，〔脉口动喘而短者：言脉喘动于寸口而不及于尺部。〕急刺之，汗且自出，〔且：将。〕浅刺手大指间。〔手大指间：指少商穴。〕热病七日八日，脉微小，病者溲血，口中干，一日半而死；脉代者，一日死。热病已得汗出，而脉尚躁，喘且复热，勿庸刺，喘甚者死。〔勿庸刺：原作"勿肤刺"，依《太素》卷二十五、《甲乙》卷七第一中改。即不用刺。喘：气喘。〕热病七日八日，脉不躁，躁不散数，〔躁不散数：言脉躁但不是散脉或数脉。〕后三日中有汗；三日不汗，四日死。未曾汗出，勿腠刺之。〔未曾汗出：未尝出汗。勿腠刺之：即不可针刺腠理。〕

热病先肤痛，窒鼻充面，取之皮，以第一针，五十九，〔窒鼻充面：鼻塞面肿。第一针：据《九针十二原第一》指镵针。〕苛轸鼻，〔苛：细小之义。轸：同"疹"，即鼻生小疹。〕索皮于肺，不得索之火，火者心也。〔索：取。索皮于肺：肺主皮，在肺经取穴。疗治皮病。〕热病先身涩，倚而热，烦悗，干唇口嗌，取之皮，以第一针，五十九，〔身涩：身体不爽。倚：作无力解。干唇口嗌：口唇咽喉干燥。〕肤胀口干，寒汗出，索脉于心，不得索之水，水者肾也。〔寒汗出：出冷汗。索脉于心：心主脉，在心取穴。〕热病嗌干多饮，善惊，卧不能起，取之肤肉，以第六针，五十九，〔善惊：易惊。第六针：指圆利针。〕目眦青，索肉于脾，不得索之木，木者肝也。〔目眦青：眼角有青色。索肉于脾：脾主肉，在脾经取穴。〕热病面青脑痛，手足躁，取之筋间，以第四针，〔躁：有动义。第四针：即锋针。〕于四逆，筋躄目浸，索筋于肝，不得索之金，金者肺也。〔四逆：四肢逆冷。筋躄目浸：言足不能行，眼泪汪汪。索筋于肝：肝主筋，在肝经取穴。〕热病数惊，瘛疭而狂，取之脉，以第四针，〔瘛疭：抽搐。〕急泻有余者。癫疾毛发去，索血于心，不得索之水，水者肾也。〔去：脱落。索血于心：心主血，在心经取穴。〕热病身重骨痛，耳聋而好暝，〔好暝：喜欢睡觉。〕取之骨，以第四针，五十九刺，骨病不食，啮齿耳青，索骨于肾，不得索之土，土者脾也。〔啮齿：咬牙。耳青：耳现青色。一说青应据《脉经》卷七第十三作"清"，即两耳发凉，亦通。索骨于肾：肾主骨，在肾经取穴。〕热病不知所痛，耳聋，不能自收，〔不知所痛：不知疼痛部位。不能自收：四肢弛缓不收。〕口干，阳热甚，阴颇有寒者，热在髓，死不可治。〔阳热甚：阳气偏盛时发热。阴颇有寒：阴气偏盛稍有怕冷。〕热病头痛，颞颥目瘛脉痛，善衄，厥热病也，取之以第三针，视有余不足。寒热痔。〔颞颥：音"niérú"。指鬓骨，在耳前上方、眉后的部位。颞颥目瘛脉痛：言鬓骨部引及眼区脉络抽掣作痛。第三针：指锓针。寒热痔：丹波元简："于上下文不相续，似为衍文。"〕热病体重，肠中热，取之以第四针，于其腧及下诸指间，索气于胃络，得气也。〔于其腧及下诸指间：指胃经的腧穴陷谷、胃俞及在下肢各足趾间的穴位，如厉兑、内庭等。胃络："络"原作"胳"，依《太素》卷二十五改。胃络，即胃经的络穴丰隆。〕热病挟脐急痛，胸胁满，取之涌泉与阴陵泉，以第四针，针嗌里。〔嗌里：指廉泉穴。〕热病而汗且出，及脉顺可汗者，〔且：将。脉顺：指脉证相符。〕取之鱼际、太渊、大都、太白，泻之则热去，补之则汗出，汗出太甚，取内踝上横脉以止之。〔内踝上横脉：指三阴交穴。〕

热病已得汗而脉尚躁盛，此阴脉之极也，死；〔阴脉之极：阴脉虚极的征象。〕其得汗而脉静者，生。热病者脉尚盛躁而不得汗者，此阳脉之极也，死；脉盛躁

得汗静者，生。〔**阳脉之极**：阳脉偏亢已极的征象。**脉盛躁**：指脉大而疾数。**静**：脉搏恢复正常的节律。〕

热病不可刺者有九：一曰，汗不出，大颧发赤，哕者死。〔**哕**：呃逆。〕二曰，泄而腹满甚者死。三曰，目不明，热不已者死。四曰，老人婴儿，热而腹满者死。五曰，汗不出，呕下血者死。六曰，舌本烂，热不已者死。七曰，咳而衄，汗不出，出不至足者死。八曰，髓热者死。九曰，热而痉者死。腰折，瘛疭，齿噤齘也。〔**腰折**：脊背反张。**瘛疭**：肢体抽掣。**齿噤齘**：牙关紧闭，咬牙。此三者是痉病的表现。〕凡此九者，不可刺也。

所谓五十九刺者，两手外内侧各三，凡十二痏；〔**痏**：此指穴位。**十二痏**：外侧三穴，指少泽、关冲、商阳。内侧三穴，指少商、少冲、中冲。两手合计为十二痏。〕五指间各一，凡八痏，足亦如是；〔**五指间各一**：指五指本节后的后溪、中渚、三间、少府。**足亦如是**：足部也如手部一样。指足五趾本节后的束骨、临泣、陷谷、太白。〕头入发一寸傍三分各三，凡六痏；〔**头入发一寸傍三分各三**：此言头部入前发际一寸督脉上星穴，向两侧旁开分为三处，每处各有三穴。即足太阳经五处、承光、通天穴。〕更入发三寸边五，凡十痏；〔**更入发三寸边五**：言再从入发际三寸，每侧各有五穴。即足少阳经的临泣、目窗、正营、承灵、脑空穴。〕耳前后口下者各一，项中一，凡六痏；〔**耳前后口下者各一**：此指耳前后各一穴。即听会、完骨。口下一穴是承浆。项中一穴是哑门。〕巅上一，〔**巅上**：指百会穴。〕囟会一，发际一，〔**囟会**：督脉的穴名，入前发际二寸，在头部正中线上。**发际**：前发际是神庭，后发际是风府穴。〕廉泉一，风池二，天柱二。〔**风池**：胆经穴名，在风府穴外侧，项部肌肉隆起外缘的凹陷处。〕

气满胸中喘息，取足太阴大指之端，去爪甲如韭叶，〔**大指之端**：指隐白穴。**韭**：原作"薤"，依《太素》卷三十、日刻本改。〕寒则留之，热则疾之，气下乃止。〔**留之**：留针法。**疾之**：指出针要快。**气下乃止**：言待上逆之气下降，气喘缓解就可停针。〕心疝暴痛，〔**心疝**：古病名。是寒邪侵犯心经而致的一种急性痛证。症见下腹有形块突起、气上冲胸、心暴痛、脉弦急。〕取足太阴、厥阴，尽刺去其血络。〔**尽刺去其血络**：言在肝脾两经的血络上用针刺放血法治疗。〕喉痹舌卷，口中干，烦心心痛，臂内廉痛，不可及头，取手小指次指爪甲下，去端如韭叶。〔**喉痹**：咽喉肿痛，吞咽困难。**手小指次指爪甲下**：指手少阳三焦经的关冲穴。〕目中赤痛，从内眦始，取之阴跷。〔**阴跷**：指肾经的照海穴，此穴通于阴跷脉。〕风痉身反折，先取足太阳及腘中及血络出血；〔**风痉身反折**：风痉，病名，痉病的一种。指感受风邪，症见角弓反张、头项强直、口噤不开等。身反折，即角弓反张。**腘中**：指委中穴。〕中有寒，取三里。〔**中**：指腹中。〕癃，取之阴跷及三毛上及血络出血。〔**癃**：小便不畅。**三毛上**：指足大趾外侧三毛上的大敦穴（肝经）。**血络**：指肝肾二经郁血的络脉。〕男子如蛊，女子如阻，〔**蛊**：音"gǔ"，蛊胀病的简称，又称虫臌、臌胀。**阻**：原作"怚"，依《甲乙》卷八第一上、《千金》卷三十改。指月经阻隔，妊娠恶阻。〕身体腰脊如解，不欲饮食，先取涌泉见血，视跗上盛者，

尽见血也。〔**解**：分开。**跗上盛者**：脚背上有瘀血的部位。**尽见血**：全部刺出血来。〕

导读分析

一、篇名解释 ▶ ▶ ▶

文中论述热病的证候、诊断、预后和针刺治疗方法，故名。

二、文章大意 ▶ ▶ ▶

本篇阐述了热病的证候、诊断、治疗和预后及对于各种热病的针刺和禁忌。按五行相克理论，论述心、肝、脾、肺、肾各经所进行的施刺和禁针。记述偏枯与痱的鉴别、治疗；喉痹、瘈、喘息、心痛、目中赤痛等病证的治法；热病禁刺的九种证候等。同时介绍了治疗热病的五十九个穴位。

三、结构分析 ▶ ▶ ▶

热病 ⎰
　第 1 段：讲述偏枯、痱、刺法。
　第 2～3 段：讲述热病可刺与不可刺，热因于外。
　第 4 段：讲述热病五脏与经脉，热因于内。
　第 5 段：讲述热病内外热交争，内外兼病。
　第 6～7 段：讲述热病不可刺，五十九刺。
第 8 段：讲述喉痹、瘈、喘息、心痛、目中赤痛等病证的刺法。

厥病第二十四

厥头痛，面若肿起而烦心，取之足阳明、太阴。〔**厥头痛**：病邪侵犯经脉，经气逆流，上干头脑而为痛者，称为厥头痛。〕厥头痛，头脉痛，心悲善泣，视头动脉反盛者，刺尽去血，后调足厥阴。〔**头脉痛**：头部沿一定脉络作痛。**善泣**：常哭泣。**视头动脉反盛者**：言诊察头部的血迹，动脉搏动反而比平时明显的部位。**刺尽去血**：用针刺破，泻尽恶血。〕厥头痛，贞贞头重而痛，泻头上五行，行五，先取手少阴，后取足少阴。〔**贞贞**：不移动。**五行**：指头顶部的经脉，左右共五条。督脉居中，次为足太阳膀胱经，其次为足少阳胆经。**行五**：每条经脉各有五个穴位。督脉为上星、囟会、前顶、百会、后顶；膀胱经为五处、承光、通天、络却、玉枕；胆经为临泣、目窗、正营、承灵、脑空。共二十五穴。〕厥头痛，意善忘，按之不得，取头面左右动脉，后取足太阴。〔**意**：通"噫"，叹气。**按之不得**：用手按摸找不到痛点。**头面左右动脉**：指头面部足阳明经处的动脉。〕厥头痛，项先痛，腰脊为应，先取天柱，后取足太阳。〔腰脊为应：腰脊部有相应的疼痛。〕厥头痛，头痛甚，耳前后脉涌有热，泻出其血，后取足少阳。真头痛，头痛甚，脑尽痛，手足寒至节，死不治。〔真头痛：指邪气在脑所致的头痛。寒至节：冷到肘膝关节。〕头痛不可取于腧者，有所击堕，恶血在于内，若肉伤，痛未已，可则刺，不可远取也。〔有所击堕：有击伤、自高处跌下来的外伤。则刺：就近针治。〕头痛不可刺者，大痹为恶，日作者，可令少愈，不可已。〔大痹为恶：严重的痹证为害。少愈：稍有好转。已：止，根除。〕头半寒痛，先取手少阳、阳明，后取足少阳、阳明。〔头半寒痛：偏头冷痛。〕

厥心痛，与背相控，善瘛，如从后触其心，伛偻者，肾心痛也，〔厥心痛：因五脏气机逆乱导致的心痛。与背相控："控"义同"引"。即心痛牵引背部。善瘛：常有拘急感。伛偻：弯腰曲背。〕先取京骨、昆仑，发狂不已，取然谷。〔京骨、昆仑：为膀胱经穴名，肾与膀胱相为表里。然谷：肾经穴名。〕厥心痛，腹胀胸满，心尤痛甚，胃心痛也，取之大都、太白。〔大都、太白：脾经穴名，脾与胃相为表里。〕厥心痛，痛如以锥针刺其心，心痛甚者，脾心痛也，取之然谷、太溪。〔太溪：肾经穴。脾心痛取肾经，与余四脏引起心痛的治疗方法不同，意甚难解。张志聪："然谷当作漏谷，太溪当作天溪。"以漏谷、天溪俱属脾经，其说可参。〕厥心痛，色苍苍如死状，终日不得太息，肝心痛也，取之行间、太冲。〔苍苍：青色。太息：深长的呼吸。〕厥心痛，卧若徒居，心痛间，动作痛益甚，色不变，肺心痛也，取之鱼际、太渊。〔卧若徒居：卧床或闲居静养。间：缓解。〕真心痛，手足清至节，心痛甚，旦发夕死，夕发旦死。〔真心痛：邪气直犯心脏而引起的心痛。手足清至节：手足冷至肘膝关节。旦：清晨。夕：傍晚。〕心痛不可刺者，中有盛聚，不可取于腧。〔中有盛聚：内有积聚瘀血。〕

肠中有虫瘕及蛟蛕，皆不可取以小针。〔虫瘕：寄生虫结聚于肠中形成的瘕病。蛟蛕："蛕"，蛔的异体字。蛟蛕，泛指蛔虫等肠寄生虫。〕心腹痛，懊憹作痛，肿聚，往来上下行，痛有休止，腹热喜渴涎出者，是蛟蛕也。〔心腹痛：腹原作"肠"，依《太素》卷二十六、《甲乙》卷九第二、《脉经》卷六第三等改。懊憹："懊"字原脱，依《脉经》卷六第三补。懊憹，指口中发出的痛声。痛有休止：止是"作"的误字。指疼痛时作时止。〕以手聚按而坚持之，〔句释：言用手指并拢而紧按肿块。〕无令得移，以大针刺之，久持之，虫不动，乃出针也。悲腹懊痛，形中上者。〔悲腹懊痛，形中上者：对满腹、烦闷、疼痛、治疗中上部的地方。〕

耳聋无闻，取耳中。〔耳中：手太阳小肠经穴，指听宫穴。〕耳鸣，取耳前动脉。〔耳前动脉：指手少阳三焦经的耳门穴。〕耳痛不可刺者，耳中有脓。若有干耵聍，耳无闻也。〔干耵聍：指外耳道正常的油脂性分泌物，干后成固体，色黄或棕褐。若积聚过多，堵塞耳道，妨碍听力。〕耳聋，取手小指次指爪甲上与肉交者，先取手，后取足。〔注：手无名指爪甲上与肉相交之处是关冲，足部为窍阴穴。〕耳鸣，取手中指爪甲上，左取右，右取左，先取手，后取足。〔注：手中指爪甲上是心包经中冲穴，足部是

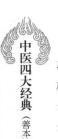

肝经大敦穴。〕足髀不可举，侧而取之，在枢合中，以圆利针，大针不可刺。〔髀：腿股部。在枢合中：即髀枢与尻骨相合处，即环跳穴处。〕病注下血，取曲泉。〔注：泄泻。下血：便血。曲泉：肝经合穴。〕风痹淫泺，病不可已者，〔淫泺：泺，音"luò"。淫泺，浸淫发展，渐成痼疾。〕足如履冰，时如入汤中，股胫淫泺，〔汤：热水。股胫淫泺：指股胫部感到酸痛无力。〕烦心头痛，时呕时悗，眩已汗出，久则目眩，悲以喜恐，短气不乐，不出三年死也。〔时呕时悗：经常呕吐，常感烦闷。眩已汗出：眩晕停止就出汗。悲以喜恐："以"通"已"。悲伤过去又易恐惧。短气：即气短。〕

导读分析

一、篇名解释 ▶ ▶ ▶

"厥"，指气逆。篇首论述厥头痛、厥心痛的证候与针治方法，故以"厥病"为篇名。

二、文章大意 ▶ ▶ ▶

本篇叙述了厥头痛、厥心痛的症状及不良预后，虫瘕、蛔蛕等肠寄生虫病、耳鸣、耳聋、风痹等病证的症状、针刺方法或预后。

三、结构分析 ▶ ▶ ▶

第 1 段：讲述厥头痛、真头痛、头痛不可刺。

第 2 段：讲述厥心痛、真心痛、心痛不可刺。

第 3～4 段：讲述虫瘕、蛔蛕、耳鸣、耳聋、风痹等病证治。

病本 第二十五

先病而后逆者，治其本；先逆而后病者，治其本。〔逆：诸家解释不一。张景岳作"血气之逆"，吴崑认为"呕逆"，马元台释为"病势逆"。三说并通，可以互参。此二句中，前者以先病为本，后者以先逆为本。〕先寒而后生病者，治其本；先病而后生寒者，治其本。先热而后生病者，治其本。先泄而后生他病者，治其本，必且调之，〔泄：腹泻。且：义同"先"字。〕乃治其它病。〔注：以上数句均以先病（即原发病）为本，后病（继发病）为标，当先治原发病。〕先病而后中满者，治其标。〔注：病邪在胃，胃满使药物、食物均不能消化，会导引全身失养，所以应以先治中满。此乃急则治其标的治疗原则。标：指后病，即中满（腹中胀满）。〕先病后泄者，治其本。先中满而后烦心者，治其本。有客气，有固气。〔**客气**：指新受的邪气。**固**：原作"同"，《素问·标本病传论》新校正云："全元起本同作固。"《甲乙》卷六第二校语谓："同，一作固。"据改。**固气**：指体内原有的邪气，为本。〕大小便不利，治其标；大小便利，治其本。〔**标、本**：标本是通过辨别病证的主次、本末、轻重、缓急来决定治疗的一种分析归纳方法。从本篇原文可以看出标本有多含义。本常指病因、先发的疾病、旧病、里病。标为症状、继发的疾病、新病、表病。就邪正而言，正气为本，邪气为标。标本含有本质与现象、根本与枝叶、主与次等多种意义。临床从标本关系中找出主要矛盾，予以治本、治标或标本兼治。本篇举例中治标有二种情况，即中满、大小便不利。均属标病紧急，急则治标的情况。〕

病发而有余，本而标之，先治其本，后治其标；〔**有余**：指邪气有余的实证。**本而标之**：即先治本（邪气），后治标。〕病发而不足，标而本之，先治其标，后治其本。〔**不足**：指正气不足的虚证。**标而本之**：即先治标（正气不足），后治本（病邪）。〕谨察间甚，以意调之，间者并行，甚者独行。〔**谨**：此下原有"详"字，依《素问·标本病传论》、《甲乙》卷六第二删。**间**：病轻而浅。**甚**：病重而深。**以意**：用心。**并行**：标本同治。**甚者**：者原作"为"，依《素问·标本病传论》、《甲乙》卷六第二改。**独行**：单治本或单治标。〕先小大便不利而后生他病者，治其本也。〔**本**：指先大小便不利。〕

导读分析

一、篇名解释 ▶▶▶

"病本"，指疾病的根本。

二、文章大意 ▶▶▶

本篇主要论述治病的原则。列举多种疾病，说明治疗应根据疾病的先后发生和病情缓急轻重来决定标本先后。文中提出"本而标之"、"标而本之"，"间者并行，甚者独行"的原则，一直为后世所遵循。本篇内容与《素问·标本病传论》的部分内容大体相同。

三、结构分析 ▶▶▶

讲述病证标本，治则先后。

杂病 第二十六

厥夹脊而痛至顶，头沉沉然，目睍睍然，腰脊强，取足太阳腘中血络。〔**厥**：经气厥逆。痛后原有"者"字，依《太素》卷二十六、《甲乙》卷七第一上删。**头沉沉然**：指头昏沉重。**目䀮䀮然**：目不明。**腘中血络**：指腘窝委中穴部位的血络。〕厥胸满面肿，**唇漯漯然**，暴言难，甚则不能言，取足阳明。〔**唇漯漯然**：指口唇肿起，流涎。**暴言难**：突然言语困难。〕厥气走喉而不能言，**手足清**，大便不利，取足少阴。〔**厥气走喉而不能言**：指足少阴经气上逆，肾经循喉咙，挟舌本，故不能言。**手足清**：手足发冷。**不利**：不通。〕厥而腹**向向然**，多寒气，腹中**縠縠**，便溲难，取足太阴。〔**向向然**：腹膨满有声。**縠縠**：音"hù hù"，水声，此指腹中肠鸣声。**便溲难**：大小便不利。〕

嗌干，口中热如胶，取足少阴。膝中痛，取**犊鼻**，以圆利针，发而间之。〔**犊鼻**：胃经穴名，在膝关节的前外侧面，当股骨外侧髁、胫骨外侧髁与髌韧带外侧缘所构成的凹陷处。即外侧膝眼。**发而间之**：间，少时。言刺后稍隔片时再刺。〕针大如**氂**，刺膝无疑。〔**氂**：马尾、长毛。〕喉痹，不能言，取足阳明；能言，取手阳明。〔**喉痹**：咽喉肿痛，吞咽不利，甚至吞咽难下。〕疟不渴，**间日而作**，〔**间日而作**：言隔天发作一次。〕取足阳明；渴而日作，取手阳明。〔**日作**：每日发作。〕齿痛，不**恶清饮**，取足阳明；恶清饮，取手阳明。〔**恶**：怕。**清饮**：冷的饮料。〕聋而不痛者，取足少阳；聋而痛者，取手阳明。**衄**而不止，**衃血**流，取足太阳，衃血，取手太阳。〔**衄**：鼻出血。**衃血**：凝聚的血。〕不已，刺**宛骨下**；不已，刺**腘中出血**。〔**宛骨下**："宛"同"腕"。指小肠经腕骨穴，在腕部的尺侧缘，当第五掌骨后端与钩骨所构成关节部上方的凹陷处。**刺腘中出血**：指刺腘部委中穴出血。〕腰痛，痛上寒，取足太阳阳明；痛上热，取足厥阴；不可以俯仰，取足少阳。中热而喘，取足少阴、**腘中血络**。〔**中热而喘**：言腰痛兼内热气喘。〕喜怒而不欲食，**言益少**，刺足太阴；怒而多言，刺足少阳。〔**喜怒**：容易发怒。**言益少**：少，原作"小"，依《甲乙》卷九第五、《太素》卷三十改。谓说话更少。〕**颔痛**，刺手阳明与**颔之盛脉**出血。〔**颔**：音"hàn"。腮部，与"颔"字通，俗称下巴。**颔之盛脉**：指胃经颊车穴。〕项痛不可俯仰，刺足太阳；不可以**顾**，刺手太阳也。〔**顾**：回头看。〕

小腹满大，上走胃，至心，**淅淅**身时寒热，小便不利，取厥阴。〔**淅淅**：通"洒洒"，恶寒的样子。〕腹满，大便不利，腹大，亦上走胸**嗌**，喘息**喝喝然**，取足少阴。〔**嗌**：食管的上口。**喝喝**：喘促的声音。〕腹满食不化，腹**向向然**，不能大便，取足太阴。〔**向向然**："向"通"响"，谓腹内肠鸣声。〕心痛引腰脊，欲呕，取足少阴。心痛，腹胀**啬啬然**，大便不利，取足太阴。〔**啬啬然**：涩滞不爽的样子。〕心痛引背，不得息，刺足少阴，不已，取手少阳。心痛引小腹满，上下**无常处**，便溲难，刺足厥阴。〔**无常处**：言疼痛无固定部位。〕心痛，但短气不足以息，刺手太阴。〔**短气不足以息**：短气，指呼吸急促，上气不接下气。不足以息，不能进行正常的呼吸。〕心痛，当**九节**刺之，按，已刺按之，**立已**；不已，**上下求之**，得之立已。〔**九节**：指第九胸椎棘突下的筋缩穴。**上下求之**：指在九节的上下取穴。〕**颔痛**，刺足阳明**曲周动脉**见血，立已；〔**曲周动脉**：即颊车穴。马莳曰："此穴在耳下曲颊端，动脉环绕一周，故曰曲周也。"〕不已，**按人迎于经**，立已。〔**按人迎于经**：言按本经的人迎穴。〕气逆上，刺膺中陷者与下胸动脉。〔**气逆上**：指呕吐、咳喘气急之类气逆上冲之证。**膺中陷者**：指胃经的屋翳、膺窗穴。**下胸动脉**：马莳曰："及下胸前之动脉，当是任脉经之膻中穴也。"〕腹痛，刺脐左右动脉，已刺按之，立已；不已，刺气街，已刺按之，立已。〔**脐左右动脉**：旧注指胃经天枢、肾经肓俞。但二穴均无动脉搏动，姑存疑。**气街**：即胃经气冲穴。〕痿厥为四末束悗，乃疾解之，日二，不仁者十日而知，无休，病已止。〔**四末束悗**：朱永年："悗，闷也。"，"束缚其手足，使满闷而疾解之，导其气之通达也。"**疾**：快。**日二**：一日二次。**不仁者**：指缚久不觉烦闷。**知**：指有烦闷的感觉。**止**：停止束缚。〕哕，以草刺鼻，嚏而已；〔**哕**：原作"岁"，依《太素》卷三十、《甲乙》卷十二第一改。哕，即呃逆。**嚏**：此前原重"嚏"字，依《太素》、《甲乙》删。〕无息而疾迎引之，立已；〔**句释**：言屏住呼吸，快引上逆之气下行，呃逆立即停止。〕大惊之，亦可已。〔**大惊之**：使呃逆患者遭受较大的惊吓。〕

导读分析

一、篇名解释 ▶▶▶

文中论述了许多疾病的症状、诊断和治疗方法，故名"杂病"。

二、文章大意 ▶▶▶

本篇所论为厥气上逆所致不同的病证，嗌干、膝痛、喉痹、疟疾、齿痛、鼻衄、颞痛、项痛、腰痛、腹满、心痛等，其中有的病因相同而病证不同，有的主症相同而兼症不同，当分经取治。最后介绍了痿厥病的导引，呃逆的刺鼻、闭气、受惊等疗法。本文论述杂病的过程中，充分体现了辨证论治的原则。

三、结构分析 ▶▶▶

第 1 段：讲述客气厥逆于经的刺法。
第 2～3 段：讲述嗌干、膝痛、喉痹、疟疾、齿痛、鼻衄、颞痛、项痛、腰痛、腹满、心痛等刺法。

周痹 第二十七

黄帝问于岐伯曰：周痹之在身也，上下移徙，随其脉上下，左右相应，间不容空，〔**移徙**：移动。**其脉**：原作"脉其"，依《甲乙》卷十第一上乙正。**间不容空**：间，间隙。"空"同"孔"。谓痹证病邪无所不到，没有一孔的间隙。〕愿闻此痛在血脉之中邪？

将在分肉之间乎？何以致是？〔邪：耶。将：还是。何以致是：怎么会导致这样的呢？〕其痛之移也，间不及下针，其憞痛之时，不及定治，而痛已止矣。〔憞痛：憞，聚。即疼痛集中在某个部位。不及定治：还没有决定如何治疗。〕何道使然？〔句释：言这是什么道理使得这样。〕愿闻其故。岐伯答曰：此众痹也，非周痹也。〔众痹：痹证的一种，以左右相应，时发时止为特点。〕

黄帝曰：愿闻众痹。岐伯对曰：此各在其处，更发更止，更居更起，以右应左，以左应右，非能周也，更发更休也。〔各在其处：言众痹是分散在人身各处。更：易。居：静。起：动。以右应左，以左应右：左右相应。即左侧会影响到右侧，右侧会影响到左侧。周：遍及全身。休：停止。〕黄帝曰：善。刺之奈何？岐伯对曰：刺此者，痛虽已止，必刺其处，勿令复起。〔复起：复发。〕

帝曰：善。愿闻周痹何如？岐伯对曰：周痹者，在于血脉之中，随脉以上，随脉以下，不能左右，各当其所。〔周痹者，在于血脉之中，随脉以上，随脉以下，不能左右，各当其所：言周痹病邪在血脉之中，随脉上下周遍全身，以不能左右互相影响为特点。分别在病邪所在的部位作痛。〕黄帝曰：刺之奈何？岐伯对曰：痛从上下者，先刺其下以遏之，〔遏：原作"过，一作遏，下同"，今以《太素》卷二十八取"遏"字。遏之：阻止病势的发展。〕后刺其上以脱之；〔脱之：除病。〕痛从下上者，先刺其上以遏之，后刺其下以脱之。黄帝曰：善。此痛安生？何因而有名？〔安生：怎样产生的。何因而有名：根据什么来定名。〕岐伯对曰：风寒湿气客于外分肉之间，迫切而为沫，沫得寒则聚，聚则排分肉而分裂也，分裂则痛，痛则神归之，〔客：侵入。外分肉之间：体表肌肉之间。沫：指由津液受迫聚集形成的物质。徐灵胎："沫即痰也。"分裂：分离开裂。神：此指卫气。〕神归之则热，热则痛解，痛解则厥，厥则他痹发，发则如是。帝曰：善。余已得其意矣。此内不在脏，而外未发于皮，独居分肉之间，真气不能周，〔不能周：不能正常周流。〕故命曰周痹。故刺痹者，必先切循其下之六经，〔切：按压。循：沿着。下之六经：足六经。〕视其虚实，及大络之血结而不通，及虚而脉陷空者而调之，〔大络：指十五大络，详见《经脉第十》。调：调治。〕熨而通之，其瘛坚，转引而行之。〔熨：即用药末或药物粗粒炒热布包外熨患处，能散寒止痛。瘛坚：筋脉相引而急曰瘛。瘛坚，经脉拘急坚硬。转引而行之：言用按摩导行方法。帮助气血运行。〕黄帝曰：善。余已得其意矣，亦得其事也。〔句释：言我已知道痹证的病因病机，也明白了治疗的方法。〕九者经巽之，理十二经脉阴阳之病也。〔九者：指九针。巽：音"xùn"。顺。经巽之：使经气通顺。理：治。〕

导读分析

一、篇名解释 ▶▶▶

"周痹"，痹证的一种，即行痹，主症为肢体酸痛，游走不定。故以"周痹"为篇名。

二、文章大意 ▶▶▶

本篇主要论述了周痹的临床表现、发病特点、病理变化、治疗方法及与众痹的区别等。并以周痹为例，提示同类疾病的治疗原则。

三、结构分析 ▶▶▶

第1～2段：讲述众痹与周痹。
第3段：讲述周痹证刺。

口问 第二十八

黄帝闲居，辟左右而问于岐伯曰：〔辟：通"避"，屏除。〕余已闻九针之经，论阴阳逆顺，六经已毕，愿得口问。岐伯避席再拜曰：〔避席：离开坐位。〕善乎哉问也！此先师之所口传也。黄帝曰：愿闻口传。岐伯答曰：夫百病之始生也，皆生于风雨寒暑，阴阳喜怒，饮食居处，大惊卒恐，〔阴阳：指房劳过度。喜怒：指喜怒不节。饮食居处：饮食失调、居处不适。卒：通"猝"，突然。〕则血气分离，阴阳破散，〔散：原作"败"，依《太素》卷二十七、《类经》、《灵枢集注》改。〕经络厥绝，脉道不通，阴阳相逆，卫气稽留，经脉虚空，血气不次，乃失其常。〔经络厥绝：经脉及络脉阻塞不通。稽留：停留不行。不次：没有秩序。〕论不在经者，请道其方。〔句释：言论述在经书上没有记载，请让我讲讲它的道理。〕

黄帝曰：人之欠者，何气使然？〔欠：打哈欠。何气使然：什么气使得他这样呢？〕岐伯答曰：卫气昼日行阳，夜则行于阴，阴者主夜，夜者卧。〔阳：阳分，指体表。阴：阴分，指内脏。〕阳者主上，阴者主下。故阴气积于下，阳气未尽，阳引而上，阴引而下，阴阳相引，故数欠。〔阳气未尽：言人夜间将睡之时，阴气积聚于下，阳气尚未尽入阴分。数欠：呵欠连作。〕阳气尽，阴气盛，则目瞑；阴气尽而阳气盛，则寤矣。〔目瞑：闭目入睡。寤：睡醒。〕泻足少阴，补足太阳。〔句释：泻肾经，补膀胱经。关于卫气运行与睡眠关系的论述，可与《营卫生会第十八》、《卫气行第七十六》、《大惑黄帝曰：人之哕者，何气使然？〔哕：呃逆。〕岐伯曰：谷入于胃，胃气上注于肺。今有故寒气与新谷气，俱还入于胃，新故相乱，真邪相攻，气并相逆，复出于胃，故为哕。补手太阴，泻足少阴。〔今：若。故：旧、本来。真邪相攻：真气指胃气，邪气指寒气。气并相逆：言邪气与胃气相并而气逆上冲。复出于胃：再从胃中出。手太阴：肺经。〕

黄帝曰：人之唏者，何气使然？〔唏：哭泣抽咽之声。〕岐伯曰：此阴气盛而阳气虚，阴气疾而阳气徐，〔阴气疾：吸气快。阳气徐：呼气慢。〕阴气盛而阳气绝，故为唏。补足太阳，泻足少阴。〔绝：阻绝。〕

黄帝曰：人之振寒者，何气使然？〔振寒：怕冷发抖。〕岐伯曰：寒气客于皮肤，阴气盛，阳气虚，故为振寒寒栗，补诸阳。〔诸阳：手足三阳经。〕

黄帝曰：人之噫者，何气使然？〔噫：嗳气。即饱食后的逆气有声。〕岐伯曰：寒气客于胃，厥逆从下上散，复出于胃，故为噫。补足太阴、阳明，一曰补眉本也。〔厥逆从下上散：厥逆之气自下向上散发。足太阴、阳明：脾经、胃经。眉本：即足太阳膀胱经攒竹穴。〕

黄帝曰：人之嚏者，何气使然？岐伯曰：阳气和利，满于心，出于鼻，故为嚏。补足太阳荥、眉本，一曰眉上也。〔利：和。指阳气和调。心：指心胸。孙鼎宜曰："心当作胸，字误。"荥：原作"荣"，依《太素》杨注改。足太阳荥穴是足通谷，在足指外侧本节前陷中。眉上：即指攒竹。"一曰眉上也"五字，疑为后人旁注窜入正文。〕

黄帝曰：人之亸者，何气使然？〔亸：音"duǒ"。下垂的样子。指头部或肢体下垂，抬举无力。〕岐伯曰：胃不实则诸脉虚，诸脉虚则筋脉懈惰，筋脉懈惰则行阴用力，气不能复，故为亸。〔懈惰：筋脉松弛无力。行阴：指入房。气：元气。〕因其所在，补分向间。〔句释：根据病变所在的部位，在分肉间施补法。〕

黄帝曰：人之哀而泣涕出者，何气使然？〔泣涕：泪涕。〕岐伯曰：心者，五脏六腑之主也。目者，宗脉之所聚也，上液之道也。〔宗脉之所聚：宗，众也。即许多脉的聚集处。手足六阳经、心经、肝经、跷脉、任脉、督脉等均到目部。上液之道：头面津液的通道。〕口鼻者，气之门户也。故悲哀愁忧则心动，心动则五脏六腑皆摇，摇则宗脉感，宗脉感则液道开，〔感：动。句释：言情绪变化，引起心神不安，继而影响脏腑、经脉，使口鼻液道开放。〕液道开故泣涕出焉。液者，所以灌精濡空窍者也。〔句释：言液是用来灌注精微物质濡养孔窍的物质。〕故上液之道开则泣，泣不止则液竭，液竭则精不灌，精不灌则目无所见矣，故命曰夺精。补天柱，经侠颈。〔目无所见：目失明。天柱：膀胱经穴名，在侠项后发际，大筋外廉陷者中。颈：《太素》卷二十七、《甲乙》卷三第六作"项"。下同。〕

黄帝曰：人之太息者，何气使然？〔太息：叹气。〕岐伯曰：忧思则心系急，心系急则气道约，约则不利，故太息以伸出之。〔心系：心与他脏相连的脉络。约：

束缚。〕补手少阴、心主、足少阳，留之也。〔**句释：**言补心经、心包经、胆经，均留针。〕

黄帝曰：人之涎下者，何气使然？〔**涎下：**流口涎。〕岐伯曰：饮食者皆入于胃，胃中有热则虫动，虫动则胃缓，胃缓则廉泉开，故涎下。补足少阴。〔**虫：**肠道寄生虫，指蛔虫。**胃缓：**胃气弛缓。**廉泉：**指舌下腺，杨上善："廉泉，舌下孔，通涎道也。"〕

黄帝曰：人之耳中鸣者，何气使然？岐伯曰：耳者，宗脉之所聚也，故胃中空则宗脉虚，虚则下，溜脉有所竭者，故耳鸣。〔**溜脉：**入耳之脉。**有所竭者：**有气血耗竭情况。〕补客主人、手大指爪甲上与肉交者也。〔**客主人：**即胆经的上关穴。**手大指爪甲上与肉交者：**即手太阴肺经少商穴。〕

黄帝曰：人之自啮舌者，何气使然？〔**啮：**音"niè"。咬。**自啮舌：**自己咬舌。〕岐伯曰：此厥逆走上，脉气辈至也，〔**此厥逆走上，脉气辈至也：**言这是厥逆之气上行，脉气厥逆分别到达一定的部位，辈：类也。〕少阴气至则啮舌，少阳气至则啮颊，阳明气至则啮唇矣。视主病者，则补之。〔**主病者：**指主病的经脉。〕

凡此十二邪者，皆奇邪之走空窍者也。〔**奇邪：**谓异于寻常病邪。**空窍：**头面孔窍。〕故邪之所在，〔**故：**犹夫。〕皆为不足。故上气不足，〔**故：**犹若。〕脑为之不满，耳为之苦鸣，头为之苦倾，目为之眩；〔**为之：**因此。**苦鸣：**为耳鸣感到苦恼。**苦倾：**为头支撑无力而低垂感到苦恼。〕中气不足，溲便为之变，肠为之苦鸣；〔**溲便：**指大小便。**变：**失常。〕下气不足，则乃为痿厥心悗。〔**痿厥心悗：**两足萎弱无力而厥冷、胸闷。〕补足外踝下留之。〔**足外踝下：**指膀胱经昆仑穴。**留之：**留针。〕

黄帝曰：治之奈何？岐伯曰：肾主为欠，取足少阴。肺主为哕，取手太阴、足少阴。〔**主：**掌管。**为：**是。〕唏者，阴盛阳绝，〔**盛**原作"与"，依《甲乙》卷十二第一改，以与前文合。〕故补足太阳，泻足少阴。振寒者，补诸阳。噫者，补足太阴、阳明。嚏者，补足太阳、眉本。𧮾，因其所在，补分肉间。泣出，补天柱，经侠颈，侠颈者，头中分也。〔**头中分：**指头项后正中线两旁。〕太息，补手少阴、心主，足少阳留之；涎下，补足少阴；耳鸣，补客主人，手大指爪甲上与肉交者；自啮舌，视主病者，则补之；目眩、头倾，补足外踝下，留之。痿厥、心悗，刺足大指间上二寸，留之；〔**足大指间上二寸：**指足厥阴肝经的太冲或足太阴脾经的太白穴。〕一曰足外踝下，留。

导读分析

一、篇名解释 ▶▶▶

"口问"，指本篇内容，论不在经，由先师口传，是通过口问记录的，所以篇名叫"口问"。

二、文章大意 ▶▶▶

　　本篇讨论了欠、哕、唏、振寒、噫、嚏、亸、泣涕、太息、涎下、耳鸣、啮舌十二种病证的病因病机和治疗方法，上气、中气、下气不足的临床表现；概述疾病的原因，提出分外感六淫、内伤七情和生活规律失常三个方面。

三、结构分析 ▶▶▶

　　第1段：讲述疾病病因——外感六淫，内伤七情，饮食起居。

　　第2～14段：讲述十二邪走空窍病证治。

　　第15段：讲述正气不足证治。

卷之六

师传 第二十九

　　黄帝曰：余闻先师，有所心藏，弗著于方。〔**先师**：先，对已去世者的尊称。先师，已去世的先生。**有所心藏**：指有心得体会。**方**：古代书写用的木板。郑玄注："方，板也。"**弗著于方**：没有记载在板上。〕余愿闻而藏之，则而行之，〔**则而行之**：言作为规则来执行。〕上以治民，下以治身，使百姓无病，上下和亲，德泽下流，〔**和亲**：和睦亲善。**德泽下流**：恩德教泽在民间流行。〕子孙无忧，传于后世，无有终时，〔**无有终时**：即永不终止。〕可得闻乎？岐伯曰：远乎哉问也。夫治民与自治，〔**自治**：治理自身。〕治彼与治此，治小与治大，治国与治家，未有逆而能治之也，夫惟顺而已矣。〔**夫惟顺而已矣**：言只有采取顺行的方法罢了。〕顺者，非独阴阳脉论气之逆顺也，〔**论**：详文义，"论"字疑衍。〕百姓人民皆欲顺其志也。〔**百姓**：指百官。**志**：意愿。〕

　　黄帝曰：顺之奈何？岐伯曰：入国问俗，入家问讳，上堂问礼，临病人问所便。〔**俗**：风俗。**讳**：避忌。**礼**：礼节。**便**：宜，指病人喜爱或相宜的情况。张景岳："便者，相宜也。有居处之宜否，有动静之宜否，有阴阳之宜否，有寒热之宜否，有性情之宜否，有味气之宜否。"〕黄帝曰：便病人奈何？岐伯曰：夫中热消瘅则便寒，寒中之属则便热。〔**中**：指肠胃。**消瘅**：即消渴病。消指消耗津液而见消瘦。瘅指内热。消瘅为邪热内炽，消灼津液，而见多饮多食而消瘦的证候。〕胃中热则消谷，令人悬心善饥，脐以上皮热；〔**悬心**：指胃脘空虚的感觉。〕肠中热，则出黄如糜，脐以下皮热。〔**出黄如糜**：指粪便色黄如稀粥。**皮热**：热原作"寒"，刘衡如曰："详文义寒字似应改为热。"证之临床，以热为是，据改。〕胃中寒，则腹胀；肠中寒，则肠鸣飧泄。胃中寒，肠中热，则胀而且泄，胃中热，肠中寒，则疾饥，小腹痛胀。〔**飧泄**：大便清稀，并有不消化的食物残渣。**疾饥**：很快就感到饥饿。**小腹**：脐以下部称小腹，又名少腹。〕

　　黄帝曰：胃欲寒饮，肠欲热饮，两者相逆，便之奈何？〔**便之奈何**：言怎样才能适合病情。〕且夫王公大人血食之君，骄恣从欲，轻人而无能禁之，〔**王公**：天子诸候。**大人**：指大官或贵族。**血食之君**：血食，肉食。君，古代各级据有土地的统治者的通称。血食之君，指吃肉食的统治者。**从**：通"纵"。**骄恣从欲**：骄傲自大，恣意妄行，为所欲为。**轻人**：轻视别人。〕禁之则逆其志，顺之则加其病，便之奈何？治之何先？岐伯曰：人之情，莫不恶死而乐生，告之以其败，语之以其善，导之以其所便，开之以其所苦，〔**人之情，莫不恶死而乐生，告之以其败，语之以其善，导之以其所便，开之以其所苦**：言人的常情，无不怕死而乐意活，告诉患者在什么情况下病会恶化，对病人讲述如何处理疾病才会好转，指导病人遵守适宜病人的要求，开导病人感到苦恼的问题。〕虽有无道之人，恶有不听者乎？〔**无道**：不通情理。**恶**：哪里。〕

黄帝曰：治之奈何？岐伯曰：春夏先治其标，后治其本；秋冬先治其本，后治其标。〔注：标本概念见《病本第二十五》。此以内脏病变为本，在外症状为标。〕

黄帝曰：便其相逆者奈何？〔**句释**：指病人的喜好或护理措施对病存在着既适宜，又不完全适宜的矛盾情况，如何处理。如胃欲寒饮，肠欲热饮，两者相反，如何调理。又如适于口但害于身，违其心而利于体的情况如何调理。〕岐伯曰：便此者，食饮衣服，亦欲适寒温，〔**欲适寒温**：言要寒温适中。〕寒无凄怆，暑无出汗。〔**凄怆**：寒冷。〕食饮者，热无灼灼，寒无沧沧。〔**灼灼**：烧烫。**沧沧**：寒凉。〕寒温中适，故气将持，乃不致邪僻也。〔**中适**：合适。**气**：正气。**将持**：就内守。**邪僻**：指致病因素。**乃不致邪僻**：就不会导致病邪侵入体内了。〕

黄帝曰：《本脏》以身形支节䐃肉，候五脏六腑之小大焉。今夫王公大人、临朝即位之君而问焉，谁可扪循之而后答乎？〔**支**：同"肢"。**扪**：摸。**循**：摩。〕岐伯曰：身形支节者，脏腑之盖也，非面部之阅也。〔**脏腑之盖**：盖，外候。谓身形肢节是脏腑的外候。**阅**：观察。〕黄帝曰：五脏之气阅于面者，余已知之矣。以肢节知而阅之奈何？〔**句释**：言根据四肢关节知道内脏的情况，要怎样观察呢？〕岐伯曰：五脏六腑者，肺为之盖，上肩陷咽，候见其外。〔**肺为之盖**：脏腑中肺位最高，如伞盖一样。**上**：原作"巨"，郭霭春："巨疑是上之误字，巨、上篆形易误。"据改。**上肩陷咽，候见其外**：根据肩的高度和咽喉的凹陷情况，从外就能测知肺脏的情况。〕黄帝曰：善。岐伯曰：五脏六腑，心为之主，〔**五脏六腑，心为之主**：心是脏腑的主宰。〕缺盆为之道，骺骨有余，以候髑骬。〔**道**：通路。**骺**：音"kuò"。原作"骷"，依《甲乙》卷一第三、元代胡氏古林书堂刊本、明代医统正脉丛书本等改。**骺骨**：即肩端骨。**髑骬**：音"héyú"。指胸骨下剑突部位，俗称蔽心骨。〕黄帝曰：善。岐伯曰：肝者主为将，使之候外，欲知坚固，视目小大。〔**主**：主持，掌管。**将**：将军。肝为将军之官，开窍于目。**使**：派遣。**使之候外**：用它（指利用视觉）测知外界情况。〕黄帝曰：善。岐伯曰：脾者主为卫，使之迎粮，视唇舌好恶，以知吉凶。〔**卫**：捍卫全身。**迎粮**：接受谷物。〕黄帝曰：善。岐伯曰：肾者主为外，使之远听，视耳好恶，以知其性〔**外**：指利用听觉了解外界情况。肾开窍于耳，听觉灵敏，能听到远处的声音。又肾为卫气的发源地，卫气的卫外功能与肾密切有关。外也可指卫外功能。**性**：指强弱。〕黄帝曰：善。愿闻六腑之候。

岐伯曰：六腑者，胃为之海，广骸、大颈、张胸，五谷乃容。〔海：水谷之海。广骸：颊肉丰满。大颈：颈圈粗壮。张胸：胸部宽阔。容：受纳。〕鼻隧以长，以候大肠。〔鼻隧：鼻道。〕唇厚、人中长，以候小肠。目下果大，其胆乃横。〔目下果："果"疑为"窠"之误。指眼窝下，下眼胞。横：强。〕鼻孔在外，〔在外：外翻显露。〕膀胱漏泄。鼻柱中央起，〔鼻柱中央起：言鼻不平塌。〕三焦乃约。〔约：好。指功能正常。〕此所以候六腑者也。上下三等，脏安且良矣。〔上下三等：指身形上、中、下三部相称。〕

导读分析

一、篇名解释 ▶▶▶

本篇所述的是先师传授的经验，故以"师传"为篇名。

二、文章大意 ▶▶▶

本篇论述问诊的重要性，提出"临床人问所便"，开展心理治疗，争取医患合作，提高疗效。次论望诊，指出根据身形肢节、五官形态及功能改变，推测内脏大小、强弱和预后吉凶。强调望诊在诊断中的重要性。

三、结构分析 ▶▶▶

第 1～2 段：讲述"顺"——临病问所便。
第 3～5 段：讲述治寒热相逆。
第 6 段：讲述以身形肢节察脏腑之形，外内相应。

决气 第三十

黄帝曰：余闻人有精、气、津、液、血、脉，余意以为一气耳，今乃辨为六名，余不知其所以然。〔一气：一类物质。乃：竟。辨：分别。不知其所以然：不知道那样分是什么道理。〕岐伯曰：两精相搏，合而成形，常先身生，是谓精。〔两精：指男女两性的生殖之精。相搏：相互搏击。合而成形：结合就形成新的形体。常先身生：一直在新的形体形成之前产生。精：是形成胚胎的原始物质，来自父母的生殖之精。〕何谓气，岐伯曰：上焦开发，宣五谷味，熏肤，充身泽毛，若雾露之溉，是谓气。〔上焦：指肺。开发：布敷。宣五谷味：把水谷所化生的精微物质发散到全身。熏肤：温和皮肤。充身泽毛：充养身体润泽毛发。气：为狭义的概念，六气之一，是来自水谷，靠肺宣发布散，雾露状的物质，具有温煦、营养作用。〕何谓津？岐伯曰：**腠理发泄，汗出溱溱，是调津。**〔**腠理**：指汗孔及皮肤肌肉组织间隙。**发泄**：发散宣泄。**溱溱**：音"zhēnzhēn"。形容出汗多的样子。**津**：是运行在肌表，外泄成为汗的一种物质。〕何谓液？岐伯曰：**谷入气满，淖泽注于骨，骨属屈伸，泄泽，补益脑髓，皮肤润泽，是谓液。**〔**谷入气满**：指水谷入胃，化生的水谷精微充满全身。**淖泽**：淖，音"nào"。淖泽，水谷精微中浓稠滑腻的部分。**骨属屈伸**：使骨关节屈伸滑利。**泄泽**：渗出滑腻润泽的精微物质。**液**：是来自水谷，质地较津浓稠的精微物质，具有利骨节、补脑髓、润皮肤作用。据《灵枢·口问》篇和下文，液尚有濡润孔窍的功能。〕何谓血？岐伯曰：**中焦受气取汁，变化而赤，是谓血。**〔**中焦**：指脾胃。**受气取汁**：接受水谷，取出汁液的精微。**变化而赤**：经过变化成为赤色的液体。〕何谓脉？岐伯曰：**营气，令无所避，是谓脉。**〔**令无所避**：使营气没有可以避开约束之处。**脉**：指体内有营血流动着的血管。〕

　　黄帝曰：**六气者，有余不足，气之多少，脑髓之虚实，血脉之清浊，何以知之？**〔**何以知之**：根据什么知道六气的情况。〕岐伯曰：**精脱者，耳聋；气脱者，目不明；**〔**脱**：夺也。指突然大量急剧地丧失或虚极。**精脱**：指由纵欲过度、长期遗精滑精或重病引起肾虚。肾开窍于耳，故耳聋。**气脱**：常见由大汗、大吐大泻或大出血引起。五脏虚极或阳气暴脱，精气不能上注眼睛，目失所养，故视物不清。〕**津脱者，腠理开，汗大泄；**〔**津脱**：此由大量出汗引起。本句为倒装句。〕**液脱者，骨属屈伸不利，色夭，脑髓消，胫酸，耳数鸣。**〔**色夭**：指面色灰黑无神。**消**：削也，即减少。**耳数鸣**：时常耳鸣。〕**血脱者，色白，夭然不泽，其脉空虚，此其候也。**〔**色白**：面色苍白。**夭然不泽**：指面色枯槁而不润泽。**其脉空虚**：此句前应有"脉脱者"，否则精、气、津、液、血、脉六脱缺一。指血脉不充盈，呈芤脉或微细脉。〕黄帝曰：**六气者贵贱何如？**〔**贵贱**：主次。〕岐伯曰：**六气者，各有部主也。其贵贱善恶，可为常主，然五谷与胃为大海也。**〔**各有部主**：各有主管的内脏，如肾主精，肺主气，津液与肺、脾、肾有关，血同心、肝、脾有关。**贵贱善恶**：指主要、次要、正常、异常的情况。**可为常主**：可被固定的脏器所主管。**为大海**：是六气化生的源泉。本段强调了胃气的重要性和六气的同一性。〕

导读分析

一、篇名解释 ▶▶▶

　　"决"，区别。"气"，构成人体和维持人体生命活动的精微物质，泛指精、气、津、液、血、脉六种物质。此六种物质虽名称、性质、功能、病理有区别，但总由一气所化，分一气而为六名，故名"决气"。

二、文章大意 ▶▶▶

　　本篇论述精、气、津、液、血、脉六者的概念及主要功能，六者不足的病证，六者同源而异名的机理等。

三、结构分析 ▶▶▶

> 第1段：讲述六气之生成。
> 第2段：讲述六气有余不足，各有部主，胃为大海。

肠胃第三十一

黄帝问于伯高曰：余愿闻六腑传谷者，肠胃之小大长短，受谷之多少奈何？〔**传谷者：**传送食物的器官。〕伯高曰：请尽言之。〔**尽：**全部。〕谷所从出入浅深远近长短之度，〔**谷所从出入浅深远近长短之度：**言谷物从入口到排泄所有消化道浅深、远近长度的度量。〕唇至齿长九分，口广二寸半，〔**广：**宽。〕齿以后至会厌，〔**齿以后至会厌：**在气管和食管交会处。在呼吸或讲话时，会厌开启以通气。在进食吞咽或呕吐时，盖住气管，以免食物进入呼吸道。〕深三寸半，大容五合；〔**合：**古代容积单位，十合为一升。〕舌重十两，长七寸，广二寸半；咽门重十两，广一寸半，至胃长一尺六寸。〔**咽门：**在喉腔内，为咽之入门，饮食通过咽门下入食管。〕胃纡曲屈，伸之，〔**纡：**屈曲、曲折。**伸：**直。〕长二尺六寸，大一尺五寸，径五寸，大容三斗五升。〔**大：**指周长。**径：**直径。**大容：**大小能容。〕小肠后附脊，左环回周迭积，〔**迭积：**重叠。**小肠后附脊，左环回周迭积：**言小肠后面附着在脊柱上，向左环绕一周重叠着。〕其注于回肠者，外附于脐上，回运环反十六曲，〔**回肠：**指大肠上段和小肠下段的一部分。**回运环反十六曲：**环绕重叠有十六个弯曲。〕大二寸半，径八分分之少半，长三丈二尺。〔**少半：**即小半。杨上善曰："一二为三，则二为大半，一为少半也。"〕回肠当脐，右环回周迭积而下，〔**当：**对着。**右：**原作左，依《素问·奇病论》王冰注引《灵枢》文，《难经·二十四难》改。**迭：**原作"叶"，依《千金》卷十八第一改。下同。〕回运环反十六曲，大四寸，径一寸寸之少半，长二丈一尺。广肠傅脊，〔**广肠：**即直肠。**傅：**原作"传"，依《太素》卷十三改。"傅"通"附"。**傅脊：**即附着在脊前。〕以受回肠，左环迭积上下辟，〔**迭积：**原作"叶脊"，"叶"改为"迭"，见上文。"脊"改为"积"，依《太素》卷十三、《甲乙》卷二第七、《素问·奇病论》王冰注引文改。**上下辟：**上下偏斜之意。〕大八寸，径二寸寸之大半，长二尺八寸。肠胃所入至所出，长六丈四寸四分，回曲环反，三十二曲也。〔**回曲环反：**指肠子环绕弯曲迭积的情况。本文所述消化道器官的长度、重量、容积是古代度量衡制测量的结果，与现代不同。解剖部位名称和所包括的范围，古今亦不一致。据近代学者研究：如按胃肠之间的比例折合，多数与现代解剖学记载相符合。可见古人十分重视人体解剖，并作了详细的观察和研究。〕

导读分析

一、篇名解释 ▶▶▶

本篇阐述了以肠胃为主的人体消化道，故以"肠胃"为篇名。

二、文章大意 ▶▶▶

本篇叙述自口唇至直肠整个消化道各器官的大小、长短、容量及部位。其中以消化道肠胃为主。

三、结构分析 ▶▶▶

本篇讲述了消化道各器官自入至出之大小、长短、容量、部位。

平人绝谷 第三十二

黄帝曰：愿闻人之不食，七日而死，何也？伯高曰：臣请言其故。〔**言其故**：讲讲其中的缘故。〕胃大一尺五寸，径五寸，长二尺六寸，横屈，受水谷三斗五升，其中之谷常留二斗，水一斗五升而满。〔**横屈**：言胃呈横位，形状弯曲。〕上焦泄气，出其精微，慓悍滑疾，下焦下溉诸肠。〔**上焦泄气**：指肺布敷散发卫气。**精微**：指水谷中精微物质，即卫气。**慓悍滑疾**：据《营卫生会第十八》此指精微物质（卫气）具有急勇滑利的性质。**下溉诸肠**：向下渗灌到小肠、回肠、直肠。〕

小肠大二寸半，径八分分之少半，长三丈二尺，受谷二斗四升，水六升三合合之大半。回肠大四寸，径一寸寸之少半，长二丈一尺，受谷一斗，水七升半。广肠大八寸，径二寸寸之大半，长二尺八寸，受谷九升三合八分合之一。〔**八分合之一**：即八分之一合。〕肠胃之长，凡五丈八尺四寸，受水谷九斗二升一合合之大半，此肠胃所受水谷之数也。〔**合之大半**：大半合。**受**：受纳。〕

平人则不然，〔**不然**：不这样。〕胃满则肠虚，肠满则胃虚，更虚更满，故气得上下，五脏安定，血脉和利，精神乃居。〔**满**：充满。**虚**：空虚。**更**：交替。**安定**：指功能正常，所藏精气充满。**和利**：通利调顺。**居**：安宁。〕故神者，水谷之精气也。〔**句释**：言神气是由水谷精微物质化生而来的。〕故肠胃之中，常留谷二斗，水一斗五升。〔**常**：原作"当"，依日刻本、《甲乙》卷二第七、《太素》卷十三改。〕故平人日再后，后二升半，一日中五升，七日五七三斗五升，而留水谷尽矣。〔**日再后**：每日解大

便二次。后，大便。〕故平人不食饮七日而死者，水谷精气津液皆尽故也。〔**尽**：完、竭尽。**故**：原因。〕

导读分析

一、篇名解释 ▶▶▶

本篇阐述了正常人不进饮食的生理、病机变化，故以"平人绝谷"为篇名。

二、文章大意 ▶▶▶

本篇论述了平人绝谷七日而死的机理；叙述了胃、小肠、回肠、直肠的尺寸大小及容量，神与水谷的关系。并论述"胃满则肠虚，肠满则胃虚"的观点，强调保持胃肠消化系统畅通的重要意义。

三、结构分析 ▶▶▶

本篇讲述了肠胃容量；人不食七日死，水谷精气津液皆尽。

海论 第三十三

黄帝问于岐伯曰：余闻刺法于夫子，夫子之所言，不离于营卫血气。〔**夫子**：指岐伯。〕夫十二经脉者，内属于腑脏，外络于肢节，夫子乃合之于四海乎？〔**内属**：在内隶属。**外络**：在外联络。〕岐伯答曰：人亦有四海、十二经水，经水者，皆注于海，海有东西南北，命曰四海。〔**四海**：自然界有东西南北海、十二经水，人体有十二经脉、四海与之相应。**注**：汇聚的意思。人身饮食、气、血、髓汇聚之处，称为四海。〕黄帝曰：以人应之奈何？岐伯曰：人有髓海，有血海，有气海，有水谷之海。凡此四者，以应四海也。

黄帝曰：远乎哉！夫子之合人天地四海也，愿闻应之奈何？岐伯答曰：必先明知阴阳、表里、荥输所在，四海定矣。〔**远乎哉**：讲得真深远啊！**荥输**：即荥穴、输穴。**定**：确定。〕黄帝曰：定之奈何？岐伯曰：胃者，水谷之海，其输上在气街，下至三里；〔**其输**：水谷之海的腧穴。**气街**：即胃经气冲穴，在脐下五寸之曲骨穴旁开二寸处。**三里**：指胃经合穴足三里。〕冲脉者，为十二经之海，其输上在于大杼，下出于巨虚之上下廉，〔**大杼**：膀胱经穴名，在第一、二胸椎棘突之间的陶道穴旁开一寸半处。**巨虚之上下廉**：即胃经的上巨虚、下巨虚二穴。〕膻中者，为气之海，其输上在于柱骨之上下，前在于人迎；〔**柱骨**：又称天柱骨，指全部颈椎。**柱骨之上下**：指项后的哑门与大椎二穴。哑门，督脉穴名，在项后正中线，后发际上半寸处。大椎，督脉穴名，在背部中线，第七颈椎棘突与第一胸椎棘突之间。俯首时，当项后隆起最高处下缘凹陷中取穴。**人迎**：胃经穴名，在喉结旁一寸半处，当胸锁乳突肌前缘平齐甲状软骨上缘之交点处。〕脑为髓之海，其输上在于其盖，下在风府。〔**盖**：指脑盖骨，此指百会穴。百会，督脉穴位，在头正中线，距前发际五寸处，约当两耳尖连线的中点。**风府**：督脉穴名，在项后正中线，后发际上一寸处。〕

黄帝曰：凡此四海者，何利何害？何生何败？〔**句释**：言人身四海怎样会有益？怎样会有害？怎样会使生机旺盛？怎样会使生机衰败？〕岐伯曰：得顺者生，得逆者败；〔**顺**：保持正常，或虽有病而趋向好转者为顺。**逆**：发生病变，甚至逐渐恶化的为逆。〕知调者利，不知调者害。〔**知调**：知道调养四海的。〕黄帝曰：四海之逆顺奈何？岐伯曰：气海有余者，气满胸中，悗息面赤；气海不足，则气少不足以言。〔**悗息**：呼吸急促。**气少不足以言**：气短，说话无力。〕血海有余，则常想其身大，怫然不知其所病；血海不足，亦常想其身小，狭然不知其所病。〔**常想其身大**：常想象自己的身体大起来。**怫然**：形容郁闷。**不知其所病**：不知自己有病。形容病势进展缓慢，病情轻。**狭然**：形容心情不舒。〕水谷之海有余，则腹满；水谷之海不足，则饥不受谷食。髓海有余，则轻劲多力，自过其度；〔**轻劲多力**：身体轻健，动作有力。**自过其度**：超过自己平时的水平。四海有余不足共八条，诸家都认为髓海有余是无病之象。〕髓海不足，则脑转耳鸣，胫酸眩冒，目无所见，懈怠安卧。〔**脑转**：头晕。**眩冒**：眩晕。**目无所见**：眼睛看不清东西。**懈**：松弛。**怠**：疲倦。**安卧**：只想睡眠。〕黄帝曰：余已闻逆顺，调之奈何？〔**调之奈何**：怎样调治四海的有余不足。〕岐伯曰：审守其输，〔**审守其输**：准确地选定上述四海气血输注的各个要穴。〕而调其虚实，无犯其害。顺者得复，逆者必败。〔**无犯其害**：即不犯虚虚实实的错误。**复**：安康。**逆者**：违反了补虚泻实的原则。**败**：败坏无救。〕黄帝曰：善。〔**善**：对。〕

导读分析

一、篇名解释 ▶▶▶

本篇详论人体四海（水谷之海、气海、血海、髓海）在生命活动中的重要作用，故以"海论"为篇名。

二、文章大意 ▶▶▶

本篇详论人体四海（水谷之海、气海、血海、髓海）在生命活动中的重要性、生理病理方面种种表现，以及四海经气运行的腧穴等。并指出维持四海正常功能所应循的原则。

三、结构分析 ▶▶▶

第 1～2 段：讲述人体四海（水谷之海、气海、血海、髓海）。
第 3 段：讲述四海之利害，生败，逆顺及调治。

五乱 第三十四

黄帝曰：经脉十二者，别为五行，分为四时，何失而乱？何得而治？〔别为五行：分属于五行。分为四时：指与四季变化相应。何失而乱：什么失调而引起功能紊乱。何得而治：怎么能达到正常。〕岐伯曰：五行有序，四时有分，相顺则治，相逆则乱。〔序：次序。分：界限。相顺：经脉运行与四时五行变化规律相符合。治：正常。乱：不正常，逆乱。〕黄帝曰：何谓相顺？岐伯曰：经脉十二者，以应十二月。十二月者，分为四时。四时者，春秋冬夏，其气各异。〔气：气候。〕营卫相随，阴阳已和，清浊不相干，如是则顺之而治。〔营卫相随：营行脉中，卫行脉外，内外相随。和：协调。干：干扰。顺之而治：顺应四时，并保持健康。〕

黄帝曰：何谓相逆而乱？〔相：原脱，依上文及《甲乙》卷六第四补。〕岐伯曰：清气在阴，浊气在阳，营气顺脉，卫气逆行。清浊相干，乱于胸中，是谓大悗。〔阴：指下部、内部。阳：指上部、外表部。卫气逆行：指卫气不随营气反常运行。大悗：十分烦闷。〕故气乱于心，则烦心密嘿，俯首静伏；〔嘿：同默。密嘿：沉默不言。〕乱于肺，则俯仰喘喝，接手以呼；〔俯仰喘喝：喘息喝喝有声。接手以呼：手按胸部呼吸。〕乱于肠胃，则为霍乱；乱于臂胫，则为四厥；〔臂胫：手臂足胫部。四厥：四肢逆冷。〕乱于头，则为厥逆，头重眩仆。〔厥逆：气逆上冲。眩仆：眩晕仆倒。〕

黄帝曰：五乱者，刺之有道乎？〔道：规律。〕岐伯曰：有道以来，有道以去，审知其道，是调身宝。〔句释：言疾病的发生与祛除都有规律，明确地知道那些规律，这叫养生之宝。〕黄帝曰：善。愿闻其道。岐伯曰：气在于心者，取之手少阴、心主之输。〔手少阴：心经输穴神门。心主之输：心包经输穴大陵。〕气在于肺者，取之手太阴荥、足少阴输。〔手太阴荥：肺经荥穴鱼际。足少阴输：肾经输穴太溪。〕气在于肠胃者，取之足太阴、阳明，不下者，取之三里。〔足太阴、阳明：即脾经、胃经。〕气在于头者，取之天柱、大杼；〔天柱：膀胱经穴位，在斜方肌，入发际半寸，与哑门穴相平。大杼：膀胱经穴位。〕不知，取足太阳荥输。〔不知：没有减轻。荥输：足太阳荥穴为通谷，输穴为束骨。〕气在于臂足，取之先去血脉，后取其阳明、少阳之荥输。〔先去血脉：指先在足臂局部瘀血的脉络处放血。荥输：足阳明胃经荥穴内庭、输穴陷谷。足少阳胆经荥穴侠溪、输穴临泣。〕

黄帝曰：补泻奈何？岐伯曰：<u>徐入徐出，谓之导气</u>。〔句释：言慢进针、慢出针，这种手法叫做导气。〕补泻无形，<u>谓之同精</u>。〔无形：指不施明显的补泻手法，即取平补平泻手法。同精："同"有"聚"义。聚精。〕是非有余不足也，乱气之相逆也。〔句释：言这不是属于有余实证和不足的虚证，是气机紊乱造成的。〕黄帝曰：<u>允乎哉道！明乎哉论</u>！〔句释：说得很恰当，讲得很清楚。〕请著之<u>玉版</u>，命曰治乱也。〔玉版：玉简，即在上面刻字的玉片。〕

导读分析

一、篇名解释 ▶▶▶

"五乱"，指心、肺、肠胃、头部、臂足气机紊乱，故名"五乱"。

二、文章大意 ▶▶▶

本篇论述营卫逆行、清浊相干、气机紊乱等所致的病证和治疗。列举因五乱（气乱于心、肺、胃、头、臂足）所致的五方面病症的表现及证治。

三、结构分析 ▶▶▶

第1～2段：讲述五行衰旺，与四时相应，顺则治，逆则乱——五乱。
第3～4段：讲述五乱证治。

胀论 第三十五

黄帝曰：<u>脉之应于寸口，如何而胀</u>？〔句释：言脉象反映在寸口，什么样的脉是胀病。〕岐伯曰：<u>其脉大坚以涩者，胀也</u>。黄帝曰：何以知脏腑之胀也？岐伯曰：<u>阴为脏，阳为腑</u>。〔坚：即实脉（有力）。阴为脏：呈阴脉的是脏胀。阴指涩脉。阳为腑：阳指大坚脉，是六腑胀。〕黄帝曰：<u>夫气之令人胀也，在于血脉之中耶</u>？脏腑之内乎？〔句释：言气使人发生胀病，原因是在血脉里，还是在脏、腑里呢？〕岐伯曰：<u>三者皆存焉，然非胀之舍也</u>。〔三者：指血脉、脏、腑。舍：胀病病邪留止之处。〕黄帝曰：愿闻胀之舍。岐伯曰：<u>夫胀者，皆在于脏腑之外，排脏腑而郭胸胁，胀皮肤，故命曰胀</u>。〔排：排挤。郭胸胁："郭"通"廓"。《方言》："张小使大谓之廓。"郭胸胁，即扩大胸胁的空隙处。胀皮肤：使皮肤肿胀。〕

黄帝曰：脏腑之在胸胁腹里之内也，若匣匮之藏禁器也，各有次舍，异名而同处，〔禁器：指密藏的宝物。言脏腑分布在胸胁腹腔内，如象秘藏的宝物收藏在匣匮里。**各有次舍**：各有一定的次序和固定的部位。**同处**：指同处在胸腹腔内。〕一域之中，其气各异，愿闻其故。〔**气**：脏腑的功能。**故**：原因。〕黄帝曰：未解其意，再问。岐伯曰：夫胸腹，脏腑之郭也。〔**郭**：通"廓"，指外城。〕膻中者，心主之宫城也。〔**膻中**：在前胸正中，左右两乳的正中间的部位。**心主**：指心。**宫城**：皇帝居住的宫殿外面的围墙。〕胃者，太仓也。〔**太仓**：大的仓库。胃为水谷之海，故言胃像贮存粮食的大仓库。〕咽喉、小肠者，传送也。〔**传送**：言传送水谷。〕胃之五窍者，闾里门户也。〔**胃**：广义，泛指胃肠消化道。**五窍**：指咽门、贲门、幽门、阑门、魄门五个孔窍通道。**闾里**：民户聚居的处所。古称二十五户为闾，五十户为里。在此比喻胃肠中聚留的饮食物。**门户**：出入口。〕廉泉、玉英者，津液之道也。〔**廉泉**：任脉穴名。在颈部正中线结喉上方、舌骨体上缘的中点处。一说在甲状软骨与舌骨之间。**玉英**：玉堂穴的别名。在胸正中线，平第三肋间陷处。〕故五脏六腑者，各有畔界，其病各有形状。〔**畔界**：畔，音"pàn"。畔界，界限，边界范围。**形状**：症状和体征。〕营气循脉，卫气逆为脉胀；卫气并脉循分为肤胀。〔**营气循脉，卫气并脉循分**：言营卫的正常运行，疑原句文字有误。根据本文开头言三者皆存，后文所述的病因病机，参合古人注解，脉胀是营卫病以营为主，肤胀是营卫病以卫气逆乱为主。脉胀、肤胀的分类过简，后世已不用。〕三里而泻，近者一下，远者三下。无问虚实，工在疾泻。〔**近者、远者**：指病程长短、病情轻重。**一下、三下**：下，指针刺次数多少。**无问虚实，工在疾泻**：言不论虚证实证，医生要用急泻的方法。这是因为胀病实证居多，且病情急，急则治其标，本虚标急者，宜用泻法。〕

黄帝曰：愿闻胀形。岐伯曰：夫心胀者，烦心短气，卧不安。〔**烦心短气，卧不安**：言心中烦乱，呼吸短促，睡眠不安。〕肺胀者，虚满而喘咳。〔**满**：通"懑"，烦闷。**虚满而喘咳**：胸部烦闷，咳嗽气喘。〕肝胀者，胁下满而痛引小腹。脾胀者，善哕，四肢烦悗，体重不能胜衣，卧不安。〔**善哕**：哕，音"yuě"。善哕，容易打呃。**烦悗**：闷胀酸痛。**体重不能胜衣**：指身体沉重之感，不能胜任衣服的重量。〕肾胀者，腹满引背央央然，腰髀痛。〔**央央然**：困苦不舒的样子。**髀**：指大腿的上半部分。〕六腑胀：胃胀者，腹满，胃脘痛，鼻闻焦臭，妨于食，大便难。〔**胃脘痛**：指胃的内腔。胃脘痛：即胃痛。**鼻闻焦臭**：指伤食后嗳气时鼻子闻到从胃中上泛的酸腐臭气。**妨于食**：妨碍进食。〕大肠胀者，肠鸣而痛濯濯，冬日重感于寒，则飧泄不化。〔**濯濯**：音"zhuózhuó"。水流声，指肠鸣的声音现常用"漉漉"形容。**重感**：反复感受。**飧泄不化**：泄泻清稀并有不消化食物。〕小肠胀者，少腹䐜胀，引腰而痛。〔**䐜胀**：肿起胀满。〕膀胱胀者，少腹满而气癃。〔**句释**：言脐以下的腹部胀滞，膀胱气化失司而小便不通。〕三焦胀者，气满于皮肤中，轻轻然而不坚。〔**气满于皮肤中，轻轻然而不坚**：言水气充满在皮肤里，轻轻地按皮肤就呈凹陷。此言肤胀。〕胆胀者，胁下痛胀，口中苦，善太息。〔**太息**：叹气。〕凡此诸胀者，其道在一。明知逆顺，针数不失。〔**其道在一**：胀病的治疗原则是一致的，即补虚泻实。**针数不失**：指近者一下，远者三下。〕泻虚补实，神去其室，致邪失正，真不可定，粗之所败，谓之夭命。〔**去**：离。**室**：指脏。**致邪失**

正：导致邪气内入，正气散失。**真**：真气。**粗**：指医技低劣的医生。**天命**：折人寿命。〕补虚泻实，神归其室，久塞其空，谓之良工。〔**久塞其空**：指逐步地填补其不足。**良工**：技术高明的医生。〕

黄帝曰：胀者焉生？何因而有？〔**焉生**：怎么产生。**何因而有**：什么原因引起的。〕岐伯曰：卫气之在身也，常然并脉循分肉，行有逆顺，阴阳相随，乃得天和，〔**常然**：通常。**逆顺**：来回。**阴阳**：阴经、阳经。**天和**：自然的和气，即正常无病。〕五脏更始，四时循序，五谷乃化。〔**五脏更始**：更，相继、更替。始，开始。即五脏周而复始地接受营气、卫气的营养。**四时循序**：四季循着一定次序流转。**乃化**：言食物化生精微营养人体。〕然后厥气在下，营卫留止，寒气逆上，真邪相攻，两气相搏，乃合为胀也。〔**厥气**：即寒气。**真**：真气。又叫正气。**两气**：即真邪。〕黄帝曰：善。何以解惑？岐伯曰：合之于真，三合而得。〔**句释**：指结合到病本，要掌握脏、腑、血脉受邪情况。〕帝曰：善。

黄帝问于岐伯曰：胀论言无问虚实，工在疾泻，近者一下，远者三下。今有其三而不下者，其过焉在？〔**过**：过失。〕岐伯对曰：此言陷于肉肓而中气穴者也。〔**陷于肉肓**：指针刺深至肌肉的空隙。**气穴**：指针刺的穴位。〕不中气穴，则气内闭；针不陷肓，则气不行，上越中肉，则卫气相乱，阴阳相逐。〔**气内闭**：指邪气内阻。**气不行**：指经气不行。**上越**：指针入皮。**中肉**：指未中气穴。**相乱**：逆乱。**阴阳相逐**：指营卫相争。〕其于胀也，当泻不泻，气故不下。三而不下，必更其道，气下乃止，〔**气故不下**：邪气所以不消退。**三**：指三次。**必更其道**：必须更换刺治的部位。〕不下复始，可以万全，乌有殆者乎？〔**复始**：又从头开始刺治。**万全**：指能治愈。**乌**：哪里。**殆**：危险。〕其于胀也，必审其脉，〔**脉**：即诊，指五脏六腑的胀形。〕当泻则泻，当补则补，如鼓应桴，恶有不下者乎。〔**如鼓应桴**：指效果如用鼓槌击鼓，鼓即发声。**恶**：哪里。〕

导读分析

一、篇名解释 ▶▶▶

"胀"指胀病。凡是气机不利，引起胀满、膨大、肿起的一类疾病，均属于胀病的范围，故名"胀论"。

二、文章大意 ▶▶▶

本篇专论胀病的病因、病机、症状、脉象、分类、脏腑辨证、治则等。

三、结构分析 ▶▶▶

> 第1~2段：讲述胀病脉证。
> 第3段：讲述五脏、六腑胀。
> 第4~5段：讲述胀的病因及治法。

五癃津液别 第三十六

黄帝问于岐伯曰：水谷入于口，输于肠胃，其液别为五：天寒衣薄，则为溺与气，〔溺与气：尿和水气。〕天热衣厚，则为汗；悲哀气并，则为泣；〔并：聚。气并：气有郁滞。泣：指泪。〕中热胃缓，则为唾。〔中：指脾胃。胃缓：指胃功能障碍。唾：指唾液分泌过多。〕邪气内逆，则气为之闭塞而不行，不行则为水胀。〔内逆：内阻。气为之闭塞而不行：气道因此闭塞而水气不能运行。水胀：指水溢于肌肤而肿胀的水肿病，详见本书《水胀第五十七》。〕余知其然也，不知其何由生，愿闻其道。〔其：精液何由生，怎么产生。此段精液五别，仅述四别，髓在后文。〕岐伯曰：水谷皆入于口，其味有五，各注其海，津液各走其道。〔其味有五：指水谷有酸苦甘辛咸五味。海：指五脏四海。四海：脑为髓海、胃为水谷之海、冲脉为十二经之海（又称血海）、膻中为气海。详见本书《海论第三十三》。津液各走其道：杨上善曰："目为泣道，腠理为汗道，廉泉为涎道，鼻为涕道，口为唾道也。"〕故三焦出气，以温肌肉，充皮肤，为其津，其留而不行者为液。〔三焦：指肺脾肾。肺为上焦，主布散津液，为水之上源；脾为中焦，为气血津液生化之源；肾为下焦，主一身之津液。津液的生成、输布、排泄与三焦有密切关系。出气：输布津液。因津液以雾露状形式输布到肌肤，故称为"气"。津具有温养肌肤的作用。留：原作"流"，依《太素》卷二十九、《甲乙》卷一第十三改。留而不行：停留而不流动。据本书《决气》、《口问》及下文，液为津液中较为黏稠的部分，停留在骨髓、脑、关节、头部孔窍等部位。〕

天暑衣厚则腠理开，故汗出；寒留于分肉之间，聚沫则为痛。天寒由腠理闭，气涩不行，水下留于膀胱，则为溺与气。〔腠理：指汗孔。分肉：肌肉。聚沫：指津液停聚。气涩不行：涩，原作"湿"，依《太素》卷二十九、《甲乙》卷一第十三改。气涩不行，指气道不畅，津液不能运行。留：通"溜"、"流"。注：汗、尿是机体适应寒暑变化的生理现象，体现了汗尿同源的理论。〕五脏六腑，心为之主，耳为之听，目为之候，肺为之相，肝为之将，脾为之卫，肾为之主外。〔心为之主：心是五脏六腑的主宰。耳为之听：耳替心听声。候：视。肺为之相：肺主气，朝百脉，辅心完成主血功能，犹如心的宰相。将：将军。肝主谋虑，犹如将军。卫：保卫。脾主肌肉、四肢，护养脏腑，起卫护作用。主外：司卫外功能。卫气发源于下焦，又肾开窍于耳，能使远听，故肾能主外。〕故五脏六腑之津液，尽上渗于目，心悲气并则心系急，心系急则肺举，肺举则液上溢。〔上渗：向上渗灌。气并：气郁不畅。心系急：心的脉络拘急。此形容人悲伤时心里难受。肺举：肺叶上举。指哭泣时吸气短，呼吸不畅，胸闷不适。〕夫心系急，肺不能常举，乍上乍下，故咳而泣出矣。〔急：原作"与"，依《甲乙》卷一第十三改。乍上乍下：忽上忽下。咳：原作"咳"，依《太素》卷二十九改。咳而泣出：张口抽泣而流泪。〕中热则胃中消谷，消谷则虫上下作，肠胃充郭故胃缓，胃缓则气逆，故唾出。〔中热：脾胃有热。消谷：谷食容易消化。虫上下作：肠道寄生虫上下活动。肠胃充郭："郭"同"廓"，扩张之意。即肠胃充气扩张。胃缓：胃气运行变缓。气逆：胃气上逆。唾出：唾液排出。本条解释肠道寄生虫病消谷易饥、唾液分泌增多的现象。〕

五谷之津液和合而为膏者，内渗入于骨空，补益脑髓，而下流于阴。〔和合而为膏者：调和融合成为黏稠的膏状物，即液。其功能内养骨空、脑髓。液可补精，外泄为精液。阴：此下原有"股"字，依《太素》卷二十九删。阴指前阴。〕阴阳不和，则使液溢而下流于阴，髓液皆减而下，下过度则虚，虚故腰背痛而胫酸。〔阴阳不和：指男女二性纵欲过度。虚：指肾阴亏损的虚损证。胫酸：足胫发酸。〕阴阳气道不通，四海闭塞，三焦不泻，津液不化，水谷并行肠胃之中，别于回肠，留于下焦，不得渗膀胱，则下焦胀，水溢则为水胀。〔阴阳：指全身表里。三焦不泻：指三焦气化失常，津液不能布散。并：聚集。别于回肠：从回肠分出。下焦胀：下焦胀满。水溢：水液溢至肌肤。〕此津液五别之逆顺也。〔逆顺：顺指正常生理。逆指病理变化。本篇论述了虚损、水胀二种情况。〕

导读分析

一、篇名解释 ▶▶▶

"癃"，小便不利。"别"，区别。"津液五别"，指津液输布到全身，可以区分为汗、尿、泪、唾、髓五种，故名"五癃津液别"。

二、文章大意 ▶▶▶

本篇论述津液来源、区别和敷布全身，分别为津液的生理作用，以及津液输布失常，癃闭不通，成为水胀等病理变化。

三、结构分析 ▶▶▶

第1~2段：讲述五液所生所主，心——五脏六腑之主。

第3段：讲述水胀。

五阅五使 第三十七

黄帝问于岐伯曰：余闻刺有五官五阅，以观五气。〔刺：刺法。五气：肝青、心赤、脾黄、肺白、肾黑五色。〕五气者，五脏之使也，五时之副也。〔使：役使、差遣。五脏之使：指面部五色受五脏役使。副：配合。〕愿闻其五使当安出？〔句释：言想听到五脏役使的五色变化是怎样表现出来的？〕岐伯曰：五官者，五脏之阅也。黄帝曰：愿闻其所出，令可为常。〔其所出：指五官外部表现与五脏的关系。令可为常：使它可以成为察病的常规。〕岐伯曰：脉出于气口，色见于明堂，五色更出，以应五时，各如其常，经气入脏，必当治里。〔句释：言五脏的变化，脉象从气口表现出来，色在鼻部可见。五色交替出现，与五时变化相应，色、脉成为察病的常规。经脉中邪气传入五脏，一定要治疗五脏。气口：即寸口。明堂：指鼻。经气：指经脉中的邪气。〕

帝曰：善。五色独决于明堂乎？〔独决：只是取决。〕岐伯曰：五官已辨，阙庭必张，乃立明堂。〔阙庭：《五色第四十九》："阙者，眉间也"，"庭者，颜（额）也"。张：开阔。句释：言五官功能正常，能辨色、嗅、味、声等，眉间额部必须开阔，才显现在鼻子的部位。〕明堂广大，蕃蔽见外，方壁高基，引垂居外，五色乃治，平博广大，寿中百岁。〔明堂广大：鼻部宽大。蕃蔽：《五色第四十九》："蕃者，颊侧也。蔽者，耳门也。"蕃蔽见外：蕃为颊侧，蔽为耳门。指面颊部饱满，耳门丰厚。方壁高基：面部肌肉曰壁。方壁喻人之面方。基，面部下颌骨部位曰基。高基，即下颌部位丰满。引垂居外：耳垂凸露在外。治：正常。平博广大：指五官位置平正匀称，鼻部宽大。中：宜、可、能之义。〕见此者，刺之必已，如是之人者，血气有余，肌肉坚致，故可苦以针。〔有余：指充盛。坚致：结实致密。苦以针：苦，急。苦以针，言急用针治疗。〕

黄帝曰：愿闻五官。岐伯曰：鼻者，肺之官也；目者，肝之官也；口唇者，脾之官也；舌者，心之官也；耳者，肾之官也。〔五官：指五脏与之相连的感受器。官：即窍。〕黄帝曰：以官何候？〔以官何候：言根据五官可用诊察什么？〕岐伯曰：以候五脏。故肺病者，喘息鼻张；〔鼻张：张，原作"胀"，依元代胡氏古林书堂刊本、日刻本、《甲乙》卷一第四改。鼻张，指鼻孔张大，鼻翼煽动。〕肝病者，眦青；〔眦青：眼角发青。〕脾病者，唇黄；心病者，舌卷短，颧赤；〔颧：指位于眼的外下方，在颜面部隆起的部位，即解剖学上的颧骨部位。〕肾病者，颧与颜黑。〔颧与颜黑：言两颧部与额部发黑。〕

黄帝曰：五脉安出，五色安见，其常色殆者如何？〔安出、安见：张介宾曰："言脉、色安然无恙。"常色殆者：指五色正常，但一旦患病就很危险。如何：这是怎么回事。〕岐伯曰：五官不辨，阙庭不张，小其明堂，蕃蔽不见，又埤其墙，墙下无基，垂角去外，〔句释：言五官功能失常，不能分辨色、味、嗅、声，眉间额部窄小，鼻子狭小，频侧耳门瘦削，耳门频侧及下颌角部位肌肉塌陷消瘦，耳垂与耳上角窄小。**埤**：同"卑"，低的意思。**墙**：指耳门至频侧的肌肉。〕如是者，虽平常殆，况加疾哉。〔**虽平常殆，况加疾哉**：言即使平时常有短寿的危险，何况再加上疾病呢？〕黄帝曰：五色之见于明堂，以观五脏之气，左右高下，各有形乎？〔**高**：上。**形**：指分属的部位。〕岐伯曰：脏腑之在中也，各以次舍，左右上下，各如其度也。〔句释：言反映五脏盛衰的五色，在面部左右上下，也按一定的次序分布。**中**：指胸腹。**各以次舍**：各按一定的次序分布。**左右上下，各如其度**：度，法度、标准。〕

导读分析

一、篇名解释 ▶▶▶

"阅"，意为察。"五阅"，指五官（眼耳鼻舌口）是五脏的外候。"五使"，指面部五色是由五脏役使，故名"五阅五使"。

二、文章大意 ▶▶▶

本篇主要论述观察五官五色以推测五脏的常与变，内容多与诊断有关。

三、结构分析 ▶▶▶

第1～2段：讲述五官，五脏之外候。
第3段：讲述五官与五色。
第4段：讲述五脉、五色与常色。

逆顺肥瘦 第三十八

黄帝问于岐伯曰：余闻针道于夫子，众多毕悉矣。〔句释：言我听您讲针道，很多内容都知道了。〕夫子之道应若矢，而据未有坚然者也。〔**矢**：原作"失"，郭霭春曰：按失应作"矢"，形误。**应若矢**：此言先生所述针道的效应如箭中靶。**据**：依。**据未有坚然者**：言依据针道治疗没有坚牢不除的病证。〕夫子之问学熟乎，将审察于物而心生之乎？〔句释：言先生学问是熟能生巧呢，还是观察事物过程中思考而得的呢？〕岐伯曰：圣人之为道者，上合于天，下合于地，中合于人事，必有明法，以起度数，法式检押，乃后可传焉。〔**为道**：所述的针刺道理。**明法**：明确的法则。**以起度数**：以立尺度长短。**法式**：模式。**检押**：规矩、规则。〕故匠人不能释尺寸而意短长，废绳墨而起平水也，〔释：离开。意：猜测。绳墨：带有墨的绳子。系木匠画直线用的工具。平水：水平线。〕工人不能置规而为圆，去矩而为方。〔置规：丢开圆规。矩：古代画方形的用具，即现在的曲尺。去矩：离开曲尺。〕知用此者，因自然之物，易用之教，逆顺之常也。〔此：法则。因：原作"固"，《太素》卷二十二萧延平按："据注固应作因"，据改。因，根据。易用之教：是便于应用的教法。逆顺之常：言是衡量逆顺的标准。〕黄帝曰：愿闻自然奈何？〔自然：指自然规律。〕岐伯曰：临深决水，不用功力，而水可竭也；〔临深决水：在深处决口放水。竭：水干。〕循堀决冲，而经可通也。〔堀：原作"掘"，《灵枢校释》："掘当作堀，古书堀字多讹掘。""堀"同"窟"，洞穴也。下同。冲：隧也。经：小路。句释：此言从洞穴处开挖，就能把隧道开通。〕此言气之滑涩，血之清浊，行之逆顺也。

黄帝曰：愿闻人之白黑、肥瘦、小长，各有数乎？〔数：分别。〕岐伯曰：年质壮大，血气充盈，肤革坚固，〔年质壮大：言壮年体质魁梧。肤革：即皮肤。〕因加以邪，〔因加以邪：由于感受邪气而发病。〕刺此者，深而留之，此肥人也。广肩腋，项肉薄，厚皮而黑色，唇临临然，〔广：宽阔。唇临临然：嘴唇肥厚之貌。〕其血黑以浊，其气涩以迟，〔以：通"而"。〕其为人也，贪于取与。〔贪于取与：指贪图财物，又好赠予。〕刺此者，深而留之，多益其数也。〔多益其数：多增加针刺的次数。〕黄帝曰：刺瘦人奈何？岐伯曰：瘦人者，皮薄色少，肉廉廉然，〔色少：面色苍白。肉廉廉然：形容肌肉消瘦。〕薄唇轻言，其血清气滑，易脱于气，易损于血。刺此看，浅而疾之。〔血清气滑：血清稀，气滑利。〕黄帝曰：刺常人奈何？〔常人：指平和不肥瘦人。〕岐伯曰：视其白黑，各为调之，〔视其白黑，各为调之：言白者多清，宜同瘦人；黑色多浊，宜同肥人，辨别肤色的黑白，用不同的方法调治。〕其端正敦厚者，其血气和调。刺此者，无失常数也。〔常数：指常规针法。〕黄帝曰：刺壮士奈何？〔士：此后原有"真骨者"三字，按瘦人、常人、婴儿各句律之，疑三字系衍，今删。〕岐伯曰：真壮士者，〔壮士者：壮字前原有"刺"字，者字原作"真"，今依瘦人、婴儿句式，删去"刺"字，改"真"为者字。〕骨坚肉缓，节监监然，〔骨坚肉缓，节监监然：言骨骼坚固，肌肉丰厚，关节坚大。〕此人重则气涩血浊。〔重：指稳重不好动。〕利此者，深而留之，多益其数。劲则气滑血清。刺此者，浅而疾之。〔劲：有"轻"义。指性情好动的。〕黄帝曰：刺婴儿奈何？岐伯曰：婴儿者，其肉脆，〔肉脆：肉柔嫩。〕血少气弱。刺此者，以豪刺，浅刺而疾发针，日再可也。〔发针：出针。再：二次。〕黄帝曰：临深决水奈何？岐伯曰：血清气滑，疾泻之，则气竭焉。〔血清气滑：滑原作"浊"，依《太素》卷二十二改。此指瘦人，气血易脱。气竭：指真气衰竭。〕黄帝曰：循掘决冲奈何？岐伯曰：血浊气涩，疾泻之，则经可通也。〔血浊气涩：指肥人。经：经脉。〕

黄帝曰：脉行之逆顺奈何？岐伯曰：手之三阴，从脏走手；手之三阳，从手走头。足之三阳，从头走足；足之三阴，从足走腹。

黄帝曰：少阴之脉独下行，何也？岐伯曰：不然。夫冲脉者，五脏六腑之海也，五脏六腑皆禀焉。其上者，出于颃颡，渗诸阳，灌诸精；〔不然：不是足少阴肾经。皆禀：都受冲脉的濡养。颃颡：指喉咙上口上颚骨旁的鼻道。诸阳：各条阳经。〕其下者，注少阴之大络，出于气街，循阴股内廉，入腘中，伏行骭骨内，〔骭骨：胫骨。〕下至内踝之后属而别；〔属：指胫骨与跗骨相连之处。〕其下者，并于少阴之经，渗三阴，〔渗三阴：渗灌肝、脾、肾三条阴经。〕其前者，伏行出跗属，〔跗属：指外侧近踝处。〕下循跗，〔跗：足背。〕入大指间，〔指：趾。〕渗诸络而温肌肉。故别络结则跗上不动，不动则厥，厥则寒矣。〔别络：冲脉在下肢分出的络脉。跗上不动：指足背的脉不能跳动。厥：厥逆。〕黄帝曰：何以明之？岐伯曰：以言导之，切而验之，其非必动，然后乃可明逆顺之行也。〔以言导之，切而验之，其非必动：用语言引导病人（诉说病情），用手切足背动脉，检验其是否跳动。〕黄帝曰：窘乎哉！圣人之为道也，明于日月，微于毫厘，其非夫子，孰能道之也。〔句释：言针道真难答啊！圣人论述的针道，比日月还光明，比毫厘还细致，若不是先生，谁能讲得出来。〕

导读分析

一、篇名解释 ▶▶▶

　　"逆顺"，指十二经脉走向与气血运行的逆顺规律。"肥瘦"，言针刺必须根据人体的胖瘦等，故以"逆顺肥瘦"为篇名。

二、文章大意 ▶▶▶

　　本篇讨论十二经脉走向与气血运行的逆顺规律。根据人体肥瘦、体质强弱等因素来决定针刺的深浅、快慢、次数。此外还介绍了奇经八脉中冲脉循行于上下前后的概况、功能及病理表现。

三、结构分析 ▶▶▶

　　第1段：讲述针道，顺天地自然之道。
　　第2段：讲述针法，因人（肥、瘦、壮、常、婴）而异。
　　第3～4段：讲述脉行逆顺，少阴别络——冲脉。

血络论 第三十九

　　黄帝曰：愿闻其奇邪而不在经者。〔奇邪：指性质奇特，发病规律与一般不同的邪气。〕岐伯曰：血络是也。黄帝曰：刺血络而仆者何也？〔仆：昏倒。何也：什么原因。〕血出而射者何也？〔射：指喷射。〕血出黑而浊者何也？〔出：原作"少"，依《太素》卷二十三、《甲乙》卷一第十四改。黑而浊：指色黑混浊的血。〕血出清而半为汁者何也？〔清：清澈，与浊相对。清而半为汁：清汁占血成分一半。〕发针而肿者何也？〔发针：出针。〕血出若多若少而面色苍苍然者何也？〔若：或者。然：原脱。依《太素》卷二十三、《甲乙》卷一第十四补。苍苍然：形容面色苍白。〕发针而面色不变而烦悗者何也？〔悗：同"闷"。〕多出血而不动摇者何也？愿闻其故。〔不动摇：指不感到难受，据后文是指不虚。〕

岐伯曰：脉气盛而血虚者，刺之则脱气，脱气则仆。〔脱：耗损。脱气：指正气虚脱。按：此症似为晕针。〕血气俱盛而阴气多者，其血滑，刺之则射。〔血滑：指血液流动快。按：此症是刺破小动脉，故出血呈喷射状。〕阳气畜积，久留而不泻者，其血黑以浊，故不能射。〔畜：通"蓄"。按：此乃刺破小静脉，故血色黑而混浊，不是喷射出血。〕新饮而液渗于络，而未合和于血也，故血出而汁别焉。〔句释：言水液未与血混合，所以刺出的液汁从血中分出。按：液汁是血液的血清部分。合和：合，和也。即混合。〕其不新饮者，身中有水，久则为肿。〔肿：水肿。〕阴气积于阳，其气因于络，故刺之血未出而气先行，故肿。〔阳：阳络。因：疑为困字之误。困，积。肿：指针处肿起。按：此乃刺破小血管，引起内出血。〕阴阳之气，其新相得而未和合，因而泻之，由阴阳俱脱，表里相离，故脱色而苍苍然。〔句释：言阴阳二气刚相遇还没有调和时，由于用了泻法，使阴阳耗散，表里相离，所以面色苍白，没有光泽。按：出血少而呈面色苍白，似为晕针的表现；出血多者，属气血虚所致。〕刺之血出多，色不变而烦悗者，刺络而虚经，虚经之属于阴者，阴脱，故烦悗。〔刺络而虚经，虚经之属于阴者，阴脱，故烦悗：言刺络放血，造成阴经虚，阴脱而致烦闷。〕阴阳相得而合为痹者，此为内溢于经，外注于络，如是者，阴阳俱有余，虽多出血而弗能虚也。〔阴阳：阴邪阳邪。阴阳相得而合为痹者：即《素问·痹论》"风寒湿三气杂至合而为痹也"之义。溢：水满外流。充满。注：流入。阴阳俱有余：指经络邪气有余。刺血所泻是经络邪气，故正气不虚。〕

黄帝曰：相之奈何？〔相：候也。诊察。相之奈何：言怎样诊察血络。〕岐伯曰：血脉盛者，坚横以赤，上下无常处，小者如针，大者如箸，则而泻之，万全也。故无失数矣，〔盛者：原作"者盛"，依《太素》卷二十三改。横：充满。坚横以赤：言血络瘀血，局部结聚显现，并且皮肤红色。箸：原作"筋"，《甲乙》卷一第十四作"箸"。箸、筋义同，即筷子。筋、筋形似而误，今依文义改。万全：万无一失。失数：违反用针的原则。〕失数而反，各如其度。〔各如其度：度，料想。言分别出现象料想的那八种情况。〕

黄帝曰：针入而肉著者何也？〔肉著：肌肉紧紧地裹住针身。〕岐伯曰：热气因于针则针热，热则肉着于针，故坚焉。〔因：因此、因而。热气因于针：热气因此传导到针。坚：坚紧。按：此段论述滞针的机理。临床出现滞针大多由于病人过于紧张致肌肉收缩或因捻转过度，留针过久、体位变动造成针弯等情况引起。〕

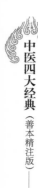
导读分析

一、篇名解释 ▶▶▶

　　"血络"，指体表充血、郁血的络脉。本篇阐述了刺络放血出现的各种情况和诊察血络的方法，故以"血络论"为篇名。

二、文章大意 ▶▶▶

　　本篇论述刺络泻血出现的八种情况分别是：刺而仆者、血出而射、血出黑而浊者、血出清而半为汁者、发针而肿者、血出若多若少而面色苍苍者、发针面色不变而烦闷者、多出血而不动摇者。并提出诊察血络的方法，滞针的原因。

三、结构分析 ▶▶▶

　　第1～2段：讲述奇邪客于血络。
　　第3段：讲述血络之相。
　　第4段：讲述入针时滞针的机理。

阴阳清浊 第四十

　　黄帝曰：余闻十二经脉，以应十二经水者，其五色各异，清浊不同，〔其：指十二经水。五色：指颜色。〕人之血气若一，〔若一：好像是一样的。〕应之奈何？岐伯曰：人之血气，苟能若一，则天下为一矣，〔人之血气，苟能若一，则天下为一矣：言人的血气假如能一样，那么天下就整齐划一了。〕恶有乱者乎？〔恶有乱者乎：言哪里还会有战乱呢？〕黄帝曰：余问一人，非问天下之众。岐伯曰：夫一人者，亦有乱气，天下之众，亦有乱人，其合为一耳。〔其合为一：二者的吻合，是同一个道理。〕

　　黄帝曰：愿闻人气之清浊。岐伯曰：受谷者浊，受气者清。〔句释：言受纳的饮食所化生的精微物质是浊气。吸入的空气是清气。〕清者注阴，浊者注阳。〔注：流入、灌入。阴：指肺。阳：指胃。〕浊而清者，上出于咽；清而浊者，则下行。〔浊而清者：水谷浊气所化生的清阳之气。清而浊者：清气内所含的浊气。〕清浊相干，命曰乱气。〔清浊相干：清气浊气互相干扰，不能正常升降。〕黄帝曰：夫阴清而阳浊，浊者有清，清者有浊，别之奈何？〔别之：此上原有"清浊"二字，系衍，依《太素》卷十二、《甲乙》卷一第十二删。别之奈何：怎样区别它们呢？〕岐伯曰：气之大别：清者上注于肺，浊者下走于胃。〔**大别**：言大概的分别。〕胃之清气上出于口，肺之浊气下注于经，内积于海。〔**经**：经脉。**海**：指胸中气海。〕

　　黄帝曰：**诸阳皆浊，何阳浊甚乎**？〔**诸阳**：指诸阳经。**何阳**：指哪一条阳经。〕岐伯曰：**手太阳独受阳之浊，手太阴独受阴之清。其清者上走空窍，其浊者下行诸经**。〔**其清者**：指水谷浊气化生的清阳之气、肺与肺经单独吸入的清气。**空窍**：空通"孔"。孔窍，指头面五官七窍。**其浊者**：指肺中浊气、水谷中的浊气。**诸经**：肺朝百脉，指行于十二经。〕**诸阴皆清，足太阴独受其浊**。〔**诸阴皆清**：言五脏都受纳清气。**足太阴独受其浊**：独，仅，只有。脾为运化水谷精微，所以只有脾及脾经接受胃中的浊气。〕

　　黄帝曰：治之奈何？岐伯曰：清者其气滑，浊者其气涩，此气之常也。故刺阳者，**深而留之**；〔**阳**：原作"阴"，依《太素》卷十二改，与《逆顺肥瘦第三十八》"气涩血浊，刺此者深而留之"义合。阳，阳经。**深而留之**：深刺并且留针。〕刺阴者，**浅而疾之**；〔**阴**：原作"阳"，依《太素》卷十二改，与《逆顺肥瘦第三十八》"气滑血清，刺此者浅而疾之"义合。阴，阴经。**浅而疾之**：浅刺并且出针要快。〕清浊相干者，**以数调之也**。〔**以数**：按规律。〕

导读分析

一、篇名解释 ▶▶▶

　　"阴阳"，指阴经、阳经脏腑。"清浊"，指水谷化生的精微为浊气，吸入的空气为清气。本篇阐述了清气浊气与阴经、阳经脏腑的关系，故以"阴阳清浊"为篇名。

二、文章大意 ▶▶▶

　　本篇主要论述清气浊气的性质、分布，与阳经阴经脏腑的关系，以及清浊混淆，上下异位时所发生的病变和针刺治疗等。

三、结构分析 ▶▶▶

　　第1～3段：讲述人身之气清浊与阴经、阳经脏腑的关系。
　　第4段：讲述阴经、阳经清浊相干的刺法。

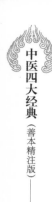

卷之七

阴阳系日月 第四十一

黄帝曰：余闻天为阳，地为阴，日为阳，月为阴，其合之于人奈何？〔其合之于人奈何：言人怎样和天地日月相应。〕岐伯曰：腰以上为天，腰以下为地，故天为阳，地为阴。故足之十二经脉，以应十二月，月生于水，故在下者为阴。〔足之十二经脉：单侧足有足三阴经、足三阳经，左右合计为十二经。月生于水：即月生水。杨上善："月为太阴之精生水。"〕手之十指，以应十日，日生于火，故在上者为阳。〔生于：原作"主"，依《太素》卷五改。日生于火：即日生火。杨上善："日为太阳之精生火。"〕

黄帝曰：合之于脉奈何？岐伯曰：寅者，正月之生阳也，主左足之少阳；〔寅：十二地支之一。十二地支（子丑寅卯、辰巳午未、申酉戌亥）代表十二月。正月配寅，称为正月建寅。生阳：阳气初生。少阳：足少阳胆经。〕未者，六月，主右足之少阳；卯者，二月，主左足之太阳；午者，五月，主右足之太阳；〔太阳：足太阳膀胱经。〕辰者，三月，主左足之阳明；巳者，四月，主右足之阳明。此两阳合于前，故曰阳明。〔阳明：三四两月于少阳、太阳之间，为两阳合明，是自然界阳气旺盛的阶段，故称阳明。〕申者，七月之生阴也，主右足之少阴；〔生阴：自然界阴气渐生。〕丑者，十二月，主左足之少阴；酉者，八月，主右足之太阴；子者，十一月，主左足之太阴；戌者，九月，主右足之厥阴；亥者，十月，主左足之厥阴。此两阴交尽，故曰厥阴。〔厥阴：九月十月在少阴、太阴之间，为阴气交会之时，故称厥阴。十二月合足经有一定规律可循。一年中上半年属阳，主阳经；下半年属阴，主阴经。人身中左为阳，右为阴。上半年正、二、三月为阳中之阳，分主左足的阳经，四、五、六为阳中之阴，分主右足的阳经。下半年七、八、九为阴中之阴，分主右足的阴经，十、十一、十二月为阴中之阳，分主左足的阴经。〕

甲主左手之少阳，己主右手之少阳，乙主左手之太阳，戊主右手之太阳。丙主左手之阳明，丁主右手之阳明。此两火并合，故为阳明。〔阳明：丙丁在五行属火，丙、丁日是二个属火的日子合在一起，二火合明，故称阳明。〕庚主右手之少阴，癸主左手之少阴，辛主右手之太阴，壬主左手之太阴。〔注：十天干配日，十天一循环。十天干配人身手经，无手厥阴心包经，张介宾认为"其脏附心，故不言耳。"〕

故足之阳者，阴中之少阳也；足之阴者，阴中之太阴也。手之阳者，阳中之太阳也；手之阴者，阳中之少阴也。腰以上者为阳，腰以下者为阴。〔少阳：初阳，微阳。太阴：盛阴。太阳：盛阳，阳气隆盛。少阴：初阴，微阴。〕其于五脏也，心为阳中之太阳，肺为阳中之少阴，〔阳中之少阴：阳原作"阴"，据《太素》卷五、日刻本、《灵枢集注》等改。胸腹部膈上为阳，膈下为阴。心肺属阳，再分阴阳，心为阳中之太阳，肺为阳中之少阴。〕肝为阴中之少阳，脾为阴中之至阴，肾为阴中之太阴。

黄帝曰：以治之奈何？岐伯曰：正月、二月、三月，人气在左，无刺左足之阳；四月、五月、六月，人气在右，无刺右足之阳。〔阳：指三阳经。即足太阳膀胱经、足阳明胃经、足少阳胆经。〕七月、八月、九月，人气在右，无刺右足之阴；十月、十一月、十二月，人气在左，无刺左足之阴。〔阴：三阴经。即足太阴脾经、足厥阴肝经、足少阴肾经。〕

黄帝曰：五行以东方为甲乙木主春。〔句释：五行分类，东方属木，十天干甲乙属木，主春季。主：原作"王"，依《太素》卷五改。〕春者，苍色，主肝。肝者，足厥阴也。〔苍色：青色。〕今乃以甲为左手之少阳，不合于数，何也？〔左手之少阳：手少阳是三焦经。数：规律。〕岐伯曰：此天地之阴阳也，非四时五行之以次行也。〔以次行：按次序排列的。〕且夫阴阳者，有名而无形，故数之可十，离之可百，散之可千，推之可万，此之谓也。〔有名而无形：言阴阳是个抽象的概念，没有一定的形状。数之：计算它。离：分别。散：分散，分开。推：推求。此言阴阳可以概括一切事物，用阴阳这一"一分为二"的道理来推演，可成千上万，范围极其广泛，不可执一而论。〕

导读分析

一、篇名解释 ▶▶▶

"阴阳"，指人体的阴经和阳经。"系"，联缀。"系日月"，指手经应日，足经应月。

二、文章大意 ▶▶▶

本篇以天人相应的观点，论述人体的上部、下部、手经、足经、左侧、右侧等与日、月、天干、地支等对应的阴阳属性，并提出针刺的禁忌。此外还论述了五脏的阴阳属性，提出了阴阳有名而无形的观点。

三、结构分析 ▶ ▶ ▶

　第1～2段：讲述天地阴阳——合人之阴阳，十二经脉——合十二月之十二支。
　第3～4段：讲述手十经——合十日之十干。
　第5～6段：讲述刺法。

病传 第四十二

黄帝曰：余受九针于夫子，而私览于诸方，或有导引行气，乔摩、灸、熨、刺、焫、饮药之一者，可独守耶，将尽行之乎？〔**夫子**：指岐伯。**诸方**：记载多种治疗方法的板。**或**：又。**导引行气**：指气功疗法、肢体运动和自我按摩。**乔摩**：即按摩疗法。**焫**：音"ruò"。烧。指艾火烧针之类。**之**：此。**独守**：单用一种方法。**将**：还是。〕岐伯曰：诸方者，众人之方也，非一人之所尽行也。〔**众人之方**：众人的治疗方法。**尽行**：全部使用。〕

黄帝曰：此乃所谓守一勿失，万物毕者也。〔**守一勿失**：坚守一个总的治疗原则，不要改变。**万物毕者**：各种疾病都会得到最适当的治疗。〕今余已闻阴阳之要，虚实之理，倾移之过，可治之属，〔**倾**：偏斜。**移**：移动。**过**：病。**倾移之过**：气血偏行于一部分，经气的移动引起的病变。**属**：机会。〕愿闻病之变化，淫传绝败而不可治者，可得闻乎？〔**淫传绝败**：指淫邪传变，正气绝败。〕岐伯曰：要乎哉问！道，昭乎其如旦醒，窘乎其如夜瞑，〔**道**：医学的道理。**昭**：明显。**旦**：原作"日"，依《甲乙》卷六第十、元代古林胡氏刊本、明熊氏种德堂本等改。下同。**旦醒**：太阳初升，人睡醒。指掌握了医道。**窘**：困惑，为难。指对医道不明白。**夜瞑**：黑夜里闭上眼睛。〕能被而服之，〔**被**：接受之意。**服**：信服。〕神与俱成，毕将服之，神自得之，生神之理，〔**神与俱成**：聚精会神地学习和掌握医道。**毕**：全，尽。**将**：当。**毕将服之**：全部掌握后，将会信服。**神**：指复杂难测的变化现象。**神自得之**：自己得到了掌握复杂难测的现象的本领。**生神之理**：生神的医理。〕可著于竹帛，不可传于子孙。〔**著于竹帛**：写在竹简、帛书上。**子孙**：指自己的子孙。〕

黄帝曰：何谓旦醒？岐伯曰：明于阴阳，如惑之解，如醉之醒。〔**惑**：困惑。〕黄帝曰：何谓夜瞑？岐伯曰：喑乎其无声，漠乎其无形，〔**喑**：哑。**漠**：昏暗。〕折毛发理，〔**折毛**：毫毛渐渐然怕冷。**发理**：腠理发泄。〕正气横倾，淫邪泮衍，血脉传溜，〔**横倾**：随时耗散。**淫邪**：六淫之邪，即四季不正常的气候。**泮衍**：散溢，蔓延。**血脉传溜**："溜"通"留"。即传留在血脉中。〕大气入脏，腹痛下淫，〔**大气**：大邪之气。**下淫**：指下焦逆乱。〕可以致死，不可以致生。

黄帝曰：大气入脏奈何？岐伯曰：病先发于心，一日而之肺，〔**之**：传到。〕三日而之肝，五日而之脾，三日不已，死，冬夜半，夏日中。病先发于肺，三日而之肝，一日而之脾，五日而之胃，十日不已，死，冬日入，夏日出。病先发于肝，三日而之脾，五日而之胃，三日而之肾，三日不已，死，冬日入，夏蚤食。〔蚤：通"早"。蚤食：吃早饭时，指早晨卯时，5～7 时。〕病先发于脾，一日而之胃，二日而之肾，三日而之膂膀胱，〔膂：脊柱骨左右两侧的背部肌肉群。〕十日不已，死，冬人定，夏晏食。〔人定：指亥时，相当于 21～23 时，人们入睡的时候。晏食：即晚餐，相当于戌时，19～21 时。〕病先发于胃，五日而之肾，三日而之膂膀胱，五日而上之心，二日不已，死，冬夜半，夏日昳。〔昳：音"dié"。日西斜。日昳：午后未时，相当于 13～15 时。〕病先发于肾，三日而之膂膀胱，三日而上之心，三日而之小肠，三日不已，死，冬大晨，夏晏晡。〔大晨：早晨天光大亮，张景岳"大晨，辰刻也。"7～9 时。晏：晚。晡：申时；黄昏时。晏晡：黄昏的时候，约当酉时，17～19 时。〕病先发于膀胱，五日而之肾，一日而之小肠，一日而之心，二日不已，死，冬鸡鸣，夏下晡。〔鸡鸣：指辰时。下晡：指戌时。〕诸病以次相传，如是者，皆有死期，不可刺。〔以次相传：按着一定的次序相互传变。〕间一脏及二三四脏者，乃可刺也。〔间一脏：指在五行相克传变（肝→脾→肾→心→肺）过程中，间隔一个脏相传。如肝病传肾。间二脏为肝传心，间三脏为肝传肺。间四脏为自传，即脏腑表里相传，肝传胆等。〕

导读分析

一、篇名解释 ▶ ▶ ▶

"病传"，指疾病的传变规律。

二、文章大意 ▶ ▶ ▶

本篇论述疾病由外入里，逐步侵入脏腑的层次。邪伤及五脏的传变规律，以及不同传变方式对于疾病预后的影响。并指出针刺的可刺与不可刺等。

三、结构分析 ▶ ▶ ▶

第 1～3 段：讲述守道生神，守一勿失。
第 4 段：讲述大气入脏，病发于心、肺、肝、脾、胃、肾、膀胱。

淫邪发梦 第四十三

黄帝曰：愿闻淫邪泮衍奈何？〔泮衍：扩散，蔓延。〕岐伯曰：正邪从外袭内，而未有定舍，反淫于脏，〔正邪：指能够刺激身心正常活动的各种因素，如情志活动、饥饱、劳逸等。定舍：固定的部位。反淫于脏：反而侵害内脏。〕不得定处，与营卫俱行，而与魂魄飞扬，使人卧不得安而喜梦。〔魂魄飞扬：《本神第八》云："肝藏血，血舍魂"。"肺藏气，气舍魄。"邪淫内脏，使魂魄功能失常，故言魂魄飞扬。卧不得安：睡不安宁。喜梦：多梦。〕气淫于腑，则有余于外，不足于内；〔于外：指阳气。于内：指阴气。〕气淫于脏，则有余于内，不足于外。

黄帝曰：有余不足，有形乎？〔形：表现。〕岐伯曰：阴气盛则梦涉大水而恐惧，阳气盛则梦大火而燔焫，〔涉：徒步渡水。燔：音"fán"。焚烧。焫：烧。〕阴阳俱盛则梦相杀。〔相杀：相互残杀。〕上盛则梦飞，下盛则梦堕。甚饥则梦取，甚饱则梦予。〔予：给别人东西。〕肝气盛则梦怒，肺气盛则梦恐惧、哭泣、飞扬，心气盛则梦善笑、恐畏，脾气盛则梦歌乐、身体重不举，肾气盛则梦腰脊两解不属。〔不举：手足不能抬起。两解不属：分离而不相连接。〕凡此十二盛者，至而泻之，立已。〔至而泻之：至，指了解邪之所在。泻之，用泻法。〕

厥气客于心，则梦见丘山烟火。〔厥气：邪气。客：侵入。丘山烟火：山丘烟火弥漫。〕客于肺，则梦飞扬，见金铁之奇物；客于肝，则梦山林树木。客于脾，则梦见丘陵大泽，坏屋风雨。〔泽：聚水的洼地，如湖泽。坏屋风雨：风雨毁坏房屋。〕客于肾，则梦临渊，没居水中。〔渊：深潭。没居水中：淹没在水中。〕客于膀胱，则梦游行。〔游行：游荡行走。〕客于胃，则梦饮食；客于大肠，则梦田野。客于小肠，则梦聚邑冲衢。〔聚邑：很多人聚会的地方。冲衢：交通要冲。〕客于胆，则梦斗讼自刳。〔斗讼：与人斗殴斗讼。自刳：剖腹自杀。〕客于阴器，则梦接内。〔接内：性交。〕客于项，则梦斩首。客于胫，则梦行走而不能前，及居深地窌苑中。〔窌：音"jiào"。地窖。苑：古代养禽兽、种植树木的地方。〕客于股肱，则梦礼节拜起。〔股：大腿。肱：手臂从肘到腕的部分。礼节拜起：行跪拜的礼节。〕客于胞膻，则梦溲便。〔胞：指膀胱。膻：音"zhí"。直肠。溲便：小便和大便。〕凡此十五不足者，至而补之，立已也。〔至而补之：了解邪在某一脏腑，用补法治疗。〕

导读分析

一、篇名解释 ▶▶▶

"淫邪"，指偏盛的病邪。篇首有"淫邪泮衍……使人卧不得安而喜梦"，故以"淫邪发梦"为篇名。

二、文章大意 ▶▶▶

本篇主要论述邪气侵入内脏，脏腑虚实所产生的不同梦境。提示各种梦境可以作为诊断或循经取穴的参考。

三、结构分析 ▶▶▶

第1段：讲述淫邪泮衍，卧睡发梦。
第2段：讲述十二盛产生的梦境及治法。
第3段：讲述十五不足产生的梦境及治法。

顺气一日分为四时 第四十四

黄帝曰：夫百病之所始生者，必起于燥湿寒暑风雨、阴阳喜怒、饮食居处，〔**阴阳**：指房劳。〕气合而有形，得脏而有名，〔**气合**：邪气和正气相搏。**有形**：有症状和脉舌等体征。**得脏**：邪入内脏。**有名**：有一定的病名。〕余知其然也。〔**其然**：这些情况。〕夫百病者，多以旦慧、昼安、夕加、夜甚，何也？〔**旦慧**：早晨神志清爽。**昼安**：白昼安静。**夕加**：傍晚加重。**夜甚**：夜间最重。〕岐伯曰：四时之气使然。〔**气**：气候。**使然**：使得这样的。〕

黄帝曰：愿闻四时之气。岐伯曰：春生、夏长、秋收、冬藏，是气之常也，人亦应之。〔**春生、夏长**：春季阳气生发，夏季阳气隆盛。**秋收、冬藏**：秋季阳气收敛，冬季阳气闭藏。**常**：正常情况。〕以一日分为四时，朝则为春，日中为夏，日入为秋，夜半为冬。朝则人气始生，病气衰，故旦慧；〔**人气始生**：指卫气自内脏开始进入体表，体表肌肤阳气开始生发。〕日中人气长，长则胜邪，故安；〔**日中**：中午。**人气长**：指体表卫气隆盛。〕夕则人气始衰，邪气始生，故加；〔**人气始衰**：黄昏时体表卫气开始进入内脏，所以说人气始衰。〕夜半人气入脏，邪气独居于身，故甚也。〔**句释**：言夜半时卫气进入五脏，邪气单独停留在体表，所以病情就更重了。〕

黄帝曰：其时有反者何也？〔**反**：谓与以上说法不合。〕岐伯曰：是不应四时之气，脏独主其病者，是必以脏气之所不胜时者甚，〔**脏独主其病**：各脏单独影响本脏的病。**脏气之所不胜时**：五脏和时日分别具有五行属性，当受病的某一脏遇到五行相克的时间，病就加重。如肝病属木，十天干中庚辛日属金，一日十二时辰中申酉时辰属金，肝病逢庚辛日或申酉时，病就加重（金克木）。〕以其所胜时者起也。〔**以其所胜时者起也**：言受病某脏遇到五行相生的时间，病就好转或痊愈。如肝病逢戊己日或辰戌丑未的时辰（木克土），病就好转或痊愈。〕黄帝曰：治之奈何？岐伯曰：顺天之时，而病可与期。〔**顺天之时**：指根据日、时的五行配属与受病内脏的五行的生克关系，施以补泻，以避免时日克脏。如脾病（属土），在甲乙日或寅卯时（属木），采用补土泻木法。在丙丁日或巳午时（属火），及时补泻治疗。这叫顺应自然界时气的变化。**病可与期**：疾病可给予日期，即可预测疾病的好坏。〕顺者为工，逆者为粗。〔**工**：好的医生。**粗**：粗率的医生。〕

黄帝曰：善。余闻刺有五变，以主五输，愿闻其数。〔五变：五种变化。五输：指井荥俞经合五输穴。数：规律。〕岐伯曰：人有五脏，五脏有五变，五变有五输，故五五二十五输，以应五时。〔五时：指春、夏、长夏、秋、冬五季而言。〕黄帝曰：愿闻五变。岐伯曰：肝为牡脏，其色青，其时春，其日甲乙，其音角，其味酸。〔牡脏：雄性称牡，即阳脏。其日甲乙：原在句末，与下文各脏以色、时、日、音、味为序的体例不合，依《甲乙》卷一第二乙正。〕心为牡脏，其色赤，其时夏，其日丙丁，其音徵，其味苦；脾为牝脏，其色黄，其时长夏，其日戊己，其音宫，其味甘。〔牝：音"pìn"。雌性称牝。牝脏：即阴脏。长夏：指农历六月，居中属土暑令多雨多湿，故与脾土相应。〕肺为牝脏，其色白，其时秋，其日庚辛，其音商，其味辛。肾为牝脏，其色黑，其时冬，其日壬癸，其音羽，其味咸。是为五变。〔其音商：原在"其色白"下，依《甲乙》卷一第二移于"其味辛"之前。五变：指五脏与色、时、日、音、味五者之间的五行配属关系。〕

黄帝曰：以主五输奈何？岐伯曰：脏主冬，冬刺井；色主春，春刺荥；时主夏，夏刺输；音主长夏，长夏刺经；味主秋，秋刺合。是谓五变以主五输。〔主：主管。岐伯曰：三字原脱，依《太素》卷十一补。五变：此段五变未提及"日"，与前段文略有不同。〕黄帝曰：诸原安合，以致六输？〔句释：言六腑的原穴怎么配合，以达到六输的数目。〕岐伯曰：原独不应五时，以经合之，以应其数，故六六三十六俞。〔原独不应五时：原穴单独不与五时相应。以经合之：以五输穴中的经穴去配合。即将原穴合在经穴中使用。以应其数：以应五时输的数目。〕

黄帝曰：何谓脏主冬，时主夏，音主长夏，味主秋，色主春？愿闻其故。岐伯曰：病在脏者，取之井；病变于色者，取之荥；病时间时甚者，〔色：面色。时间时甚：时轻时重。〕取之输；病变于音者，取之经；经满而血者，病在胃及以饮食不节得病者，取之于合，〔经满而血者：经脉盛满而且有瘀血的。〕故命曰味主合。是谓五变也。〔味主合：五味的病证取合穴主治。〕

导读分析

一、篇名解释 ▶ ▶ ▶

根据天人相应的观点，人的阳气在一日中可分为四时，并指出疾病必须适应时令，故名"顺气一日分为四时"。

二、文章大意 ▶ ▶ ▶

本篇根据天人相应的观点，人的阳气在一日中可分为四时，以应春夏秋冬，而疾病有旦慧、昼安、夕加、夜甚的变化，同时说明有些疾病不按上述规律发生变化的原因。在治疗疾病时，强调必须适应时令，具体叙述了五变五输的针刺法则，五脏与季节、色、时、音、味的配合关系等。

三、结构分析 ▶▶▶

第1～2段：讲述一日分为四时，人应之。
第3段：讲述不应四时之气，脏气不胜时者甚，脏气所胜时者起。
第4～6段：讲述五脏有五变，五变应五输。

外揣第四十五

黄帝曰：余闻九针九篇，余亲受其调，颇得其意。〔受：原作"授"，依《太素》卷十九改。调：智慧。亲受其调：亲身接受书中的充满智慧的理论。颇：大略。〕夫九针者，始于一而终于九，然未得其要道也。〔始于一而终于九：从一开始，到九结束。文出于《九针十二原第一》。即指九针的理论和各种针具的名称。要道：主要的道理。〕夫九针者，小之则无内，大之则无外，深不可为下，高不可为盖，〔小之则无内，大之则无外：使它缩小就没有内面，使它扩大就没有外面。即小到不能再小，大到不能再大。为下：挖掘下一层。为盖：制造盖子。即深得不能再深，高得不能再高。以上指九针的理论。〕恍惚无穷，流溢无极，〔恍惚：隐隐约约，不可辨认；模模糊糊，不易捉摸。无穷：没有穷尽。无极：没有穷尽。此言九针的道理奥妙无穷，它应用的范围是极其广泛的。〕余知其合于天道人事四时之变也，然余愿杂之毫毛，浑束为一，可乎？〔天道：自然规律。杂之毫毛，浑束为一：把掺杂的毫毛，全部捆成一束。意将众多的论述，归纳成一个系统的理论。〕岐伯曰：明乎哉问也，非独针道焉，夫治国亦然。〔明：高明。独：仅，单。〕黄帝曰：余愿闻针道，非国事也。岐伯曰：夫治国者，夫惟道焉。非道，何可小大深浅杂合为一乎？〔道：规律，法度。杂合：混合。一：一个整体。〕

黄帝曰：愿卒闻之。〔卒：详尽。〕岐伯曰：日与月焉，水与镜焉，鼓与响焉。夫日月之明，不失其影，水镜之察，不失其形，鼓响之应，不后其声。〔日月之明，不失其影：日月的明亮，不会失掉物体的影子。水镜之察，不失其形：对着水和镜子细看，不会失掉物体的形象。鼓响之应，不后其声：击鼓和声响的呼应，不会使声音推迟发出。〕动摇则应和，尽得其情。〔句释：言物体有动摇的变化，影、形、声就随之而变化，两者是和谐的。懂得了这个道理，有关用针的理论也就全部掌握了。〕

黄帝曰：窘乎哉？昭昭之明不可蔽。〔窘：迫切。昭昭：光明，明亮。明：明亮。句释：言这是一个迫切的问题。异乎寻常的明亮是不能遮蔽的。〕其不可蔽，不失阴阳也。〔不失阴阳：没有脱离阴阳规律。〕合而察之，切而验之，见而得之，若清水明镜之不失其形也。〔合而察之：参合阴阳学说而详细审察。切而验之：从切诊上来验证它。

见而得之：从望诊来了解病情。〕五音**不彰**，五色**不明**，五脏**波荡**，〔**不彰**：不响亮。**不明**：不明亮。**波荡**：动摇，指五脏有病变。〕若是则内外**相袭**，若鼓之应**桴**，响之应声，影之似形。〔**相袭**：相互影响。**桴**：鼓槌。**若是则内外相袭……影之似形**：此言从望、闻、切诊观察到的色脉症状体征，可以推测内脏的病变，就像声响同击鼓、身影同形体关系一样。〕故**远者**司外揣内，**近者**司内揣外，〔**远者**：外部，指人身的音色。**司**：察。**近者**：内部，指五脏。**句释**：言从外部说，仔细审察人体的外部变化就可以测知内脏的病变。从内部说，察知内脏的疾病就可以推测人体外部的变化。〕是谓阴阳之**极**，天地之盖，〔**极**：法则。**阴阳之极，天地之盖**：言天地都离不开阴阳的规律。〕请藏之**灵兰之室**，弗敢使**泄**也。〔**灵兰之室**：传说中黄帝藏书的地方。**泄**：泄漏，散发。〕

导读分析

一、篇名解释 ▶▶▶

"揣"（chuǎi），推测，猜度。"外揣"，指观察外表，推测内脏病变。

二、文章大意 ▶▶▶

本篇说明九针的作用，从"针刺治病，其效如鼓之应桴，响之应声"，提出人体内外相应的道理。"远者司外揣内，近者司内揣外。"以启发人们既要重视外在的临床表现，又要明确内部疾病表现于外的理论，这是祖国医学诊断治疗疾病的重要方法。

三、结构分析 ▶▶▶

第1段：讲述道可合杂为一。
第2～3段：讲述外内相应：外揣内，内揣外。

五变 第四十六

黄帝问于少俞曰：余闻百疾之**始期**也，必生于风雨寒暑，〔**始期**：开始的时候。〕循毫毛而入腠理，或**复还**，〔**复还**：传变。〕或留止，或为风肿汗出，或为消瘅，或为寒热，或为**留痹**，或为积聚。**奇邪淫溢**，**不可胜数**，愿闻其故。〔**留痹**：久痹。**奇邪淫溢**：四时不正之气扩散传变。**不可胜数**：不能全部计算。〕夫同时得病，或病此，或**病彼**，**意者**天之为人生风乎，〔**病彼**：生那种病。**意者**：或许，料想。**意者天之为人生风乎**：言或许是自然界因人而产生不同的邪气。〕**何其异也**？〔**何其异也**：为什么有如此大的差异呢？〕少俞曰：夫天之生风者，非以私百姓也，其行公平正直，犯者得之，避者得无殆，非求人而人自犯之。〔非以私百姓：不是为了偏向百官的。**犯者得之：**被风侵犯的人得病。**得无殆：**能没有危险。**非求人而人自犯之：**不是风邪找人，而是人自己触犯了风邪。〕

黄帝曰：一时遇风，同时得病，其病各异，愿闻其故。少俞曰：善乎哉问！请论以比匠人。〔**请论以比匠人：**让我拿匠人来比喻讲解吧。〕匠人磨斧斤砺刀，削斲材木。〔**斤：**斧头。徐灏曰："斧斤同物，斤小于斧。"**削：**即刀。砺斧削，磨刀。**斲：**音"zhuó"。砍伐。〕木之阴阳，尚有坚脆，坚者不入，脆者皮弛，至其交节，而缺斤斧焉。〔**木之阴阳：**树木向日一侧为阳，背日一侧为阴。**坚脆：**指木质有坚硬和松脆的不同。**不入：**斧头砍不进去。**皮：**作"离"解。**皮弛：**树木松弛开裂。**交节：**指树木枝干交接处。**缺斤斧：**指斧头的锋口砍出了缺口。〕夫一木之中，坚脆不同，坚者则刚，脆者易伤，况其材木之不同，皮之厚薄，汁之多少，而各异耶。〔**刚：**坚硬。**易伤：**即易于砍伐。**汁：**含水汁。〕夫木之蚤花先生叶者，〔**蚤花：**早开花。〕遇春霜烈风，则花落而叶萎，久曝大旱，〔**久曝：**烈日长期晒。〕则脆木薄皮者，枝条汁少而叶萎；久阴淫雨，则薄皮多汁者，皮溃而漉；〔**淫雨：**久雨，过量的雨。**皮溃而漉：**外皮溃烂而渗水。〕卒风暴起，则刚脆之木，枝折杌伤；〔**枝折：**树枝折伤。**杌伤：**杌，音"wù"。杌伤，指树木光秃秃的，没有枝叶。〕秋霜疾风，则刚脆之木，根摇而叶落。〔**疾风：**猛烈的风。〕凡此五者，各有所伤，况于人乎！

黄帝曰：以人应木奈何？少俞答曰：木之所伤也，皆伤其枝，枝之刚脆而坚，未成伤也。〔**未成伤也：**即未必受到损伤。〕人之有常病也，亦因其骨节、皮肤、腠理之不坚固者，邪之所舍也，故常为病也。〔**常病：**经常生病。**所舍：**停留的部位。**常为病：**经常生病。〕

黄帝曰：人之善病风厥漉汗者，〔**风厥：**据《素问·评热病论》此病有身热烦满，不为汗解。**漉汗：**汗出不止。〕何以候之？〔**何以候之：**言根据什么观察病人。〕少俞答曰：肉不坚，腠理疏，则善病风。〔**坚：**结实。**善病风：**易病风厥。〕黄帝曰：何以候肉之不坚也？少俞答曰：䐃肉不坚，而无分理者，肉不坚，肤粗而皮不致者，腠理疏。此言其浑然者。〔**䐃肉不坚……肤粗而皮不致者：**原作"䐃肉不坚，而无分理，理者粗理而皮不致者"，依《甲乙》卷十第二上改。**分理：**肌肉的纹理，又名肌腠。**皮不致：**皮肤不致密。**浑然：**大致的情况。〕

黄帝曰：人之善病消瘅者，何以候之？少俞答曰：五脏皆柔弱者，善病消瘅。〔**消瘅：**即消渴病。消，指津液消耗而瘦。瘅，内热。患者有多饮、多食、多尿、消瘦等症状。〕黄帝曰：何以知五脏之柔弱也？少俞答曰：夫柔弱者，必有刚强，刚强多怒，柔者易伤也。〔**句释：**此言五脏柔弱的人，性格刚强易怒，损伤内脏。〕黄帝曰：何以候柔弱之与刚强？少俞答曰：此人薄皮肤而目坚固以深者，〔**目坚固以深：**坚固，眼睛转动不灵活而且深陷在眼窝中。〕长衡直扬，〔**衡：**原作"冲"，依《甲乙》

卷十一第六改，以与本书《论勇第五十》合，眉上曰衡。**长衡直扬**：谓竖眉瞪目，直视露光。〕其心刚，刚则多怒，怒则气上逆，胸中畜积，血气逆留，膜皮充肌，〔**畜积**：积聚。**膜**：同"宽"。**膜皮充肌**：腹部肌肤膨胀。〕血脉不行，转而为热，热则消肌肤，〔**消肌肤**：指肌肉消瘦，皮肤变薄。〕故为消瘅，此言其人暴刚而肌肉弱者也。〔**暴刚**：指性格暴躁刚强。〕

黄帝曰：人之善病寒热者，何以候之？少俞答曰：小骨弱肉者，善病寒热。〔**小骨弱肉**：骨骼细小，肌肉软弱。〕黄帝曰：何以候骨之小大，肉之坚脆，色之不一也？〔**坚脆**：指肌肉结实还是软弱。**色之不一**：面部色泽不一致。〕少俞答曰：颧骨者，骨之本也。〔**本**：根本。谓颧骨是人身骨骼的基本标志。张志聪曰："夫肾主骨。颧者，肾之外候也，故颧骨为骨之本。"〕颧大则骨大，颧小则骨小。皮肤薄而其肉无䐃，其臂懦懦然，〔**䐃**：肌肉突起的部分。如肘膝后肉如块者。**其肉无䐃**：病人肌肉没有突起的部分。**懦懦然**：软弱的样子。〕其地色殆然，不与其天同色，污然独异，此其候也。〔**地**：指地阁，即下巴。**殆**：原作"殆"，依《甲乙》卷八第一改。意为"黑色"。**天**：指天庭，即前额部位。**污然独异**：指地阁色黑没有光泽，和面部其它部位的色泽不一样。〕然臂薄者，〔**然**：此下原有"后"字，依《甲乙》卷八第一删。然作"如"解。**臂薄**：指手臂肌肉不丰满。〕其髓不满，故善病寒热也。

黄帝曰：何以候人之善病痹者？〔**痹**：痹证，详见《素问·痹论》。〕少俞答曰：粗理而肉不坚者，善病痹。〔**粗理**：皮肤纹理粗疏。**肉不坚**：肌肉不结实。〕黄帝曰：痹之高下有处乎？〔**高下有处乎**：指发病部位的下上有固定地方吗？〕少俞答曰：欲知其高下者，各视其部。〔**各视其部**：分别观察五脏的分部。〕

黄帝曰：人之善病肠中积聚者，何以候之？〔**积聚**：多因邪气留著，津血凝聚，饮食滞留，气滞血瘀，日久逐渐形成腹中包块。〕少俞答曰：皮肤薄而不泽，肉不坚而淖泽。〔**不泽**：不润泽。**淖泽**：微湿润。〕如此则肠胃恶，恶则邪气留止，积聚乃作。〔**恶**：害。**作**：原作"伤"，依《甲乙》卷八第二、《千金》卷十一第五改。作，发作。〕脾胃之间，寒温不次，邪气稍至，稸积留止，大聚乃起。〔**寒温不次**：饮食物冷热不当。**邪气稍至**：邪气稍有侵犯。**稸**：同"蓄"，蓄积的意思。**稸积留止**：指邪气蓄积停留。**大聚**：即积聚。〕

黄帝曰：余闻病形，〔**病形**：疾病的形态特征。〕已知之矣！愿闻其时。少俞答曰：先立其年，以知其时，时高则起，时下则殆，〔**时**：时令。**先立其年，以知其时**：先确定整个一年的气候概况，然后掌握各个时令的气候。**时高则起，时下则殆**：指气候对疾病有利时，病就好转、痊愈，气候对病不利时，病就危险。〕虽不陷下，当年有冲通，其病必起。是谓因形而生病，五变之纪也。〔**当年有冲通**：当年的气候与人体不相适应。**必起**：一定发生。**因形而生病**：由于形体素质不同而发生疾病。**纪**：纲要。〕

导读分析

一、篇名解释 ▶▶▶

"五变"，指五种病变。

二、文章大意 ▶▶▶

本篇主要讨论疾病与体质的关系。首先借自然现象说明事物的变化是外因通过内因而起作用。又以风厥、消瘅、寒热、留痹、积聚五种不同病变为例，说明体质的强弱在发病过程中起着决定作用。

三、结构分析 ▶▶▶

　第1～3段：讲述邪同而病异，无防则病，避则安，弱者易病。
　第4～5段：讲述风厥、消瘅、寒热、留痹、积聚五种不同病证。
　第6～9段：讲述形体禀赋与年运、时气相冲而病，亦属五变。

本脏第四十七

黄帝问于岐伯曰：人之血气精神者，所以奉生而周于性命者也。〔**奉生**：养生。**周**：保全。〕经脉者，所以行血气而营阴阳，濡筋骨，利关节者也。〔**营阴阳**：营养身体的内外。**濡**：滋养。**利关节**：使关节通利。〕卫气者，所以温分肉，充皮肤，肥腠理，司开合者也。〔**温分肉**：温养肌肉。**充**：滋润。**腠理**：指肌肤组织间隙及汗孔。**肥腠理**：使腠理致密。**司开合**：开原作"关"，依《素问·阴阳应象大论》、《生气通天论》王冰注引《灵枢》文改。司开合，掌管汗孔的开合。〕志意者，所以御精神，收魂魄，适寒温，和喜怒者也。〔**御**：通"驭"，驾驭。**收**：收摄。**适寒温**：适应冷热的变化。**和**：调节。〕是故血和则经脉流行，营复阴阳，〔**经脉流行**：指经脉中气血流行。**营复阴阳**：反复营养身体内外。〕筋骨劲强，关节清利矣。〔**劲强**：强劲有力。**清利**：《太素》卷六、《灵枢略》作"滑利"。〕卫气和则分肉解利，皮肤调柔，腠理致密矣。〔**解利**：通利。**调柔**：调和柔润。〕志意和，则精神专直，〔**专直**：专一。〕魂魄不散，悔怒不起，〔**悔**：恨。〕五脏不受邪矣。寒温和则六腑化谷，〔**化谷**：消化水谷。〕风痹不作，经脉通利，肢节得安矣。此人之常平也。〔**常平**：正常生理状态。〕五脏者，所以藏精神、血气、魂魄者也。〔**句释**：五脏的功能是贮藏精气血、神魂魄的。〕六腑者，所以化水谷而行津液者也。〔化：消化。行：运行。〕此人之所以具受于天也，无愚智贤不肖，无以相倚也。〔具受于天：都禀受于先天（父母）。贤：才能、德行好。不肖：不贤。倚：通"异"。无以相倚：没有什么不同。〕然有其独尽天寿，而无邪僻之病，〔独尽天寿：独享天年（自然寿命）。僻：邪也。邪僻：语词复用，指致病因素。邪僻之病：外邪侵犯之病。〕百年不衰，虽犯风雨，卒寒大暑，犹有弗能害也。〔犹：还是。害：损害健康。〕有其不离屏蔽室内，〔屏蔽：指屏风。〕无怵惕之恐，然犹不免于病，何也？愿闻其故。〔怵惕：惊惧、恐惧。〕岐伯对曰：窘乎哉问也！〔窘：重要。〕五脏者，所以参天地，副阴阳，而连四时，化五节者也。〔参天地：与天地相应。副阴阳：与阴阳相配。连：合。连四时，与四时相合。化五节：与五季（春、夏、长夏、秋、冬）变化相应。〕五脏者，固有小大、高下、坚脆、端正、偏倾；〔固：本来。〕六腑亦有小大、长短、厚薄、结直、缓急。凡此二十五者，各不同，或善或恶，或吉或凶，请言其方。〔二十五者：每脏有五变，五脏合计有二十五种变化。方：差别。〕

心小则安，邪弗能伤，易伤以忧，〔以：于，被。〕心大则忧不能伤，易伤于邪。心高则满于肺中，悗而善忘，难开以言；〔心高：心脏的位置高。悗而善忘：胸闷而且健忘。难开以言：用语言很难开导他。〕心下则脏外，〔心下则脏外：心的位置低，脏气涣散。〕易伤于寒，易恐以言。心坚则脏安守固；心脆则善病消瘅热中。〔心坚：心脏坚实。脏安：指神气安定。守固：内守固密。心脆：心脏柔弱。善：易。〕心端正则和利难伤，心偏倾则操持不一，无守司也。〔心端正：心脏的位置端正。和利难伤：脏气和谐，不易受到伤害。心偏倾：心脏的位置偏倾不正。操持不一：即操守保持不一致。指志行品德前后不一。无守司：没有主持掌管能力。马莳曰："由此观之，则心宜不大不小，不高不下，坚而不脆，正而不偏，斯谓之善，而可以免凶病矣。下文肺肝脾肾，亦犹是耳。"〕

肺小则少饮，不病喘喝；〔丹波元简："以前后文例推之，肺小则下，恐脱安字。"喝：喘声。〕肺大则多饮，善病胸痹、喉痹、逆气。〔胸痹：病名。主要症状为胸背痛、胸闷、呼吸喘促、咳嗽多痰等。喉痹：咽喉肿痛，伴吞咽不利或难下。逆气：气逆向上。〕肺高则上气肩息，咳；〔上气：气急气喘。肩息：抬肩呼吸。〕肺下则居贲迫肺，善胁下痛。〔孙鼎宜：按贲当作膈，字误。居贲迫肺：居处近横膈，压迫肺叶。〕肺坚则不病咳上气，肺脆则苦病消瘅易伤。〔苦病消瘅易伤：因患消瘅，易于受伤而感到苦恼。〕肺端正则和利难伤，肺偏倾则胸偏痛也。〔胸偏痛：杨上善："随偏所在，即偏处胸痛也。"言胸痛偏于一侧。〕

肝小则脏安，无胁下之病；肝大则逼胃迫咽，迫咽则苦膈中，且胁下痛。〔苦膈中：指胸中隔塞不通。〕肝高则上支贲，切胁悗，为息贲；〔上支贲：向上支撑贲门胸膈部位。切：切似应作"且"，切、且声误。胁悗：胁部闷胀。〕肝下则逼胃，胁下空，胁下空则易受邪。肝坚则藏安难伤，肝脆则善病消瘅易伤。肝端正则和利难伤，肝偏倾则胁下痛也。

脾小则脏安，难伤于邪也；脾大则苦凑眇而痛，〔凑：充聚。眇：胁下空软处。苦凑眇而痛：因胁下空软处胀痛感到苦恼。〕不能疾行。脾高则眇引季胁而痛；脾下则下加于大肠，下加于大肠，则脏苦受邪。〔季胁：第十一肋骨。下加：向下加临。〕脾坚则脏安难伤，脾脆则善病消瘅易伤。脾端正则和利难伤，脾偏倾则善满善胀也。

肾小则脏安难伤；肾大则善病腰痛，不可以俯仰，易伤以邪。肾高则苦背膂痛，不可以俯仰；肾下则腰尻痛，不可以俯仰，为狐疝。〔苦背膂痛：因脊背疼痛而苦恼。尻：尾骶部的通称。狐疝：古病名。小肠坠入阴囊，时上时下，如狐之出入无常，故名。相当于腹股沟疝。〕肾坚则不病腰背痛，肾脆则善病消瘅易伤。肾端正则和利难伤，肾偏倾则苦腰尻痛也。凡此二十五变者，人之所苦常病。〔所苦常病：经常发生的病证。〕

黄帝曰：何以知其然也？岐伯曰：赤色小理者心小，粗理者心大。〔然：指五脏的大小、高低、坚脆、端正与偏倾。小理：皮肤纹理细密。粗理：纹理粗疏。〕无髑骬者心高，髑骬小短举者心下。〔髑骬：胸骨剑突。举：孙鼎宜曰："俗谓之鸡胸。"〕髑骬长者心坚，〔心：此后原有"下"字，依《太素》卷六、《甲乙》卷一第五删。〕髑骬弱小以薄者心脆。髑骬直下不举者心端正，髑骬倚一方者心偏倾也。〔髑骬直下不举者：剑突直下不偏，又不向外突起。倚：偏。〕

白色小理者肺小，粗理者肺大。巨肩反膺陷喉者肺高，〔巨肩：两肩高起。膺：胸前两旁的部位。反膺：胸膺部突出。陷喉：咽喉内陷。〕合腋张胁者肺下。〔合腋张胁：两腋收敛，胁部张开。〕好肩背厚者肺坚，肩背薄者肺脆。〔好肩背厚：肩背部肌肉发达厚实。〕背膺厚者肺端正，膺偏欹者肺偏倾也。〔背膺厚：指胸背部肌肉发达厚实。膺偏欹：原作"胁偏疏"，依《甲乙》卷一第五、《千金》卷十七第一改。欹：音"qī"。通"攲"，倾斜。膺偏欹，胸膺偏斜。〕

青色小理者肝小，粗理者肝大。广胸反骹者肝高，〔广胸：胸部宽阔。骹：偏下的肋骨。反骹：骹，音"qiāo"。反骹，偏下的肋骨隆起。〕合胁兔骹者肝下。〔兔骹：偏下的肋骨隐伏内凹。〕胸胁好者肝坚，胁骨弱者肝脆。〔胸胁好：胸胁发育良好。〕膺腹好相得者肝端正，胁骨偏举者肝偏倾也。〔相得：指胸腹比例匀称。偏举：偏斜高起。〕

黄色小理者脾小，粗理者脾大。揭唇者脾高，唇下纵者脾下。〔揭：举。揭唇：口唇向外翘起。唇下纵：口唇下垂弛缓。〕唇坚者脾坚，唇大而不坚者脾脆。〔唇坚：口唇坚实。〕唇上下好者脾端正，唇偏举者脾偏倾也。〔唇上下好：上下嘴唇均匀。唇偏举：口唇一侧偏高。〕

黑色小理者肾小，粗理者肾大。高耳者肾高，耳后陷者肾下。〔高耳：二耳高的。耳后陷者：耳向后陷下的。〕耳坚者肾坚，薄不坚者肾脆。耳好前居牙车者肾端正，耳偏高者肾偏倾也。〔耳好：两耳皮肉丰厚。前居牙车：位于两侧颊车（下颌角处）之前。〕凡此诸变者，持则安，减则病也。〔持则安：言凡能注意调摄，保持正常功能

的，可以安然无恙。减：不善调理，受到损害。〕

帝曰：善。然非余之所问也。愿闻人之有不可病者，至尽天寿，虽有深忧大恐，怵惕之志，犹不能感也，甚寒大热，不能伤也；其有不离屏蔽室内，又无怵惕之恐，然不免于病者，何也？愿闻其故。岐伯曰：五脏六腑，邪之舍也，请言其故。〔舍：停留的地方。故：缘故。〕五脏皆小者，少病，苦燋心，大愁忧。〔苦燋心：经常劳心焦虑。大愁忧：非常忧愁。〕五脏皆大者，缓于事，难使以忧。〔缓于事：做事缓慢。〕五脏皆高者，好高举措；五脏皆下者，好出人下。〔好高举措：举动措置，好高骛远，不切实际。好出人下：意志薄弱，甘居人下。〕五脏皆坚者，无病；五脏皆脆者，不离于病。五脏皆端正者，和利得人心；五脏皆偏倾者，邪心而善盗，不可以为人平，反复言语也。〔不离于病：病不离身。和利得人心：性情和顺，深得人心。邪心：存心不正。善盗：经常偷盗。不可以为人平："平"通"评"。即不能用他替人评说。反复言语：说话反复无常。〕

黄帝曰：愿闻六腑之应。〔应：指六腑与身体各部相应的情况。〕岐伯答曰：肺合大肠，大肠者，皮其应；〔皮其应：其应皮。大肠与皮肤相应。〕心合小肠，小肠者，脉其应；肝合胆，胆者，筋其应；脾合胃，胃者，肉其应；肾合三焦、膀胱，三焦、膀胱者，腠理、毫毛其应。

黄帝曰：应之奈何？岐伯曰：肺应皮。皮厚者，大肠厚；皮薄者，大肠薄。皮缓腹裹大者，大肠缓而长；〔裹：原作"里"，依《甲乙》卷一第五、《太素》卷六、《千金》卷十八第一改。皮缓腹裹大者：皮肤松弛，腹围大的。大肠缓而长：缓原作"大"，依《甲乙》卷一第五、《千金》卷十八第一等改。言大肠松弛而长。〕皮急者，大肠急而短。皮滑者，大肠直，皮肉不相离者，大肠结。〔直：滑利。离：靠近，贴切。结：不滑利。〕

心应脉，皮厚者脉厚，脉厚者小肠厚；皮薄者脉薄，脉薄者小肠薄。皮缓者脉缓，脉缓者小肠大而长；皮薄而脉冲小者，小肠小而短。〔冲：虚。脉冲小：脉虚细。〕诸阳经脉皆多纡屈者，小肠结。〔多纡屈者：纡，屈曲，曲折。指三阳经脉部位多见弯曲的血络。〕

脾应肉，肉䐃坚大者胃厚，肉䐃么者胃薄。〔么：细小。〕肉䐃小而么者，胃不坚；肉䐃不称身者胃下，胃下者下管约不利。〔肉䐃不称身者：肉䐃与身体不相称的。下管：指胃下脘幽门。约：拘束。不利：指食物不能顺利通过。〕肉䐃不坚者胃缓，肉䐃无小果累者胃急。〔果：原作"里"，依《太素》卷六改。下同。小果累：小颗粒累累无数。〕肉䐃多小里累者胃结，〔小：原作"少"，依《太素》卷六改。〕胃结者，上管约不利也。〔上管：胃上脘贲门部。〕

肝应爪，爪厚色黄者胆厚，爪薄色红者胆薄。〔爪：爪甲，即指甲、趾甲。〕爪坚色青者胆急，爪濡色赤者胆缓。〔濡：润泽。〕爪直色白无纹者胆直，〔爪直：爪甲平直。纹：原作"约"，律以下文，约当为"纹"字之误，据文义改。胆直：胆气舒畅和

顺。〕爪恶色黑多纹者胆结也。〔**爪恶**：爪甲畸形。**胆结**：胆气郁结不畅。〕

　　肾应骨。<u>密理厚皮者，三焦、膀胱厚</u>；<u>粗理薄皮者，三焦、膀胱薄</u>。〔**密理**：纹理致密。**粗理**：纹理粗疏。〕疏腠理者，三焦、膀胱缓；<u>皮急而无毫毛者，三焦、膀胱急</u>。〔**皮急**：皮肤绷紧。〕毫毛美而粗者，三焦、膀胱<u>直</u>；稀毫毛者，三焦、膀胱结也。〔**直**：功能正常。**结**：郁结。〕黄帝曰：厚薄美恶皆有形，愿闻其所病。岐伯答曰：<u>视其外应，以知其内脏</u>，则知所病矣。〔**句释**：言观察脏腑相应的体表组织，可以测知它内脏的变化，就能知道发生的疾病。〕

导读分析

一、篇名解释 ▶▶▶

　　文中论述血、气、精、神、脏、腑等生理功能，故以"本脏"为篇名。

二、文章大意 ▶▶▶

　　本篇讨论血气精神脏腑等生理功能，五脏的大小、高下、坚脆、端正、偏倾情况，脏腑相合，以及脏腑与外在皮肉脉筋骨的生理病理关系。认为人体外形是标，内脏是人体健康长寿的根本。

三、结构分析 ▶▶▶

　　第 1 段：讲述五脏（心肝脾肺肾）参天地。五脏有二十五变，五脏失常有二十五病。
　　第 2～11 段：讲述五脏偏异，应于肌表。
　　第 12～18 段：讲述五脏六腑之应，视表以知脏腑。

卷之八

禁服第四十八

雷公问于黄帝曰：细子得受业，通于《九针》六十篇，旦暮勤服之，〔细子：小子，雷公自谦之词。受业：从师学习。通：通晓。六十篇：古经数，今已失传。〕近者编绝，久者简垢，〔编：古代用以穿联竹简的皮条或绳子。绝：断。简：战国至魏晋时代的书写材料，是削制成的狭长竹片。垢：粘着在物体上的肮脏东西。简垢：竹简产生尘垢。〕然尚讽诵弗置，未尽解于意矣。〔讽：背诵。诵：朗读。弗置：不废置。未尽解于意：不能完全了解其中的意义。〕《外揣》言浑束为一，未知所谓也。〔所谓：所说的内容。〕夫大则无外，小则无内，大小无极，高下无度，束之奈何？〔无极：没有穷尽。无度：无法度量。束之：归纳为一个总的纲领。〕士之才力，或有厚薄，智虑褊浅，〔士：古代男子的美称。才力：才能。褊浅：狭隘肤浅。〕不能博大深奥，自强于学若细子，〔自强：自己努力向上。〕细子恐其散于后世，绝于子孙，敢问约之奈何？〔散：散失。绝：断绝，即失传。敢问约之奈何：言请问怎么样简要概括它。约：简要。〕黄帝曰：善乎哉问也！此先师之所禁，坐私传之也，〔坐：罪也，惩处。私传：私自传授。〕割臂歃血之盟也。〔歃血：口含血。一说以指蘸血，涂于口旁。古代订盟时的一种仪式。〕子若欲得之，何不斋乎！〔斋：斋戒，即沐浴更衣，素食独宿，暂禁一切嗜欲。〕雷公再拜起曰：请闻命于是也。〔拜：古时为下跪叩头及打躬作揖的通称。再拜：拜了两次。命：盟会之辞。请闻命于是也：让我在这里耳闻盟会之辞。〕乃斋宿三日而请曰：敢问今日正阳，细子愿以受盟。〔斋宿：隔夜就斋戒，表示虔敬。请：请求。正阳：正午的时间。愿以受盟：愿意接受传书的歃血之盟的仪式。〕黄帝乃与俱入斋室，割臂歃血。黄帝亲祝曰：〔祝：祝祷。〕今日正阳，歃血传方，有敢背此言者，必受其殃。〔传方：传授针治方法。敢背：敢于违背。必：原作"反"，依《太素》卷十四改。受：遭受。〕雷公再拜曰：细子受之。〔受：接受。〕黄帝乃左握其手，右授之书，曰：慎之慎之！吾为子言之。〔慎之：慎重啊。〕

凡刺之理，经脉为始，营其所行，知其度量；〔经脉为始：首先是经脉。营：度也，测量。**知其度量**：知道经脉的长短大小。〕内刺五脏，外刺六腑，审察卫气，为百病母；〔**为百病母**：因为卫气是百病发生的根源。〕调其虚实，虚实乃止，泻其血络，血尽不殆矣。〔**血尽不殆**：郁血出尽就没有危险。〕雷公曰：此皆细子之所以通，未知其所约也。〔**所以通**：通晓的内容。**所约**：归纳的内容。〕黄帝曰：夫约方者，犹约囊也，囊满而弗约，则输泄；〔**约方**：归纳针治方法。**约囊**：扎住口袋。**输泄**：囊内的东西外泄。〕方成弗约，则神弗与俱。〔**弗与**：原作"与弗"，依《太素》卷十四改。**神弗与俱**：指达不到出神入化，运用自如的境地。〕雷公曰：愿为下材者，勿满而约之。〔**勿满而约**：不求学识渊博。〕黄帝曰：未满而知约之以为工，不可以为天下师。〔**工**：好的医生。**天下**：全国。**师**：导师。〕

雷公曰：愿闻为工。黄帝曰：寸口主中，人迎主外，两者相应，俱往俱来，若引绳大小齐等。〔**主中**：中即内，谓主在内的五脏。**主外**：主在外的六腑。**俱往俱来**：往，去。来去指脉象的搏动。**引绳**：牵引绳索。〕春夏人迎微大，秋冬寸口微大，如是者，名曰平人。〔**平人**：指无病的健康人。〕

人迎大一倍于寸口，病在足少阳，一倍而躁，在手少阳；人迎二倍，病在足太阳，二倍而躁，病在手太阳；人迎三倍，病在足阳明，三倍而躁，病在手阳明。盛则为热，虚则为寒，紧则为痛痹，代则乍甚乍间。〔**虚**：实。**代**：代脉指乍数乍疏，或停而复起的脉象。**乍甚乍间**：时重时轻。〕盛则泻之，虚则补之，紧痛则取之分肉，代则取血络且饮药，陷下则灸之，不盛不虚，以经取之，名曰经刺。〔**血络**：指络脉中的郁血。**陷下**：指诸脉血气不满，陷下不见的。**以经取之**：从本经取治。〕人迎四倍者，且大且数，名曰溢阳，溢阳为外格，死不治。〔注：人迎一倍至四倍，与本书《始终第九》文类同，宜合参。〕必审按其本末，察其寒热，以验其脏腑之病。〔**审按**：仔细切按。**本末**：指人迎、寸口脉象。**察**：细看，观察。**验**：验证。〕

寸口大于人迎一倍，病在足厥阴，一倍而躁，在手心主；寸口二倍，病在足少阴，二倍而躁，在手少阴；寸口三倍，病在足太阴，三倍而躁，在手太阴。盛则胀满、寒中、食不化，虚则热中、出糜、少气、溺色变；〔**寒中**：脾胃寒滞。**热中**：脾胃有热。**出糜**：糜原作"縻"，依《太素》卷十四、《甲乙》卷四第一上，日刻本等改。谓泄泻糜烂之物。**少气**：气虚。〕紧则痛痹；代则乍痛乍止。盛则泻之，虚则补之，紧则先刺而后灸之，代则取血络而后调之，陷下则徒灸之。〔**徒**：只。〕陷下者，脉血结于中，中有著血，〔**著血**：凝结之血。〕血寒，故宜灸之，不盛不虚，以经取之。寸口四倍者，名曰内关，内关者，且大且数，死不治。必审察其本末之寒温，以验其脏腑之病。〔注：寸口一倍至四倍，与《始终第九》文类同，详参该篇。〕

通其营输，乃可传于《大数》。〔**营**：营运。**输**：输注。**通其营输**：通晓经脉的运行和输注的内容。**大数**：大法，重要的法则。〕《大数》曰：盛则徒泻之，虚则徒补之，紧则灸刺且饮药，陷下则徒灸之，不盛不虚，以经取之。所谓经治者，饮药，亦曰灸刺。脉急则引，〔**引**：导引法。〕脉大以弱，则欲安静，用力无劳也。〔**以**：而。

无劳：不要过劳。〕

导读分析

一、篇名解释▶▶▶

"禁"，指禁戒。"服"，指学习。本篇学习的内容，禁止轻易地传授。篇首有"旦暮勤服之"，"此先师之所禁"，故名"禁服"。

二、文章大意▶▶▶

本篇首先说明针刺必须懂得经脉的循行规律、审察卫气。次述根据人迎寸口脉象变化来推测人体经脉脏腑病变，并根据疾病虚实寒热性质而确定灸、刺、服药，或补泻等不同治疗方法。

三、结构分析▶▶▶

第1～2段：讲述学而约——浑束为一。
第3段：讲述平人的人迎、寸口脉象。
第4段：讲述人迎大于寸口脉——验手足六阳经病。
第5段：讲述寸口大于人迎脉——验手足六阴经病。
第6段：讲述根据人迎、寸口脉象确定治法。

五色第四十九

雷公问于黄帝曰：五色独决于明堂乎？小子未知其所谓也。〔独：仅。小子：又称细子，雷公自谦之词，指年少。所谓：所说的意思。〕黄帝曰：明堂者，鼻也；阙者，眉间也；庭者，颜也；〔颜：额部。〕蕃者，颊侧也；蔽者，耳门也，其间欲方大，〔方大：端正、宽大、丰隆的意思。〕去之十步，皆见于外，〔去之十步，皆见于外：言离开此人十步，从外都能看见。〕如是者，寿必中百岁。〔如是者：像这样的人。中：得。〕

雷公曰：五官之辨奈何？〔五官之辨：辨别五宫的颜色。〕黄帝曰：明堂骨高以起，平以直，〔明堂骨：鼻骨。高以起：高而隆起。平以直：平正而且端直。〕五脏次于央，六腑挟其两侧，〔次：依次排列。挟：附的意思。其：指五脏。〕首面上于阙庭，王宫在于下极，〔王宫：指心。下极：在两目之间。首面上于阙庭，王宫在于下极：此言在上的额部、二眉之间主头面部，两目之间主心。〕五脏安于胸中，真色以致，病色不见，明堂润泽以清，五官恶得无辨乎？〔**安于胸中**：言胸腹中五脏安和。**真色**：相应部位出现的正常色泽。**真色以致**：正常的五色就出现。**恶得无辨**：怎么会辨别不出来呢？〕雷公曰：其不辨者，可得闻乎？〔**其**：若，如。**不**：语中助词。**其不辨者**：即若辨者，如要辨别。〕黄帝曰：五色之见也，各出其色部。〔**见**：通"现"，出现。**各出其色部**：分别出现在它的相应的部位。〕部骨陷者，必不免于病矣。〔**部**：指五脏分属于面部的各个部位。**骨陷**：指该部所出现的病色，有深陷入骨的征象。**必不免于病**：一定免不了患病。〕其色部乘袭者，虽病甚，不死矣。〔**其色部乘袭者**：指其分布部位上有乘袭之色。**乘袭**：子色见于母位。如心部见黄色（心属火，火生土，土为黄色），肝部见赤色，肺部见黑色，肾部见青色。这是子的气色，承袭母部。〕雷公曰：官五色奈何？〔**官**：主。**官五色**：五色所主的病证。〕黄帝曰：青黑为痛，黄赤为热，白为寒，是谓五官。〔**五官**：五色所主。以上为五色的部位和主病。〕

雷公曰：病之益甚，与其方衰如何？〔**益甚**：病情更加严重。**方衰**：开始衰退。即病渐好转。〕黄帝曰：外内皆在焉。〔**外**：六腑。**内**：五脏。**皆在**：都有病情甚衰的情况。寸口脉主内，人迎脉主外，下文论述人迎、寸口脉象的主病。〕切其脉口滑小紧以沉者，病益甚，在中；〔**以**：而。**中**：五脏。〕人迎气大紧以浮者，其病益甚，在外。〔**人迎气**：人迎脉气。**外**：六腑。〕其脉口浮滑者，病日进；人迎沉而滑者，病日损。〔**日进**：日趋严重。**日损**：日渐减轻。〕其脉口滑以沉者，病日进，在内；其人迎脉滑盛以浮者，其病日进，在外。〔**盛**：大脉。〕脉之浮沉及人迎与寸口气小大等者，病难已。〔**已**：愈。〕病之在脏，沉而大者，易已，小为逆；病在腑，浮而大者，其病易已。人迎盛坚者，伤于寒；气口盛坚者，伤于食。〔**盛坚**：指大而有力之脉。〕

雷公曰：以色言病之间甚奈何？〔**间甚**：轻重。〕黄帝曰：其色粗以明，沉夭者为甚；〔**粗**：略也。**粗以明**：略明亮。**沉夭**：沉滞晦暗。**者为甚**：原脱，依《甲乙》卷一第十五补。〕其色上行者，病益甚；其色下行如云彻散者，病方已。〔**色上行**：病色向上扩散。**彻**：去。**彻散**：散去。**方已**：将愈。〕五色各有脏部，有外部，有内部也。〔**脏部**：内脏的分部。**外部**：六腑分布的部位。**内部**：五脏分布的部位。〕色从外部走内部者，其病从外走内；其色从内走外者，其病从内走外。病生于内者，先治其阴，后治其阳，〔**阴**：五脏。**阳**：六腑。〕反者益甚；其病生于阳者，先治其外，后治其内，反者益甚。其脉滑大以代而长者，病从外来，目有所见，志有所恶，此阳气之并也，可变而已。〔**目有所见**：指目有妄见。**志**：指心。**有所恶**：有憎恨的事情。**阳气之并**：并，聚合。谓外邪入于阳，阳气聚合为病，即阳盛之病。**可变**：能变化。指泻阳补阴，阴阳协调者，病就会痊愈。〕雷公曰：小子闻风者，百病之始也，厥逆者，寒湿之起也。别之奈何？〔**始**：起因。**起**：引起。〕黄帝曰：常候阙中，薄泽为风，冲浊为痹，在地为厥。〔**候**：观察。**阙中**：二眉之间的气色。**薄泽**：浮薄光泽。**冲浊**：沉滞晦浊。**地**：地阁部位，即下巴。〕此其常也，各以其色言其病。〔**以**：根据。**其**：面色。本段提出风、痹、厥三证在色泽上的鉴别。以下论述色的死候。〕

雷公曰：人不病卒死，何以知之？〔**不病卒死**：没有病象猝然死亡。〕黄帝曰：大气入于脏腑者，不病而卒死矣。〔**大气**：大邪之气。〕雷公曰：病小愈而卒死者，何以知之？〔**小愈**：稍微好转。〕黄帝曰：赤色出两颧，大如母指者，〔**母**：通"拇"。**母指**：手大拇指。〕病虽小愈，必卒死。黑色出于庭，大如母指，必不病而卒死。

雷公再拜曰：善哉！其死有期乎？〔**期**：限定的时日。〕黄帝曰：察色以言其时。雷公曰：善乎！愿卒闻之。黄帝曰：庭者，首面也。阙上者，咽喉也。〔**庭**：额。**阙**：二眉之间。〕阙中者，肺也。下极者，心也。〔**下极**：二目之间。〕直下者，肝也。〔**直下**：指鼻柱部位。〕肝左者，胆也。〔**肝左**：肝左侧，在鼻与颧之间。〕下者，脾也。〔**下**：鼻柱的下方，鼻准之端，即鼻尖。〕方上者，胃也。〔**方上**：谓鼻准两旁的鼻孔的鼻翼部。〕中央者，大肠也。〔**中央**：指鼻孔至颊部之间的中央（在颧骨之下）。〕挟大肠者，肾也。〔**挟大肠者**：由中央以外至颊部，是主肾的部位。〕当肾者，脐也。〔**句释**：指肾脏所属颊部的下方，是主脐部的部位。〕面王以上者，小肠也。面王以下者，膀胱子处也。〔**面王**：即鼻准之端。**面王以上**：指鼻尖上方两侧，鼻与颧之间。**面王以下**：鼻尖下方的人中。**子处**：即子宫。〕颧者，肩也。颧后者，臂也。臂下者，手也。目内眦上者，膺乳也。〔**句释**：眼内角的上方，是主胸和乳房的部位。〕挟绳而上者，背也。〔**绳**：耳边。**句释**：指近耳边直上之处，是主背的部位。〕循牙车以下者，股也。〔**牙车**：牙床，颊车穴部位。**句释**：指沿牙床颊车以下主大腿部位。〕中央者，膝也。膝以下者，胫也。当胫以下者，足也。〔**中央**：指两牙床的中央部。**膝以下者**：两牙床的中央向下的部位。〕巨分者，股里也。〔**句释**：指口吻旁和颊车前肉之空软处，是主大腿内侧部位。〕巨屈者，膝膑也。〔**句释**：指颊下曲骨处，是主膝盖骨的部位。〕此五脏六腑肢节之部也，各有部分。〔**各有部分**：指人体五脏六腑及肢体等在面部的反映，都有其相应的部位。〕有部分，用阴和阳，用阳和阴，〔**用阴和阳，用阳和阴**：谓阳胜阴衰者，当助其阴以和之；阴胜阳衰者，当助其阳以和之。〕当明部分，〔**当明部分**：应审明各部分所表现的色泽。〕万举万当，〔**举**：行动，指诊治疾病。**当**：得当。〕能别左右，是谓大道，〔**能别左右，是谓大道**：能辨别阳左阴右的属性，此叫符合阴阳的规律。〕男女异位，故曰阴阳。〔**男女异位，故曰阴阳**：指男女病色的转移，其位置是不同的，所以说必须了解阴阳的规律。〕审察泽夭，谓之良工。〔**泽夭**：指面色的润泽和晦暗。**良工**：高明的医生。〕

沉浊为内，浮泽为外，〔**沉浊为内，浮泽为外**：面包沉滞晦浊是病在脏，轻浮光泽是病在腑。〕黄赤为风，青黑为痛，白为寒，黄而膏润为脓，赤甚者为血，痛甚为挛，寒甚为皮不仁。〔**黄而膏润**：局部色黄如膏，皮肤润泽的。**挛**：筋脉挛急。**皮不仁**：皮肤感觉迟钝。〕五色各见其部。察其浮沉，以知浅深，察其泽夭，以观成败，察其散抟，以知远近，视色上下，五色各见其部，〔**五色各见其部……五色各见其部**：此言观察色的五个方面。色浮为病浅，色沉为病深；其色润泽者预后良，色晦暗者预后不良；色散不聚为病程短暂，色聚不散为患病日久；病包在上病在上，病包在下病在下。〕积神于心，以知往今。〔**积神于心，以知往今**：言医生全神贯注地察色辨证，就可知道疾病的既

中医四大经典（善本精注版）——黄帝内经·灵枢

134

往和现在的情况。〕故相气不微，不知是非，属意勿去，乃知新故。〔相气不微：诊察病人气我不精细。属意勿去：专心致志，不分散注意力。新故：新近和过去的情况。〕色明不粗，沉夭为甚，〔粗：显也。句释：言面色不显明亮，但见沉滞晦暗者是病重。〕不明不泽，其病不甚。〔不明不泽：指色不明泽，亦不呈沉夭者。〕其色散，驹驹然未有聚，其病散而气痛，聚未成也。〔驹驹然：形容病色如稚马一样奔驰无定，散而不聚。气痛：气滞疼痛。〕

　　肾乘心，心先病，肾为应，色皆如是。〔句释：言肾邪侵犯心脏，是因心先病，心虚，故肾邪乘虚而入，肾的黑色就会出现在心所属的部位（二目之间），五色都像这样。〕男子色在于面王，为小腹痛，下为卵痛，〔面王：鼻尖。下为卵痛：向下是睾丸疼痛。〕其圜直为茎痛，〔圜：音"yuán"，同"圆"。圜直：指人中沟。其圜直为茎痛：人中见病色，是阴茎作痛。〕高为本，下为首，狐疝癫阴之属也。〔癫：音"tuí"。高为本……狐疝癫阴之属也：言人中的上半部是主阴茎根部病痛，人中下半部是主阴茎头病痛，这是属于狐疝、阴囊偏大的癫阴一类的病。〕女子色在于面王，为膀胱子处之病，散为痛，抟为聚，方圆左右，各如其色形。〔抟为聚：病色集结是积聚。方圆左右：指积聚的或方或圆，或左或右的情况。〕其随而下至胝为淫，〔胝：疑为"脲"之形误，脲为唇的借字。淫：白带。王冰："白淫，谓白物淫衍，如精之状，女子阴器中绵绵而下也。"〕有润如膏状，为暴食不洁。〔有润如膏状，为暴食不洁：言面润如脂膏状，主暴食或吃了不洁的食物。〕左为左，右为右，其色有邪，聚散而不端，面色所指者也。〔左为左：病色见于左是左侧有病。不端：不正。面色所指：观察病色所出现的部位，就可知道发病的脏腑。〕色者，青黑赤白黄，皆端满有别乡。〔端满：端正盈满地分布。别乡：别的部位。指脏腑肢体在面部的相应部位。〕别乡赤者，其色亦大如榆荚，在面王为不月。〔月：原作"日"，依《甲乙》卷一第十五改。不月：女子经闭。〕其色上锐，首空上向，下锐下向，在左右如法。〔句释：言病色的尖端向上，头面部气虚，病邪会向上发展。病色的尖锐向下，病邪会向下发展，在左在右根据这个原则去推测。〕以五色命脏，青为肝，赤为心，白为肺，黄为脾，黑为肾。肝合筋，心合脉，肺合皮，脾合肉，肾合骨也。〔注：此言五色与五脏相配，五脏与形体组织的相互配合关系。利用五色即诊断五脏和形体组织的病变。〕

导读分析

一、篇名解释 ▶▶▶

　　"五色"，指青、赤、黄、白、黑五种颜色。

二、文章大意 ▶▶▶

　　本篇是论色诊的代表作。文中阐述了脏腑和肢节的病变反应于面部时，各自分布的位置，及与五色的配合关系，指出根据面部色泽的变化可以判断疾病，推断疾病的预后、转归等。同时色脉结合，察知病之间甚。

三、结构分析 ▶▶▶

第1～2段：讲述五官，五脏之外候。
第3～4段：讲述官五色，五色主病。
第5～8段：讲述颜面五色，分属五脏。

论勇 第五十

黄帝问于少俞曰：有人于此，并行并立，其年之长少等也，衣之厚薄均也，〔等：相同。均：同，一样。〕卒然遇烈风暴雨，或病或不病，或皆病，或皆不病，其故何也？〔或：前二或作"有的"解，后二或字作"或者"解。〕少俞曰：帝问何急？〔急：犹"在"。〕黄帝曰：愿尽闻之。少俞曰：春温风，夏阳风，秋凉风，冬寒风。〔温：原作"青"，依《甲乙》卷六第五改。阳风：热风。〕凡此四时之风者，其所病各不同形。〔形：症状体征。〕

黄帝曰：四时之风，病人如何？〔病人：使人生病。〕少俞曰：黄色薄皮弱肉者，不胜春之虚风；〔弱肉：肌肉柔弱。虚风：虚邪贼风，即反常的邪风。这是根据五行学说推论说理。春属木，黄色属土，木克土，故称不能耐受春季的虚邪贼风。下仿此。〕白色薄皮弱肉者，不胜夏之虚风；青色薄皮弱肉，不胜秋之虚风；赤色薄皮弱肉，不胜冬之虚风也。黄帝曰：黑色不病乎？少俞曰：黑色而皮厚肉坚，固不伤于四时之风。〔固：必定。于：被。〕其皮薄而肉不坚、色不一者，长夏至而有虚风者，病矣。〔色不一者：肤色不同的，即不是全部呈黑色。黑色属水，长夏属土，土克水。〕其皮厚而肌肉坚者，长夏至而有虚风，不病矣。其皮厚而肌肉坚者，必重感于寒，外内皆然，乃病。黄帝曰：善。〔必重感于寒：一定是反复感受寒邪。外内皆然：体表和体内都是这样。体内受寒是指饮食生冷。本段运用五行学说，反复说明外因是变化的条件，内因是变化的根据，外因必须通过内因才起作用的发病学观点。〕

黄帝曰：夫人之忍痛与不忍痛者，非勇怯之分也。〔非勇怯之分也：不是从勇敢和胆小来分别的。〕夫勇士之不忍痛者，见难则前，见病则止；〔见难：遇到灾难。〕夫怯士之忍痛者，闻难则恐，遇痛不动。夫勇士之忍痛者，见难不恐，遇痛不动；夫怯士之不忍痛者，见难与痛，目转面盼，恐不能言，失气惊悸，颜色变化，乍死乍生。〔目转：形容由于惊恐而头晕眼花，视物旋转。面盼：丹波元简："盼音系……疑是眄讹。"眄，斜视。面眄，形容面部斜侧，惊恐不敢正视。失气：神气散荡。颜色变化，面色改变。乍：忽然。乍死乍生：谓死去活来。〕余见其然也，不知其何由，〔由：原因。〕愿闻其故。少俞曰：夫忍痛与不忍痛者，皮肤之薄厚、肌肉之坚脆缓急之分也，非勇怯之谓也。

黄帝曰：愿闻勇怯之所由然。〔所由然：造成勇怯的原因。〕少俞曰：勇士者，目深以固，〔目深以固：目光深邃而坚定。〕长衡直扬，〔长衡直扬：长眉竖起。〕三焦理横，其心端直，其肝大以坚，其胆满以傍，〔三焦：指全身。理横：肌肤纹理是横的。傍：通"旁"，盛的意思。〕怒则气盛而胸张，肝举而胆横，眦裂而目扬，毛起而面苍，此勇士之由然者也。〔眦裂：眼角欲裂，指眦瞪得很大。目扬：目光逼人。苍：青色。〕黄帝曰：愿闻怯士之所由然。少俞曰：怯士者，目大而不减，〔减：孙鼎宜曰："按减当作䁔，字误。"《说文》："䁔，目陷也。"〕阴阳相失，〔阴阳相失：指血气易乱。〕其焦理纵，〔其焦理纵：全身肌腠纹理是纵的。〕髑骭短而小，肝系缓，其胆不满而纵，〔髑骭：胸骨剑突。纵：指松弛。〕肠胃挺，胁下空，〔挺：纵缓。胁下空：指肝气不充实。〕虽方大怒，气不能满其胸，〔方：刚才。〕肝肺虽举，气衰复下，故不能久怒，此怯士之所由然者也。

黄帝曰：怯士之得酒，怒不避勇士者，何脏使然？少俞曰：酒者，水谷之精，熟谷之液也。〔精：精华。熟谷之液：谷物酿造的液体。〕其气慓悍，〔其气慓悍：言酒的性质疾利。〕其入于胃中，则胃胀，气上逆，满于胸中，肝浮胆横。〔肝浮：肝气浮动。胆横：胆气恣横。〕当是之时，固比于勇士，气衰则悔。〔固：确实。比于勇士：与勇士并列。气衰则悔：酒气衰退，就感到后悔。〕与勇士同类，不知为之，〔为：原作"避"，依《医统正脉丛书》改。不知为之：不知怎样去做。〕名曰酒悖也。〔悖：惑也。酒悖：指饮酒之后的一种胆大妄为的反常状态。〕

导读分析

一、篇名解释 ▶▶▶

文中论及勇怯之原因，故名"论勇"。

二、文章大意 ▶▶▶

本篇以皮肤、肌肉之厚薄、坚脆、色泽的表现，观测人体对四时虚邪风的耐受力，明确指出忍痛与不忍痛，与个体的肌肤差异有关，同人的勇怯无关。酒可壮胆，怯士得酒可变勇。

三、结构分析 ▶▶▶

第1～2段：讲述四时之风，致病有异。

第3段：讲述人能否忍痛取决于皮肤厚薄，肌肉坚脆缓急。

第4～5段：讲述勇与怯有形气之别。

背腧 第五十一

黄帝问于岐伯曰：愿闻五脏之腧出于背者。岐伯曰：胸中大腧在杼骨之端，肺腧在三焦之间，心腧在五焦之间，膈腧在七焦之间，肝腧在九焦之间，脾腧在十一焦之间，肾腧在十四焦之间。皆挟脊相去三寸所，〔胸中大腧：指大杼穴。杼骨之端：指项后第一胸椎下两旁各一寸五分处。在背腧穴中，大杼穴高居于五脏六腑各腧穴之上，所以称为大腧。三焦之间：指第三、四胸椎之间，即第三胸椎棘突下。皆挟脊相去三寸所："所"通"许"，约计的数量。指背腧穴都在脊椎两侧，左右穴位相距三寸许，即左右距离脊中各一寸五分许。〕则欲得而验之，按其处，应在中而痛解，乃其腧也。〔欲得而验之：指找到穴位处，想检验该穴部位是否正确。应在中而病解：指用手按压穴位，病人感到酸胀或按之疼痛缓解。乃其腧也：就是穴位的所在处。〕灸之则可，刺之则不可。〔注：本篇主张背腧穴宜灸不宜刺，因背腧在心肺附近，深刺则会刺伤心肺，发生意外，甚至引起死亡。这是一家之言。本书《五邪》、《癫狂》有刺背部腧穴的记载，说明背腧不是绝对禁刺，但绝不可深刺。〕气盛则泻之，虚则补之。以火补者，毋吹其火，须自灭也；以火泻者，疾吹其火，传其艾，须其火灭也。〔注：此为灸法的补泻法。火势缓为补，火势急旺为泻。须：等待。疾吹其火：快吹艾火。传其艾：使艾火易传。〕

导读分析

一、篇名解释 ▶▶▶

"背俞"，指五脏在背部的腧穴。

二、文章大意 ▶▶▶

本篇主要说明背部五脏腧穴的部位、取法及灸治的补泻方法。因上述穴位都内应五脏，治疗上有特殊功效，但都不宜深刺。

三、结构分析 ▶▶▶

讲述五脏腧穴，出于背部；灸法。

卫气 第五十二

黄帝曰：五脏者，所以藏精神魂魄者也；六腑者，所以受水谷而行化物者也。〔**行化物**：输送消化食物。〕其气内干五脏，而外络肢节。〔**其气**：指食物化生的水谷精微之气。**于**：《太素》作"入于"。**内干五脏**：言在内进入五脏。〕其浮气之不循经者，为卫气；其精气之行于经者，为营气。〔**浮气**：卫气浮出于脉外，循行在皮肤循行在皮肤分肉之间，故称为浮气。〕阴阳相随，外内相贯，如环之无端，亭亭淳淳乎，孰能穷之。〔**亭亭淳淳**：形容营卫在人体流行既长且远，没有休止。**孰能穷之**：谁能寻求到尽头。〕然其分别阴阳，皆有标本虚实所离之处。〔**标本**：指手足六经各有本部和标部。本指根本，为经气所起，一般在四肢肘膝以下。标指末梢，为经气所止，手足三阳经标在头面部，手足三阴经标在背俞。标本与根结相仿，但其联系范围比较广，并超出了本经的范围。〕能别阴阳十二经者，知病之所生；候虚实之所在者，能得病之高下；知六腑之气街者，能知解结契绍于门户。〔**高下**：上下。**气街**：气行的道路。**解结**：解开结聚。**契绍于门户**：开达门户。〕能知虚实之坚软者，〔**实**：原作"石"，依《太素》卷十、《甲乙》卷二第四改。**能知虚实之坚软者**：言知道虚的部位柔软，实的部位坚硬。〕知补泻之所在。能知六经标本者，可以无惑于天下。

岐伯曰：博哉圣帝之论！〔**博**：广。**圣帝**：黄帝的尊称。**论**：讲述、议论。〕臣请尽意悉言之。〔**尽意**：所有知道的内容。**悉**：全部。〕足太阳之本，在跟以上五寸中，〔注：指跗阳穴为足太阳膀胱经之本。〕标在两络命门。命门者，目也。〔**两络命门**：即睛明穴，在目眶内缘，目内眦旁一分处。〕足少阳之本，在窍阴之间，〔**窍阴**：指足窍阴，在足第四趾外侧，趾甲根角旁约一分处。〕标在窗笼之前。窗笼者，耳也。〔**窗笼之前**：即耳前听会穴，在耳前方，当耳屏切迹前方与下颌小头颈后方之凹陷处。杨上善："以耳为身窗舍，故曰窗笼也。"〕足少阴之本，在内踝上二寸中，〔**上二寸**：原作"下上三寸"，丹波元简曰："据《千金》内踝下二寸，考《甲乙》等无穴，疑是下字衍。三寸作二寸为是。复溜、交信并在内踝上二寸，止隔一条筋，踝上三寸亦无穴。"据改。〕标在背腧与舌下两脉也。〔**背腧**：指肾俞，在十四椎下两旁，相去各一寸五分。**舌下两脉**：指廉泉穴。〕足厥阴之本，在行间上五寸所，〔注：指中封穴，在足内踝前下方之邻近胫骨前肌腱内侧缘之凹陷处。〕标在背腧也。〔**背腧**：即肝俞，在第九胸椎棘突下两旁，相去各一寸五分。〕足阳明之本，在厉兑，〔**厉兑**：在足第二趾末节的外侧，当外侧趾甲角与趾腹外侧缘连线之中点处。〕标在人迎，颊挟颃颡也。〔**人迎**：当胸锁乳突肌前缘与平齐甲状软骨上缘之交点处，适对颈总动脉分出颈内外动脉之部位。**颊挟颃颡**：颊上挟于咽上上腭与鼻相通的部位。〕足太阴之本，在中封前上四寸之中，〔注：指三阴交穴，在内踝上缘上三寸，胫

骨内侧缘后方凹陷处。〕标在背腧与舌本也。〔背腧：指脾俞，在第十一胸椎棘突下的两侧各一寸五分处。舌本：舌根。〕

手太阳之本，在外踝之后，〔注：指养老穴。〕标在命门之上一寸也。〔注：命门（眼睛）之上一寸，约当攒竹穴处。〕手少阳之本，在小指次指之间上二寸，〔注：约当中渚穴，在第四掌指关节尺侧后上方之凹陷处。〕标在耳后上角下外眦也。〔注：约当角孙、丝竹穴、瞳子髎等穴处。〕手阳明之本，在肘骨中，上至别阳，〔别阳：指曲池直上七寸的臂臑部位。该部是手足太阳、阳维脉、手阳明络的会穴，故称别阳。手阳明之本在曲池穴处。〕标在颜下合钳上也。〔颜：额。钳上：指颊耳两旁的部位的头维穴。又《太素》"颜"作"颊"，认为在"颊下一寸，人迎后，扶突上"。二说并存。〕手太阴之本，在寸口之中，〔寸口：指太渊穴。〕标在腋内动脉也。〔注：此指天府穴，在腋下三寸，臂臑内廉动脉中。脉：原脱，依《甲乙》卷二第四、《太素》卷十补。〕手少阴之本，在锐骨之端，〔注：指神门穴。〕标在背腧也。〔注：指心俞穴，在第五胸椎棘突下，两侧各一寸五分处。〕手心主之本，在掌后两筋之间二寸中，〔注：指内关穴。〕标在腋下三寸也。〔下：下字原重，今依《甲乙》卷二第四、《太素》卷十删。标在天池穴处。〕凡候此者，下虚则厥，下盛则热；上虚则眩，上盛则热痛。〔候此者：指观察十二经标本上下的病变。厥：指手足逆冷的寒厥。〕故实者绝而止之，虚者引而起之。〔实：原作"石"，依《甲乙》卷二第四、《太素》卷十改。绝而止之：杜绝邪气，制止疾病发作。引而起之：导引正气，使正气充实。〕

请言气街：胸气有街，腹气有街，头气有街，胫气有街。〔句释：此言头、胸、腹、胫有气行的道路。〕故气在头者，止之于脑。气在胸者，止之膺与背腧。〔止：停留。止之于脑：停留到脑。指脑部为头气之街（手足三阳经都通于头）。膺：在前胸部两侧的肌肉隆起处。止之于膺与背腧：言胸前和后背腧穴是胸气之街。〕气在腹者，止之背腧，与冲脉于脐左右之动脉者。〔脐左右之动脉者：指腹部脐左右与冲脉交会穴，如肓俞（在脐中神阙穴旁开半寸处）。〕气在胫者，止之于气街，与承山、踝上以下。〔气街：指胃经的气冲穴，当任脉曲骨穴外二寸处，髂外动脉通过腹股沟之处，可摸到动脉搏动。承山：膀胱经穴名，在小腿后面的中点，外踝尖上八寸处。在伸膝和足尽力跖屈时，在小腿后面中部出现的人字缝之凹陷处。踝上以下：踝部上下处。〕取此者用毫针，必先按而在久，应于手，乃刺而予之。〔按而在久：即较长时间地按压。应于手：待气至应手。刺而予之：针刺并给以补泻手法。〕所治者，头痛眩仆，腹痛中满，暴胀，及有新积。〔新积：指积聚初起。〕痛可移者，易已也；积不痛，难已也。〔已：愈。〕

导读分析

一、篇名解释 ▶ ▶ ▶

　　文中介绍了营气、卫气的生理功能，认为所述内容，与温养肌肤，防御外邪的卫气有密切关系，故以"卫气"为篇名。

二、文章大意 ▶▶▶

本篇主要阐述营气、卫气的生理功能，十二经脉标本的部位与所在穴位，胸、腹、头、腔的气街部位，以及治疗上取其穴位时应用毫针的手法。简述上下虚实的治法。认为所述内容，与温养肌肤，防御外邪的卫气有密切关系等。

三、结构分析 ▶▶▶

> 第1段：讲述营气与卫气。
> 第2段：讲述足六经之标本。
> 第3～4段：讲述十二经脉标本的治法。

论痛 第五十三

黄帝问于少俞曰：筋骨之强弱，肌肉之<u>坚脆</u>，皮肤之厚薄，<u>腠理</u>之疏密，各不同，其于针石火焫之痛何如？〔**坚脆**：坚，壮实。脆，柔弱。**腠理**：指汗孔及皮肤肌肉组织间隙。以容易出汗，易感冒为腠理疏松，反之为致密。针石，针刺砭石。**焫**：音"ruò"。烧。**火焫**：指艾火烧针之类。〕肠胃之厚薄坚脆亦不等，其于<u>毒药</u>何如？〔**坚脆**：即强弱。**毒药**：即指药物，包括有毒的药物。《素问异法方宜论》王冰注："能攻其病，则谓之毒药。"〕愿尽闻之。少俞曰：人之<u>骨强</u>、<u>筋弱</u>、<u>肉缓</u>、皮肤厚者耐痛，其于针石之痛、火焫亦然。〔**强**：大。**骨强**：骨骼粗大。**筋弱**：筋柔软。**肉缓**：肌肉松弛。〕

黄帝曰：其耐火焫者，何以知之？少俞答曰：加以黑色而<u>美骨</u>者，耐火焫。〔**美骨**：即骨强之义，指骨骼粗大。〕黄帝曰：其不耐针石之痛者，何以知之？少俞曰：<u>坚肉</u><u>薄皮</u>者，〔**坚肉**：肌肉壮实。**薄皮**：皮肤细嫩而薄。〕不耐针石之痛，于火焫亦然。〔注：文中据形体推测各人耐痛情况，是经验的积累。据近代研究，不同个体的痛阈是有差异的，耐痛阈（指无法忍受时的数值）变化较大，与性别、年龄、个性特点、恐惧、注意等生理、心理因素有关。〕

黄帝曰：人之病，<u>或</u>同时而伤，或易已，或难已，其故何如？〔**或**：有的。〕少俞曰：同时而伤，其身<u>多热者</u>易已，<u>多寒者</u>难已。〔**多热者**：热证多。**已**：愈。**多寒者**：寒证多。因正气胜邪，病在阳分，故多热易愈。若体弱正气虚，正不胜邪，病在阴分，故多寒难愈。〕

黄帝曰：人之<u>胜毒</u>，何以知之？少俞曰：<u>胃厚</u>、<u>色黑</u>、<u>大骨</u>及肥者，皆胜毒，〔**胃厚**：指胃机能强。**大骨**：指身材高大。**胜毒**：能耐受药物的毒性。〕故其瘦而<u>薄胃</u>者，皆不胜毒也。〔**薄胃**：胃弱。〕

导读分析

一、篇名解释▶▶▶

文中讨论疼痛问题，故以"论痛"为篇名。

二、文章大意▶▶▶

本篇论述人体体质（筋骨、肌肉、皮肤、腠理以及肠胃之厚薄坚脆）不同，对针石火焫有耐痛、不耐痛的区别，对药物的耐受性也有差异，并提出这种个体差异的外表特征，以便正确地施针用药。文中还指出疾病痊愈的难易与人的体质有关，要因人制宜施用不同治法。

三、结构分析▶▶▶

第1~2段：讲述人之体质不同，耐痛、耐刺、灸疼痛不同。
第3段：讲述人同病，多热者易已。
第4段：讲述不同体质的人，耐药力也有差异。

天年第五十四

　　黄帝问于岐伯曰：愿闻人之始生，何气筑为基？何立而为楯？何失而死？何得而生？〔**筑为基**：作为基础。**立**：竖起。**楯**：栏槛，喻捍卫功能。〕岐伯曰：以母为基，以父为楯，失神者死，得神者生也。〔**以母为基，以父为楯**：言人体胚胎的形成，以母亲的阴血为基础，父亲的精气为卫外。〕黄帝曰：何者为神？岐伯曰：血气已和，荣卫已通，**五脏已成**，神气舍心，魂魄毕具，乃成为人。〔**和**：调和。**成**：形成。**舍**：藏。注：本段指出神的生成。神是人体生命活动现象的总称，魂魄功能参见《本神第八》。得神者生，失神者死，突出了神气对人体生命的重要作用，后世将此原则应用于望诊和脉诊，通过对病人精神状态、面部色泽、目光神采、全身状况，脉象是否柔和有力，综合分析，判断有神还是失神，以决定预后吉凶。〕

　　黄帝曰：人之寿夭各不同，或夭寿，或卒死，或病久，愿闻其道。岐伯曰：五脏坚固，血脉和调，肌肉解利，皮肤致密，营卫之行，不失其常，〔**五脏坚固**：指五脏所藏精气充足，功能正常。**肌肉解利**：指肌肉滑润，气行通利。**不失其常**：不丧失它的规律。〕呼吸微徐，气以度行，〔**呼吸微徐，气以度行**：言呼吸均匀，不粗不疾，气血运行与呼吸保持正常的比例。〕六腑化谷，津液布扬，各如其常，故能长久。〔**化谷**：

消化水谷。**布扬：**布敷到全身。**各如其常：**分别按正常活动。〕黄帝曰：人之寿百岁而死，何以致之？〔**致之：**达到百岁。〕岐伯曰：**使道隧以长，**〔**使道隧以长：**言人中沟深而长。〕**基墙高以方，**〔**基墙：**面部下颌骨部位为基，耳门至颊侧的肌肉为墙。**高以方：**指肌肉丰满，骨骼方正。〕通调营卫，三部三里，起骨高肉满，百岁乃得终。〔**三部三里：**指将面部分为上、中、下三部，分别以额角、鼻头、下颌为标志。**起：**高起而不平陷。**终：**无疾而死。〕

黄帝曰：其气之盛衰，以至其死，可得闻乎？岐伯曰：人生十岁，五脏始定，血气已通，其气在下，故好走。〔**始定：**指五脏功能开始稳定。**其气在下：**言生长之气在下部。**好走：**喜跑。〕二十岁，血气始盛，肌肉方长，故好趋。〔**始盛：**开始旺盛。**方长：**正在生长。**好趋：**喜快走。〕三十岁，五脏大定，肌肉坚固，血脉盛满，故好步。〔**大定：**指五脏发育强健。**坚固：**结实有力。**好步：**喜慢走。〕四十岁，五脏六腑十二经脉，皆大盛以平定，〔**大盛以平定：**指发育得很健全，已到了不能再向上发展的阶段。〕腠理始疏，荣华颓落，发颇斑白，平减不摇，故好坐。〔**始疏：**开始疏松。**荣华颓落：**指红润面色开始衰老。**发颇斑白：**头发发白。**平减不摇：**减，原作"盛"，依《太平圣惠方》卷一改。平减，言人年四十，将由壮渐老，由盛而衰。不摇，即不动。〕五十岁，肝气始衰，肝叶始薄，胆汁始减，目始不明。〔**减：**原作"灭"，依《太素》卷二、《甲乙》卷六第十二改。**不明：**指昏花。〕六十岁，心气始衰，**苦忧悲，血气懈惰，**故好卧。〔**苦忧悲：**因忧愁悲伤感到苦恼。**血气懈惰：**指血气运行不利。〕七十岁，脾气虚，皮肤枯。〔**枯：**干枯不泽。〕八十岁，肺气衰，魄离，故言善误。〔**魄离：**肺不藏魄。魄主记忆，故说话易误。〕九十岁，肾气焦，四脏经脉空虚。〔**焦：**枯竭。**四脏：**指其余四脏。〕百岁，五脏皆虚，神气皆去，〔**神气皆去：**言五脏所藏得神气都消失。〕形骸独居而终矣。〔**终：**死。〕

黄帝曰：其不能终寿而死者，何如？〔**句释：**言那些不能活到自然寿命而死亡的，这是为什么？〕岐伯曰：其五脏皆不坚，使道不长，空外以张，喘息暴疾，〔**皆不坚：**都不坚实。**空外以张：**鼻孔向外张开。**喘息暴疾：**指卒然呼吸疾速气喘。〕又卑基墙，薄脉少血，其肉不实，数中风寒，〔**卑基墙：**面部肌肉陷下，四周骨骼显露。**薄脉：**脉管薄弱。**实：**原作"石"，依《太素》卷二改。**不实：**不坚实。**数：**屡次。〕血气虚，脉不通，真邪相攻，乱而相引，故中寿而尽也。〔**乱而相引：**张介宾："正本拒邪，正气不足，邪反随之而入，故曰相引。"乱指体内气血失常。**中寿而尽：**中年而死。〕

导读分析

一、篇名解释 ▶▶▶

"天年"，指人的自然寿命，文中为一百岁。因其主要讨论寿夭问题，故以"天年"为篇名。

二、文章大意 ▶▶▶

本篇系统叙述了人生命的开始，十岁至百岁的变化规律，重点阐述寿命长短与气血的盛衰，脏腑的强弱，皮肤、肌肉、营卫运行正常与否有密切关系。寿夭者的望诊表现，神的生成以及对人体防止衰老、摄生防病的重要性。

三、结构分析 ▶▶▶

第1～2段：讲述人生源于父母之神
第3段：讲述人的成形、生长与衰老。
第4段：讲述不能终寿之因（先天，后天）。

逆顺第五十五

黄帝问于伯高曰：余闻气有逆顺，脉之盛衰，刺有大约，可得闻乎？〔脉之盛衰：指脉有力无力。大约：即大法。〕伯高曰：气之逆顺者，所以应天地、阴阳、四时、五行也。〔句释：气行的逆顺与天地、阴阳、四时、五行是相适应的，当其时为顺，非其时为逆。详参《营卫生会第十八》、《四时气第十九》、《顺气一日分为四时第四十四》、《逆顺肥瘦第三十八》等篇。〕脉之盛衰者，所以候血气之虚实有余不足也。〔有余不足：即虚实之义。也：原脱，依《灵枢集注》及日本田中清左卫门刻本补。顾观光《灵枢校勘记》云："也字当补。"〕刺之大约者，必明知病之可刺，与其未可刺，与其已不可刺也。〔必明知病之可刺：必须明确掌握疾病的可以刺。与其：与，和。其，代病。未可刺：指暂时不能刺。〕

黄帝曰：候之奈何？〔候之奈何：言怎么诊察可刺与未可刺、已不可刺。〕伯高曰：《兵法》曰：无迎逢逢之气，无击堂堂之阵。〔逢：通"蓬"。蓬蓬，盛貌。蓬蓬之气，是形容军队的来势急疾，气势甚盛。堂堂：盛大之貌。句释：原句谓不能迎击急疾的锐势，不可出击壮盛整齐的阵势。〕《刺法》曰：无刺熇熇之热，无刺漉漉之汗，无刺浑浑之脉，无制病与脉相逆者。〔熇熇：音"hèhè"。盛热。漉漉之汗：漉，水流貌。即大汗淋漓。浑浑之脉：指脉象紊乱模糊。逆：反。病与脉相逆者：指脉象与病情不符。〕

黄帝曰：候其可刺奈何？伯高曰：上工刺其未生者也，其次刺其未盛者也，其次刺其已衰者也。〔上工：医术高明的医生。未生者：指尚未显露的病证。未盛者：指病已成但邪气未充盛的病证。已衰者：指邪气已衰退的病证。〕下工刺其方袭者也，与其形之盛者也，与其病之与脉相逆者也。〔下工：医术低劣的医生。其方袭者：指邪气正旺的病证。形之盛者：指外形貌似强盛，实为内虚的人。〕故曰：方其盛也，勿敢毁伤，刺其已衰，事必大昌。〔**方：**当。**勿敢毁伤：**指不敢针刺。因邪气正盛的时候，迎其锐气而刺，会损伤元气，加重病情。此指会取得事倍功半的效果。〕故曰：上工<u>治未病</u>，不治已病。此之谓也。〔**治未病：**其义有三，一为预防。即未病之先予为防治。二为早期治疗。在疾病尚未显露之时治疗。三为掌握疾病发展的趋向，预治未病的脏腑。本篇指早期治疗。〕

导读分析

一、篇名解释 ▶▶▶

篇首提出"气有逆顺"，针刺应根据气之逆顺等，故以"逆顺"为篇名。

二、文章大意 ▶▶▶

本篇根据"气有逆顺"的理论，论述针刺要察脉之盛衰、疾病的具体情况，决定病之可刺与尚未可刺、已不可刺等。

三、结构分析 ▶▶▶

第1段：讲述气运行逆顺，应天地、阴阳、四时、五行。
第2段：讲述脉象盛衰，脉候血气之虚实。
第3段：讲述刺有可刺与不可刺。

五味 第五十六

黄帝曰：愿闻谷气有五味；其入五脏，分别奈何？伯高曰：胃者，五脏六腑之<u>海</u>也。水谷皆入于胃，五脏六腑皆<u>禀气于胃</u>。〔**海：**指营养汇聚的地方。**禀气于胃：**接受从胃中化生的水谷精微。〕五味各走其<u>所喜</u>，〔**所喜：**喜受之脏。〕谷味酸，先走肝；谷味苦，先走心；谷味甘，先走脾；谷味辛，先走肺；谷味咸，先走肾。<u>谷</u>气津液<u>已行</u>，营卫<u>大通</u>，乃化糟粕，<u>以次传下</u>。〔**谷：**泛指饮食水谷。**已行：**指在体内运行。**大通：**通畅。**以次传下：**按次序向下传送到二阴。〕

黄帝曰：营卫之行奈何？伯高曰：谷始入于胃，其精微者，先出于胃之<u>两焦</u>，以<u>溉</u>五脏，〔**两焦：**指上焦、中焦。**溉：**灌溉。〕别出两行，营卫之道。〔**两行：**即营卫的二条通道。营行脉中，卫行脉外。〕其<u>大气</u>之<u>抟</u>而不行者，积于胸中，命曰气海。〔**大气：**即宗气。**抟：**聚。〕出于肺，循喉咽，故呼则出，吸则入。<u>天地之精气</u>，其大数常出三入一，〔**天地之精气：**天之精气，指呼吸之气。地之精气，指水谷精微之气。出三入一：入指水谷入胃。出三，指糟粕、营卫、宗气三方面输出。〕故谷不入，半日则气衰，一日则气少矣。

黄帝曰：谷之五味，可得闻乎？伯高曰：请尽言之。五谷：秔米甘，麻酸，大豆咸，麦苦，黄黍辛。〔麻：芝麻。黄黍：黍米。〕五果：枣甘，李酸，栗咸，杏苦，桃辛。五畜：牛甘，犬酸，猪咸，羊苦，鸡辛。五菜：葵甘，韭酸，藿咸，薤苦，葱辛。〔葵：指冬葵。藿：豆叶。〕五色：〔注：五色配五脏，所宜对脏病而言。〕黄色宜甘，青色宜酸，黑色宜咸，赤色宜苦，白色宜辛。凡此五者，各有所宜。五宜：所言五色者，脾病者，宜食秔米饭、牛肉、枣、葵；心病者，宜食麦、羊肉、杏、薤；肾病者，宜食大豆黄卷、猪肉、栗、藿；〔大豆黄卷：黑大豆发芽后晒干而成。〕肝病者，宜食麻、犬肉、李、韭；肺病者，宜食黄黍、鸡肉、桃、葱。五禁：肝病禁辛，心病禁咸，脾病禁酸，肾病禁甘，肺病禁苦。肝色青，宜食甘，秔米饭、牛肉、枣、葵皆甘；心色赤，宜食酸，犬肉、麻、李、韭皆酸；〔犬：原作"大"，依《太素》卷二、《素问·脏气法时论》改。〕脾色黄，宜食咸，大豆、豕肉、栗、藿皆咸；肺色白，宜食苦，麦、羊肉、杏、薤皆苦；肾色黑，宜食辛，黄黍、鸡肉、桃、葱皆辛。

导读分析

一、篇名解释 ▶▶▶

篇名"五味"，指酸、苦、甘、辛、咸五味。

二、文章大意 ▶▶▶

本篇论述谷物五味与五脏的关系，饮食物对人体生命活动的重要作用。说明了五谷、五畜、五果、五蔬的五行分类，以及五脏病五宜五禁。五脏的宜禁是药物治疗、饮食疗法的理论根据。这些都是药物治疗和饮食调补的基本原则。

三、结构分析 ▶▶▶

第1～2段：讲述五脏六腑皆受气于胃。
第3段：讲述五谷、五畜、五果、五蔬均有五味，五脏所宜与所禁。

卷之九

水胀 第五十七

黄帝问于岐伯曰：水与肤胀、臌胀、肠覃、石瘕、石水，何以别之？〔水：水胀病。覃：音"xùn"。古与"蕈"通。肠覃：附肠而生长的肿物。何以别之：怎么鉴别它们呢？注：本篇有问无答，有脱简。〕岐伯答曰：水始起也，目窠上微肿，如新卧起之状，其颈脉动，时咳，阴股间寒，足胫瘇，腹乃大，其水已成矣。〔目窠：眼窝。如新卧起之状：好像刚睡醒起来的样子。颈脉动：指耳下及结喉旁人迎脉。阴股间寒：大腿内侧发冷。瘇：足肿。腹乃大：腹部才肿大。说明腹水已经形成。〕以手按其腹，随手而起，如裹水之状，此其候也。〔以手按其腹，随手而起，如裹水之状：用手按患者的腹部，放手后，随即胀起，腹像装满水的水囊一样。候：证候。〕

黄帝曰：肤胀何以候之？〔候：诊断。〕岐伯曰：肤胀者，寒气客于皮肤之间，㪣㪣然不坚，腹大，身尽肿，皮厚，〔㪣㪣：音"kōng kōng"。㪣㪣然不坚：指叩击腹部呈鼓音，中空不坚实。身尽肿：全身都肿。〕按其腹，窅而不起，腹色不变，此其候也。〔窅：音"yǎo"。本谓目深陷，这里指凹陷。窅而不起：指用手按压腹部，局部凹陷不能回复。因皮下组织水肿，故腹壁呈凹陷性水肿。〕

臌胀何如？岐伯曰：腹胀身皆大，大与肤胀等也，色苍黄，腹筋起，此其候也。〔臌胀：腹胀膨大如鼓，故名。何如：怎样。大：肿大。色苍黄：即青黄色。腹筋起：指腹部青筋出现。即腹壁浅静脉怒张。臌胀类似肝源性水肿。〕

肠覃何如？岐伯曰：寒气客于肠外，与卫气相搏，气不得荣，因有所系，癖而内著，恶气乃起，瘜肉乃生。〔气不得营：卫气不能运行。因有所系：因气行受到牵制。癖：即积聚。生于隐僻之处的积聚，叫癖积。内著：停留在内。恶气：指因气滞血瘀产生的病理性肿块。瘜肉：寄生的恶肉。〕其始生也，大如鸡卵，稍以益大，至其成，如怀子之状，久者离岁，按之则坚，推之则移，月事以时下，此其候也。〔稍以益大：逐渐地增大。离：越过。离岁：即超过一年以上。肠覃的病位在腹腔肠外。病程长，肿块由鸡卵大至怀孕状，质地坚硬，无粘连，推之能移动，男女皆可得。在女子时不影响月

经。**月事以时下**：即月经按时（月）来潮。〕

石瘕何如？〔**石**：形容肿块坚硬如石。**瘕**：音"jiǎ"。本指女病，即子宫肿瘤，引申指腹内结块。〕岐伯曰：石瘕生于胞中，寒气客于子门，〔**胞中**：即子宫内。**子门**：宫颈口。〕子门闭塞，气不得通，**恶血当泻不泻**，衃以留止，日以**益大**，状如怀子，月事不以时下。〔**恶血**：瘀血的一种，又叫败血。指溢于经脉之外，积存于组织间隙的坏死血液。**衃**：音"pēi"。指凝聚的血，色赤黑。**日以益大**：一天天地增大。〕皆生于女子。可导而下。〔**导而下**：指导血下行的方法。〕

黄帝曰：肤胀、臌胀可刺邪？〔**邪**：吗。〕岐伯曰：先泻其胀之血络，后调其经，刺去其血络也。〔**血络**：指皮下浅静脉瘀血的部位。**调其经**：根据经脉的虚实进行调。**刺去其血络**：即用针除尽血络中的郁血，即刺血疗法。对于臌胀的腹筋起，因此属脐周皮下静脉辅助门静脉回流，腹壁静脉怒张是侧枝循环的通路，不通运用放血疗法。《四时气第十九》指出水胀可取五十七穴，亦可用刺血疗法。关于石水，本篇有问无答。《邪气脏腑病形第四》说："肾脉……微大为石水，起脐已下至小腹，垂垂然，上至胃脘，死不治。"《素问·阴阳别论》说："阴阳结邪，多阴少阳，名曰石水，小腹肿。"《素问·大奇论》说："肾，肝并沉，为石水。"可供参阅。〕

导读分析

一、篇名解释 ▶▶▶

篇首论水胀病，故以"水胀"为篇名。

二、文章大意 ▶▶▶

本篇论述了水胀、肤胀、臌胀、肠覃、石瘕等病的症状、临床鉴别、病因及治疗方法。

三、结构分析 ▶▶▶

第1～5段：讲述了水胀、腹胀、膨胀、肠覃、石瘕的证候。
第6段：讲述了肤胀、臌胀的刺法。

贼风第五十八

黄帝曰：夫子言贼风邪气之伤人也，令人病焉，今有其不离屏蔽，不出空穴之中，〔**屏蔽**：屏风。**空穴**：指山洞。上古之人穴居野处故称空穴。〕卒然病者，非不离贼风邪气，其故何也？〔故：原因。〕岐伯曰：此皆尝有所伤于湿气，藏于血脉之中，分肉之间，久留而不去；〔尝：曾经。去：除。此言湿气留于体内血脉、肌肉。〕若有所堕坠，恶血在内而不去；〔若：或者。堕坠：自高处跌下。恶血：瘀血。〕卒然喜怒不节，饮食不适，寒温不时，腠理闭而不通；〔不节：不节制。不时：不合时宜。〕其开而遇风寒，〔其：或者。〕则血气凝结，与故邪相袭，〔故邪：旧邪。此指以前寒湿。袭：合。〕则为寒痹；其有热则汗出，汗出则受风，虽不遇贼风邪气，必有因加而发焉。〔因加而发：张介宾："谓因于故而加以新也，新故合邪，故病发矣。"〕

黄帝曰：今夫子之所言者，皆病人之所自知也。其毋所遇邪气，又毋怵惕之志，〔毋：无。怵惕：恐惧。志：此前原有"所"字，依《甲乙》卷六第五删。〕卒然而病者，其故何也？唯有因鬼神之事乎？〔因：由于。事：从事，作祟。〕岐伯曰：此亦有故邪留而未发，因而志有所恶，及有所慕，〔志有所恶：情感上有厌恶的事情。慕：指有向往的事，但不能实现。〕血气内乱，两气相搏。其所从来者微，〔其所从来者微：指病因产生的内在变化微细。〕视之不见，听而不闻，故似鬼神。〔视之不见，听而不闻，故似鬼神：此言视听难知，众人谓如鬼神，不是鬼神。〕

黄帝曰：其祝而已者，其故何也？〔祝：指祝由。已：病愈。祝由是古代所用的一种心理疗法。吴鞠通："祝，告也。由，病之所从出也。近时以巫家为祝由科，并列于十三科之中，《内经》谓信巫不信医不治，巫岂可列之医科中哉！吾谓凡治内伤者，必先祝由详告，以病之所由来，使病人知之，而不敢再犯，又必细体变风变雅，曲察劳人思妇之隐情，婉言以开导之，安言以振惊之，危言以悚惧之，必使之心悦诚服，而后可以奏效如神。"〕岐伯曰：先巫者，〔先巫者：指古代巫医。〕因知百病之胜，先知其病之所从生者，可祝而已也。〔百病之胜：战胜百病的方法。所从生：指病产生的原因。祝由，《素问·移精变气论》王冰注："移精变气，无假毒药，祝说病由，不劳针石而已。"按：祝由用于精神情志疾病。利用情志相胜，如思胜恐、怒胜思、喜胜忧、恐胜喜、悲胜怒等方法治愈心理疾病。〕

导读分析

一、篇名解释 ▶ ▶ ▶

"贼风"，指四时不正常的气候，是"虚邪贼风"的简称。因其具有贼害的性质会使人致病，故名。

二、文章大意 ▶ ▶ ▶

本篇指出突然发作的疾病，是由于体内有故邪，加上外邪或精神情志、饮食不适等因素才发病，批判鬼神致病的错误认识。篇末说明祝由可以治病的道理。

三、结构分析 ▶▶▶

第1段：讲述贼风。
第2段：讲述志有所恶，及有所慕——情志内伤，血气内乱。
第3段：讲述祝而已，先巫知病。

卫气失常 第五十九

黄帝曰：卫气之留于腹中，稸积不行，菀蕴不得常所，〔稸：音"xù"。原作"搐"，依《甲乙》卷九第四、《灵枢注证发微》、《灵枢集注》改。稸，聚、积之义。菀蕴：郁结。常所：平时运行的部位。〕使人支胁胃中满，喘呼逆息者，何以去之？〔支：支撑。支胁：言胁部胀满。逆息：呼吸失常。指气急。〕伯高曰：其气积于胸中者，上取之；积于腹中者，下取之；上下皆满者，傍取之。〔上取之：取上部穴位治疗。傍取之：取附近穴位治疗。〕黄帝曰：取之奈何？伯高对曰：积于上者，泻人迎、天突、喉中；〔上：指胸。者：原脱，依《甲乙》卷九第四补。天突：任脉穴名，主咳嗽、气喘、胸中气逆。喉中：指廉泉穴。〕积于下者，泻三里与气街；〔下：指腹。〕上下皆满者，上下取之，与季胁之下一寸；重者，鸡足取之。〔上下取之：言取上文所述上下部穴位。季胁之下一寸：指肝经章门穴。鸡足取之：指上取人迎、天突、喉中，下取三里、气街，中取章门。又鸡足为针法之一种，详本书《官针第七》。〕诊视其脉大而弦急，及绝不至者，及腹皮急甚者，不可刺也。黄帝曰：善。〔绝不至者：言摸不到脉搏的跳动。腹皮急甚：指腹部皮肤拘紧明显。〕

黄帝问于伯高曰：何以知皮肉、气血、筋骨之病也？伯高曰：色起两眉薄泽者，病在皮；〔薄泽：少光泽。两眉之间，为肺之部，肺主皮毛。句释：两眉之间少光泽并出现病色，病在皮。〕唇色青黄赤白黑者，病在肌肉。〔注：脾主口，脾主肌肉，故从口测肌肉病。〕营气濡然者，病在血气。〔濡：湿。营气濡然：营气无形，皮肤湿润多汗。〕目色青黄赤白黑者，病在筋。〔注：肝主筋，肝开窍于目，故从目测筋病。〕耳焦枯受尘垢，病在骨。〔耳焦枯受尘垢：耳干枯如有垢。肾主骨，开窍于耳，故从耳测骨病。〕黄帝曰：病形何如，取之奈何？伯高曰：夫百病变化，不可胜数，然皮有部，肉有柱，血气有输，骨有属。〔胜数：数尽。皮有部：皮有分部。十二皮部分区是和十二经脉在体表循行部位一致。详《素问·皮部论篇第五十六》。柱：指肌肉突起部分。输：腧穴。属：指关节。〕黄帝曰：愿闻其故。伯高曰：皮之部，输于四末。〔四末：四肢。〕肉之柱，在臂胫诸阳分肉之间，与足少阴分间。〔诸阳：指手足三阳经。分肉：肌肉。分间：即分肉之间。〕血气之输，输于诸络，气血留居，则盛而起。〔诸络：诸经的络穴。**气血留居**：气血滞塞。**盛而起**：指络脉窒盛而高起。〕筋部无阴无阳，无左无右，候病所在。〔**句释**：言筋病不分阴阳左右，随病所在而治疗。〕骨之属者，骨空之所以受益而液脑髓者也。〔**骨空**：即骨孔。**液**：原作"益"，依《甲乙》卷六第六、《千金翼方》卷二十五第一改。〕黄帝曰：取之奈何？伯高曰：夫病变化，浮沉深浅，**不可胜穷**，各在其处，〔**不可胜穷**：即无穷无尽。胜、穷，皆有"尽"义。**各在其处**：分别在各自的部位。〕病间者浅之，甚者深之，**间者小之**，甚者**众之**，随变而调节，故曰上工。〔**间**：病轻。**小之**："小"通"少"，指少针。**众之**：指多针。〕

黄帝问于伯高曰：人之肥瘦、大小、寒温，有老、壮、少、小，别之奈何？伯高对曰：人年五十已上为老，〔**己**：通"以"。〕三十已上为壮，十八已上为少，六岁已上为小。黄帝曰：何以度知其肥瘦？〔**度**：度量。〕伯高曰：人有肥、有膏、有肉。黄帝曰：别此奈何？伯高曰：**䐃肉坚**，皮满者，肥。〔**䐃**：原作"腘"，依《甲乙》卷六第六改。下同。**䐃肉坚**：肌肉突起部分坚实。**皮满**：皮肤丰满。〕**䐃肉不坚，皮缓者，膏。皮肉不相离者，肉**。〔**句释**：言膏者月䐃肉不结实，皮肤松缓。言肉者皮肉紧连不分离。〕黄帝曰：身之寒温何如？伯高曰：膏者，其肉**淖**，而粗理者身寒，细理者身热。〔**肉淖**：肌肉柔润。**粗理**：皮肤纹理粗糙。〕脂者，其肉坚，细理者热，粗理者寒。〔**脂者**：即上文肥者。〕黄帝曰：其肥瘦大小奈何？伯高曰：膏者，多气而皮纵缓，故能**纵腹垂腴**。〔**纵腹**：腹部松弛。**垂腴**：腴，腹下肥也。指腹部脂肪下垂的样子。〕肉者，身体**容大**。脂者，其身收小。〔**容大**：指身形高大。**其身收小**：指身材矮小。〕

黄帝曰：三者之气血多少何如？伯高曰：膏者多气，多气者热，热者耐寒；肉者多血则充形，充形则平。〔**充形则平**：形体充实，体质就平和。〕脂者，其血清，气滑少，故不能大。〔**气滑少**：指气少，气行滑利。**大**：壮大。〕此别于众人者也。〔**别于众人**：与大多数人不同之处。〕黄帝曰：众人奈何？伯高曰：众人皮肉脂膏不能相加也，血与气不能相多，故其形不小不大，**各自称其身**，命曰众人。〔**不能相加**：指血气和平，没有偏多的情况。**相多**：偏多。**各自称其身**：言各自与身形相称。〕黄帝曰：善。治之奈何？伯高曰：必先别其**三形**，血之多少，气之清浊，而后调之，**治无失常经**。〔**三形**：指膏、肉、脂三种类型。**治无失常经**：常经，常规、常法。言治疗不要违反常规。〕是故膏人，纵腹垂腴；肉人者，上下容大；脂人者，**虽脂不能大者**。〔**虽脂不能大者**：言虽然脂肪多，身形没有膏型、肉型的人那样肥大或高大。〕

导读分析

一、篇名解释 ▶ ▶ ▶

篇首论述卫气运行失常，留滞胸腹中，引起各种病变，以及刺治的方法，故以"卫气失常"为篇名。

二、文章大意 ▶▶▶

　　本篇内容涉及的范围较为广泛，叙述了皮肉、气血、筋骨病变诊断和针治原则。最后指出老壮少小的年龄界限，脂、膏、肉三种不同体质的人的体形和气血的差异。

三、结构分析 ▶▶▶

　　第 1 段：讲述卫气失常，卫气积聚于人身不同部位的刺法。
　　第 2 段：讲述皮肉、气血、筋骨病。
　　第 3～4 段：讲述人之肥瘦、大小、寒温、气血及刺法。

玉版第六十

　　黄帝曰：余以小针为细物也，夫子乃言上合之于天，下合之于地，中合之于人，余以为过针之意矣，愿闻其故。〔小针：指九针。细物：细小的东西。过针之意：超过针的原意。〕岐伯曰：何物大于天乎？夫大于针者，惟五兵者焉。〔五兵：指五种兵器。杨上善注为"一弓，二殳，三矛，四戈，五戟"。〕五兵者，死之备也，非生之具。〔死之备：备作杀人用的。非生之具：不是活命的器具。〕且夫人者，天地之镇也，其可不参乎？〔镇：宝器。其：此下原有"不"字，依《太素》卷二十三删。其可不参乎：怎么会不和天地相应呢？〕夫治民者，亦唯针焉。夫针之与五兵，其孰小乎？〔其孰小乎：作用哪一个小呢？〕

　　黄帝曰：病之生时，有喜怒不测，饮食不节，阴气不足，阳气有余，营气不行，乃发为痈疽。〔不测：无常。不节：不节制。阴气：指五脏精气。阳气有余：指阳热之邪亢盛。〕阴阳不通，两热相搏，〔阴阳：指营卫气血。两热：阳热之邪与气血窒滞郁而生热。〕乃化为脓，小针能取之乎？〔取：治疗之义。〕岐伯曰：圣人不能使化者，为之邪留也。〔化：指消散痈疽。为之邪留也：是因为病邪滞留。邪下原有"不可"二字，孙鼎宜曰："不可二字衍文。"据文义删。〕放两军相当，〔当：敌。相当：即对敌。〕旗帜相望，白刃陈于中野，〔白刃：即锋利的兵器。陈：陈列。中野：旷野之中。〕此非一日之谋也。能使其民，令行禁止，士卒无白刃之难者，非一日之教也，须臾之得也。〔令行禁止：有令就行，有禁必止。无白刃之难：没有遭受利刃的灾难。须臾之得：一会儿能做到的。〕夫至使身被痈疽之病，脓血之聚者，不亦离道远乎。〔不亦离道远乎：不是离养生之道太远了吗？〕夫痈疽之生，脓之成也，不从天下，不从地出，积微之所生也。〔积微之所生：由细微的病因累积而发生的。〕故圣人之治于未有形也，愚者遭其已成也。〔之治于未有形：之，原作"自"，依《太素》卷二十三改。在疾病没有显著变化时治理。愚者遭其已成：愚拙的人到疾病已成形时才治疗。〕黄帝曰：其已形，不予遭，脓已成，不予见，为之奈何？〔其已形：痈疽已成形。不予遭：不能预先诊察到。〕岐伯曰：脓已成，十死一生，故圣人弗使已成，而明为良方，著之竹帛，〔明为良方：明确地制定良方。著之竹帛：把方写在竹简、缣帛上。〕使能者踵而传之后世，无有终时者，为其不予遭也。〔踵：继续。终时：终绝的时候。为：因为。其：痈疽。〕黄帝曰：其已有脓血而后遭子，〔遭：遇。子：原作"乎"，依《太素》卷二十三改。子指岐伯，古者称师为子。〕不导之以小针治乎？岐伯曰：以小治小者其功小，以大治大者多害，〔以小治小：用小针刺治小的痈疽。以大治大：用大针治大的痈疽。〕故其已成脓血者，其唯砭石铍、锋之所取也。〔铍：铍针。锋：锋针。所取：指排脓。〕

黄帝曰：多害者其不可全乎？〔全：愈。〕岐伯曰：其在逆顺焉。〔其在逆顺焉：言在于痈疽病证的逆和顺了。〕黄帝曰：愿闻逆顺。岐伯曰：已为伤者，〔伤：害。〕其白眼青、黑眼小，是一逆也；〔是：此。〕内药而呕者，〔内药：服药。〕是二逆也；腹痛渴甚，是三逆也；肩项中不便，〔肩项中不便：言肩项转动不便。〕是四逆也；音嘶色脱，〔音嘶：声音嘶哑。色脱：面无血色。〕是五逆也。除此五者为顺矣。

黄帝曰：诸病皆有逆顺，可得闻乎？岐伯曰：腹胀，身热，脉大，是一逆也；腹鸣而满，四肢清，泄，其脉大，是二逆也；〔清：冷。泄：泄泻。〕衄血不止，脉大，是三逆也；咳且溲血，脱形，其脉小劲，是四逆也；〔脱形：形体显著消瘦。脉小劲：脉小有力。〕脱形身热，脉小以疾，是谓五逆也。〔脉小以疾：脉小而数。〕如是者，不过十五日而死矣。其腹大胀，四末清，脱形，泄甚，是一逆也；腹胀便血，其脉大，时绝，是二逆也；〔时绝：指脉时常停搏。〕咳，溲血，形肉脱，脉搏，〔脉搏：脉搏搏动有力。〕是三逆也；呕血，胸满引背，脉小而疾，是四逆也；咳呕腹胀，且飧泄，其脉绝，是五逆也。〔脉绝：指手摸到脉搏的跳动。〕如是者，不及一时而死矣。工不察此者而刺之，是谓逆治。

黄帝曰：夫子之言针甚骏，〔骏：大的意思。指针的作用大。〕以配天地，上数天文，下度地纪，内别五脏，外次六腑，〔数：接近。下度地纪：在下效法地理。别：分别。次：依次贯通。〕经脉二十八会，〔经脉二十八会：言二十八脉会合。二十八脉，指手足十二经，左右相同，共二十四脉，加上两跷、任、督脉。〕尽有周纪，〔周纪：环绕周流的规律。〕能杀生人，不能起死者，子能反之乎？岐伯曰：能杀生人，不能起死者也。黄帝曰：余闻之则为不仁，然愿闻其道，弗行于人。〔则为不仁：就感到不是仁爱的做法。道：针刺的理论。〕岐伯曰：是明道也，其必然也。〔句释：言这是明显的道理，那是必然会出现的情况。〕其如刀剑之可以杀人，如饮酒使人醉也，虽勿诊，犹可知矣。〔虽：即使。〕黄帝曰：愿卒闻之。岐伯曰：人之所受气者，谷也。〔句释：言人体所禀受的精气，是来源于谷物。〕谷之所注者，胃也。〔所注：聚集的器官。〕

胃者，水谷气血之海也。海之所行云气者，天下也。〔句释：海上流动的云气是在空中。〕胃之所出气血者，经隧也。经隧者，五脏六腑之大络也，迎而夺之而已矣。〔出：指化生。经隧：运行气血的通道。迎而夺之：迎着气血来的方向用泻法。已：尽。五脏六腑之大络也，迎而夺之而已矣：指对五脏六腑的大络行迎而夺之的泻法，气血就会耗尽而死。〕黄帝曰：上下有数乎？〔句释：言手足经有刺禁之术吗？〕岐伯曰：迎之五里，中道而止，五至而已，五往而脏之气尽矣。〔五里：大肠经穴名，在曲池与肩髃连线上，曲池上三寸处。此穴有桡侧副动、静脉经过。中道而止：使脏气行至中途就停止。五至而已：误针五次，一脏的气尽。五往：五脏各有五至。〕故五五二十五而竭其输矣，〔竭其输：使五脏输注的脏气耗竭。〕此所谓夺其天气者也，非能绝其命而倾其寿者也。〔夺其天气：劫夺人的先天真元之气。非：孙鼎宜曰："非下应补针字。"可参。绝其命而倾其寿：断绝人的生命，倾覆人的寿命（即使人夭折）。〕黄帝曰：愿卒闻之。岐伯曰：阚门而刺之者，死于家中；〔阚门：音"kuī"，同"窥"。门指气血出入的门户。阚门而刺：指浅刺。〕入门而刺之者，死于堂上。〔入门而刺：指深刺。堂：古代宫室，前为堂，后为室。死于堂上：死在医者的堂上。即当场刺死。〕黄帝曰：善乎方，明哉道！〔方：方法。道：道理。〕请著之玉版，以为重宝，传之后世，以为刺禁，令民勿敢犯也。〔重宝：重要的宝物。刺禁：针刺的禁忌。〕

导读分析

一、篇名解释 ▶▶▶

"玉版"，刻字在玉片上。又称玉简。为了使后世勿犯刺禁，将本文著之玉版，以示重视。故以"玉版"为篇名。

二、文章大意 ▶▶▶

本篇指出针的作用，能"上数天文，下度地纪，内别五脏，外次六腑"，但违反刺禁，亦如刀剑可以杀人，并举出迎刺五里的害处，说明针刺可以治病救人，也可误治杀人。文中还论述了痈疽的成因为"积微所生"，因而要早预防、早诊断、早治疗。

三、结构分析 ▶▶▶

第1～3段：讲述痈疽，顺逆，刺法。
第4段：讲述五逆证，逆治。
第5段：讲述举例五里穴论禁刺之法。

五禁 第六十一

黄帝问于岐伯曰：余闻刺有五禁，何谓五禁？岐伯曰：禁其不可刺也。黄帝曰：余闻刺有五夺。岐伯曰：无泻其不可夺者也。〔**夺**：劫夺。**句释**：对不可劫夺的情况，不可用泻法。〕黄帝曰：余闻刺有五过。岐伯曰：补泻无过其度。〔**五过**：指补泻均超出一定限度的五种情况。下文无五过之说，系脱简。〕黄帝曰：余闻刺有五逆。岐伯曰：病与脉相逆，命曰五逆。黄帝曰：余闻刺有九宜。岐伯曰：明知九针之论，是谓九宜。〔**九宜**：下文无九针之说，系有脱简。〕

黄帝曰：何谓五禁？愿闻其不可刺之时。岐伯曰：甲乙日自乘，无刺头，无发蒙于耳内。〔**自乘**：古代以十天干计日，并与人身不同的部位相对应。以头为甲乙，肩喉为丙丁，腹为戊己，股膝为庚辛，足胫为壬癸。值日的天干称为自乘。**甲乙日自乘，无刺头**：甲乙值日的二天里禁刺人身对应的头部。**发蒙**：是治疗耳目头面之疾的一种刺法的名称。详见《刺节真邪第七十五》。〕丙丁日自乘，无振埃于肩喉廉泉。〔**振埃**：是治疗喘咳胸满等病的一种刺法名称。详见《刺节真邪第七十五》。**廉泉**：是振埃刺法所取的穴位名称，疑是旁注，误入正文。〕戊己日自乘，〔**乘**：此后原有"四季"二字，以甲乙日各句律之，疑为衍文，据文义删。〕无刺腹去爪泻水。〔**去爪**：是治疗关节脉络及阴囊水肿的一种刺法的名称，用锃针去水。详参《刺节真邪第七十五》。〕庚辛日自乘，无刺关节于股膝。壬癸日自乘，无刺足胫。是谓五禁。

黄帝曰：何谓五夺？岐伯曰：形肉已夺，是一夺也；〔**形肉已夺**：指形体肌肉极度消瘦。〕大夺血之后，是二夺也；〔**大夺血**：大量出血。〕大汗出之后，是三夺也；大泄之后，是四夺也；新产及大血之后，是五夺也。此皆不可泻。〔**句释**：言不可用泻法。张介宾曰："不惟用针，用药亦然。"〕

黄帝曰：何谓五逆？岐伯曰：热病脉静，汗已出，脉盛躁，是一逆也；〔**脉静**：指脉搏不随体温升高而相应加快。**脉盛躁**：脉大而躁动。热病应见盛躁脉，出汗后呈现脉静，是顺证。此条所述脉证相反，故曰逆。〕病泄，脉洪大，是二逆也；着痹不移，腘肉破，身热，脉偏绝，是三逆也；〔**着痹**：即湿邪偏胜的痹证。**不移**：指病不去。**腘肉破**：肌肉突起部分破溃。**脉偏绝**：一手无脉为偏，二手脉象都难以摸到为绝。〕淫而夺形，身热，色夭然白，及后下血衃，血衃笃重，是谓四逆也。〔**淫**：泛指挺伤阴津的病变。周学海："淫谓肠澼沃沫，精遗淋漓盗汗之类皆是。"**夺形**：形体消瘦。**色夭然白**：指面色苍白枯槁。**后下血衃**：排大便时排出赤黑色血块。**笃**：危重。**笃重**：即病重。〕寒热夺形，脉坚搏，是谓五逆也。〔**脉坚搏**：脉坚实有力。〕

导读分析

一、篇名解释 ▶▶▶

　　"五禁"，谓逢到禁日，对相应均部位应禁刺。本文重点论述五禁、五夺、五逆，首论五禁，故以"五禁"为篇名。

二、文章大意 ▶▶▶

　　本文重点论述五禁、五夺、五逆，首论五禁。五夺是指五种元气大虚之证，不可用泻法针刺。五逆是指出五种脉证相反的逆象。提示人们在治疗时知所避忌。

三、结构分析 ▶▶▶

> 第1段：概述五禁、五夺、五过、五逆、九宜。
> 第2段：详述五禁。
> 第3段：详述五夺。
> 第4段：详述五逆。

动腧 第六十二

　　黄帝曰：经脉十二，而手太阴、足少阴、阳明独动不休，何也？岐伯曰：足阳明胃脉也。〔**足阳明**：原作"是明"，依《太素》卷九、《甲乙》卷二第一下、《千金》卷十七第一改。〕胃为五脏六腑之海，其清气上注于肺，〔**五脏六腑之海**：言胃是五脏六腑所需精气的汇聚地。**清气**：指饮食食物化生的稀薄水谷精微。〕肺气从太阴而行之，〔**太阴**：指手太阴肺经。〕其行也，以息往来，〔**息**：一呼一吸为一息。**以息往来**：言肺经的搏动，随着呼吸而往来。指出呼吸与脉搏有密切关系。〕故人一呼脉再动，一吸脉亦再动，呼吸不已，故动而不止。

　　黄帝曰：气之过于寸口也，上十焉息？下八焉伏？何道从还？不知其极。〔**上十焉息？下八焉伏**：上下言进退之势。十、八喻盛衰之形。焉，何。息，生长。言脉来时气盛，脉去时气衰，是怎么生长、伏藏的。**何道从还**：气血从什么通路还归本脉。**极**：终止。〕岐伯曰：气之离脏也，卒然如弓弩之发，如水之下岸，〔**气**：脉气。**发**：放箭。**下岸**：下冲堤岸。〕上于鱼以反衰，其余气衰散以逆上，故其行微。〔**鱼**：手鱼际部，即手拇指后方的掌骨处有明显肌肉隆起，状如鱼腹的部位。**逆上**：指从少商返回。**其余气衰散以逆上**：言它的余气衰散而且向上逆行。〕

黄帝曰：足之阳明何因而动？〔**何因而动**：因为什么而跳动。〕岐伯曰：胃气上注于肺，其悍气上冲头者，循咽，上走空窍，〔**悍气**：慓悍之气。**空窍**："空"同"孔"。指头部七窍。〕循眼系，入络脑，出颃，〔**眼系**：又称目系，指眼球内连到脑的脉络。**颃**：腮部。〕下客主人，循牙车，合阳明，并下人迎，此胃气别走于阳明者也。〔**客主人**：胆经穴位，即上关穴。**牙车**：即曲牙，此指胃经颊车穴。**胃气别走于阳明**：说人迎脉搏动的原因是由于胃气从别的通道流入阳明经的缘故。**别走**：是指胃气上注于肺，上冲头咽，下合阳明，并下人迎穴。〕故阴阳上下，其动也若一。〔**阴**：指寸口，手太阴肺经。**阳**：指人迎，足阳明胃经。**上**：指人迎，**下**：指寸口。**其动也若一**：言人迎、寸口两脉的搏动一致。〕故阳病而阳脉小者为逆，阴病而阴脉大者为逆。故阴阳俱静俱动，若引绳相倾者病。〔**若引绳**：像绳索牵引一样。**相倾者**：指一方偏盛，失去平衡。〕

黄帝曰：足少阴何因而动？岐伯曰：冲脉者，十二经之海也，与少阴之大络，起于肾下，出于气街，〔**海**：气血汇聚之处。**气街**：指胃经的气冲穴。〕循阴股内廉，邪入腘中，〔**邪**：通"斜"。〕循胫骨内廉，并少阴之经，下入内踝之后，入足下；其别者，邪入踝，出属跗上，〔**属**：指胫骨与跗骨相连之处。**跗**：足背。〕入大指之间，注诸络，以温足胫。此脉之常动者也。〔**大指**：指大趾。**诸络**：指足少阴肾经在足胫部所有的络脉。**温**：温养。〕

黄帝曰：营卫之行也，上下相贯，如环之无端，今有其卒然遇邪气，及逢大寒，手足懈惰，〔**懈惰**：松弛无力或麻木不灵活。〕其脉阴阳之道，相输之会，行相失也，气何由还？〔**阴阳**：来去。**相输之会**：运输会合之处。**行**：将。**相失**：失去正常运行。**何由**：从哪里。〕岐伯曰：夫四末阴阳之会者，〔**四末**：四肢，**阴阳之会**：阴经阳经会合的地方。〕此气之大络也。四街者，气之径路也。〔**四街**：指头、胸、腹、胫四部的气街，详见《卫气第五十二》。**径路**：小的通道。〕故络绝则径通，四末解则气从合，相输如环。〔**络绝**：络脉阻塞。**四末解**：四肢的邪气解除。**从**：随也。**气从合**：言脉气随之会合。〕黄帝曰：善。此所谓如环无端，莫知其纪，终而复始，此之谓也。〔**端**：起头。**莫知其纪**：不知它的头绪。〕

导读分析

一、篇名解释 ▶ ▶ ▶

"腧"，原作"输"。气血输注，动而不休止。"输"、"腧"、"俞"三字通。"动腧"，马莳曰："内论手太阴、足少阴、足阳明之俞穴，独动不休，故名篇。"

二、文章大意 ▶ ▶ ▶

本篇分别论述手太阴肺经、足少阴肾经、足阳明胃经三条经脉独动不休的原因。还说明营卫的运行，上下相贯，如环无端。四肢是阴阳之会，四街具有"络绝则径通"的代偿功能。

三、结构分析 ▶▶▶

第1～4段：讲述手太阴、足少阴、足阳明三经动脉见于外。
第5段：讲述营卫之行，如环无端。

五味论第六十三

黄帝问于少俞曰：五味入于口也，各有所走，各有所病。〔各有所走：各有分布的部位。各有所病：各有发生的病证。此二句是本文的中心，指饮食、药物的五味，可以养人，亦可以伤人。〕酸走筋，多食之，令人癃；〔癃：小便不通。〕咸走血，多食之，令人渴；辛走气，多食之，令人洞心；〔洞心：指胃内空虚感。〕苦走骨，多食之，令人变呕；甘走肉，多食之，令人悗心。〔变呕：发生呕吐。悗心：心闷。〕余知其然也，不知其何由，愿闻其故。〔然：这些情况。何由：什么道理。故：缘故。〕

少俞答曰：酸入于胃，其气涩以收，上之两焦，弗能出入也，〔其气涩以收：酸的性质是收涩。上之两焦：向上到上中二焦。〕不出即留于胃中，胃中和温，则下注膀胱，膀胱之胞薄以懦，〔胞薄以懦：懦疑为濡之误，"濡"通"奭"，软之意。指膀胱壁薄而软。〕得酸则缩绻，约而不通，〔缩绻：收缩卷曲。约：约束。〕水道不行，故癃。阴者，积筋之所终也，故酸入而走筋矣。〔阴：前阴。积筋之所终：诸筋终聚之处。〕

黄帝曰：咸走血，多食之，令人渴，何也？少俞曰：咸入于胃，其气上走中焦，注于脉，则血气走之，〔走之：指在全身运行。〕血与咸相得则凝，凝则胃中汁注之，注之则胃中竭，竭则咽路焦，〔咽路焦：咽道津液极度不足。〕故舌本干而善渴。血脉者，中焦之道也，故咸入而走血矣。

黄帝曰：辛走气，多食之，令人洞心，何也？少俞曰：辛入于胃，其气走于上焦，〔上焦：指肺。〕上焦者，受气而营诸阳者也，〔上焦者，受气而营诸阳者也：言上焦是受纳饮食精气并且温养体表肌肤。〕姜韭之气熏之，营卫之气不时受之，久留心下，〔心下：指胃。〕故洞心。辛与气俱行，〔气：卫气。〕故辛入而与汗俱出。

黄帝曰：苦走骨，多食之，令人变呕，何也？少俞曰：苦入于胃，五谷之气，皆不能胜苦，苦入下脘，三焦之道皆闭而不通，故变呕。齿者，骨之所终也。〔所终：终止的部分。即齿为骨之余的意思。〕故苦入而走骨，故入而复出，知其走骨也。〔入而复出：本句在《千金》卷二十六后有"齿必黧疏"四字，可参。句释：言苦味入胃，入骨又从齿出，牙齿必定变为黑色稀疏。〕

158

黄帝曰：甘走肉，多食之，令人悗心，何也？少俞曰：甘入于胃，其气弱小，不能<u>上至于上焦</u>，而与谷留于胃中者，<u>令人柔润</u>者也，〔**上至于上焦**：即上到上焦。**令人柔润**：指使人胃柔软湿润。〕胃柔则缓，缓则虫动，虫动则令人悗心。其气外通于肉，故甘走肉。

导读分析

一、篇名解释 ▶▶▶

文中论述五味与人体筋、血、气、骨、肉及脏腑关系，故名"五味论"。

二、文章大意 ▶▶▶

本篇主要论述五味与人体经络、脏腑、气、血等关系，指出五味偏嗜、太过引起的各种疾病。

三、结构分析 ▶▶▶

第1段：讲述五味所入人体的部位及过食五味引起的疾病。
第2~6段：讲述五味具体走行及过食五味引起疾病的病因。

卷之十

阴阳二十五人 第六十四

黄帝曰：余闻阴阳之人，何如？伯高曰：〔伯高：结合下文，伯高疑为岐伯之误。〕天地之间，六合之内，不离于五，人亦应之。〔六合：指东南西北四方和上下，即宇宙之意。五：指五行。〕故五五二十五人之形，〔形：原作"政"，依《甲乙》卷一第十六改。〕而阴阳之人不与焉。〔不与：不及。即不包括在内。〕其态又不合于众者五，〔其态又不合于众者五：言二十五人的形态与一般的太阳、少阳、太阴、少阴、和平五种形态是不同的。〕余已知之矣。〔注：详见《通天第七十二》。〕愿闻二十五人之形，血气之所生，别而以候，从外知内，何如？〔别而以候：即分别观察。〕岐伯曰：悉乎哉问也，此先师之秘也。〔悉：详细。秘：秘传。〕虽伯高犹不能明之也。〔犹：还。明：明白。〕黄帝避席遵循而却曰：〔避席：离开坐席。遵循：通"逡巡"，谦退之貌。却：退却。〕余闻之，得其人弗教，是谓重失。〔其人：指可以传授医术的人。重失：严重的损失。〕得而泄之，天将厌之。〔厌之：厌恶他。〕余愿得而明之，金柜藏之，不敢扬之。〔扬：张扬。〕岐伯曰：先立五形金木水火土，别其五色，异其五形之人，而二十五人具矣。〔别：区别。二十五人：五行之人，又各分五类，合计有二十五种人。〕黄帝曰：愿卒闻之。岐伯曰：慎之慎之！臣请言之。

木形之人，比于上角，似于苍帝。〔比：比类之意。角：五音之一，属木。上角、大角、左角、钛角、判角是木音的分类。比于上角：凡得五行一行之气全者，名曰上，属于本行的阴经。言木形之人，比类于上角。似于苍帝：苍帝是神话中的上天五帝之一。五帝，东方青（一作苍）帝，南方赤帝，中央黄帝，西方白帝，北方黑帝。似于苍帝，指以上角类比的木形之人，似苍帝，皮肤现青色。〕其为人苍色，小头，长面，大肩背，直身，小手足，有才，好劳心，少力，多忧劳于事。〔好劳心：好用心机。〕能春夏不能秋冬，感而病生，足厥阴佗佗然。〔足厥阴佗佗然：言此类型的人，属于足厥阴肝经，其特点是雍容自适。〕大角之人，〔大角：得一行之气偏者，名曰大。又分为左右上下。左之上方，在木音中属于大角。〕比于左足少阳，少阳之上遗遗然。〔比于左足少阳，少阳之

上遗遗然：谓大角之人形见于外的部位，属于左足少阳经、少阳经的上部，它的表现是自觉得意。〕左角之人，比于右足少阳，少阳之下随随然。〔**随随**：和顺貌。〕鈦角之人，比于右足少阳，少阳之上推推然。〔**鈦**：音"dǐ"。**鈦角**：即右角。**推推**：努力向前进取。〕判角之人，比于左足少阳，少阳之下栝栝然。〔**判角**：大角之下。**栝栝**：音"tiāntiān"。正直。〕

火形之人，比于上徵，似于赤帝。〔**徵**：五音之一，属火。徵音又分上徵、质徵、少徵、右徵、质判五种。**上徵**：比拟禀火气最全的人。〕其为人赤色，广䐱，〔**䐱**：背脊肌肉。〕锐面小头，好肩背髀腹，〔**锐面**：面瘦。**好**：指各部发育良好。〕小手足，行安地，疾心，行摇，〔**行安地**：步履稳重。**疾心**：心急。**行摇**：走路时身摇。〕有气轻财，信多虑，见事明，好颜，急心，不寿暴死。〔**有气**：有气魄。**信**：信用。**好颜**：面色好。**不寿**：不能长寿。〕能春夏不能秋冬，秋冬感而病生，手少阴核核然。〔**核**：通"窍"，空也。**手少阴核核然**：言这上徵的人，属于手少阴心经，为人谦虚，心怀坦荡。〕质徵之人，比于左手太阳，太阳之上肌肌然。〔**肌肌然**：张景岳："肤浅貌。"指人的见识肤浅。〕少徵之人，比于右手太阳，太阳之下慆慆然。〔**慆**：音"tāo"。**慆慆然**：多疑的样子。〕右徵之人，比于右手太阳，太阳之上鲛鲛然。〔**鲛**：音"jiāo"。**鲛鲛然**：踊跃之义，指勇于上进，不甘落后。〕质判之人，比于左手太阳，太阳之下支支颐颐然。〔**支支颐颐然**：指怡然自得，乐观愉快。〕

土形之人，比于上宫，似于上古黄帝。其为人黄色，圆面，大头，美肩背，大腹，美股胫，小手足，多肉，上下相称，行安地，举足浮，〔**小手足**：按文义，小疑应作"大"。**浮**：通"孚"。**举足浮**：指行事足以取信于人。〕安心，好利人，不喜权势，善附人也。〔**附人**：使人亲附。即团结人。〕能秋冬不能春夏，春夏感而病生，足太阴敦敦然。〔**敦敦然**：诚恳而忠厚的样子。〕大宫之人，比于左足阳明，阳明之上婉婉然。〔**婉婉然**：和顺的样子。〕加宫之人，比于左足阳明，阳明之下坎坎然。〔**坎坎然**：喜悦的样子。〕少宫之人，比于右足阳明，阳明之上枢枢然。〔**枢枢然**：枢，指门的转轴，引申为圆滑。此指处世圆滑。〕左宫之人，比于右足阳明，阳明之下兀兀然。〔**兀**：音"wù"。**兀兀然**：用心劳苦貌。即不怕困难，做事专心致志。〕

金形之人，比于上商，似于白帝。其为人方面，白色，小头，小肩背，小腹，小手足，如骨发踵外，骨轻，身清廉，〔**如骨发踵外**：骨头如生在足跟外面。**骨轻**：指行动轻快。**清廉**：廉洁，不贪污。〕急心，静悍，善为吏。〔**静悍**：能静能动，动时勇猛急暴。**善为吏**：吏，大小官员的通称。即擅长做官。〕能秋冬不能春夏，春夏感而病生，手太阴敦敦然。〔**手太阴**：属于手太阴肺经。**敦**：断也。**敦敦然**：言为人处事果敢而有决断。〕鈦商之人，比于左手阳明，阳明之上廉廉然。〔**廉廉然**：形容其人清廉，洁身自好。〕右商之人，比于左手阳明，阳明之下脱脱然。〔**脱脱然**：潇洒貌。〕大商之人，比于右手阳明，阳明之上监监然。〔**监监然**：多察貌。〕少商之人，比于右手阳明，阳明之下严严然。〔**严严然**：威重之貌。形容严肃庄重。〕

水形之人，比于上羽，似于黑帝。〔**句释**：言水形的人，和五音里的上羽比类，其肤色类似于黑帝。〕其为人黑色，面不平，大头，广颐，小肩，大腹，动手足，发行摇身，下尻长，背延延然，〔**面不平**：指面多皱纹。**广颐**：广原作"廉"，依《甲乙》卷一第十六、《千金》卷十九第一改。广颐，谓下巴宽。**动手足**：手足喜动。**发行**：行动。**下尻长**：自骶骨至尾骨的距离长。**延延然**：长的意思。〕不敬畏，善欺给人，戮死。〔**不敬畏，善欺给人，戮死**：言对人态度既不恭敬也不畏惧。善于欺骗，有的被杀死。〕能秋冬不能春夏，春夏感而病生，足少阴汙汙然。〔**汙汙**：原作"汗汗"，依《甲乙》卷一第十六、《千金》卷十九第一等改。**汙汙然**：卑下之态。〕大羽之人，比于右足太阳，太阳之上颊颊然。少羽之人，比于左足太阳，太阳之下纡纡然。〔**颊颊然**：快意或得意的样子。**纡纡然**：心情郁闷不舒。〕众之为人，〔**众之为人**：言属于众羽一类的人。〕比于右足太阳，太阳之下洁洁然。〔**洁洁然**：静的意思。〕桎之为人，〔**桎之为人**：言属于桎羽一类的人。〕比于左足太阳，太阳之上安安然。〔**安安然**：舒缓安定之意。〕是故五形之人二十五变者，众之所以相异者是也。〔**欺**：刘衡如曰："疑当作异。"**众之所以相异者是也**：这是众人变化不同的原因。张介宾云："此以木火土金水五行之人，而复各分其左右上下，是于各形之中，而又悉其少之义耳。总皆发明禀赋之异，而示人以变化之不同也。"〕

黄帝曰：得其形，未得其色，何如？〔**得其形**：指二十五形之人各表现其应有的特征。**未得其色**：指未呈现每一类型应出现的肤色。〕岐伯曰：形胜色，色胜形者，至其胜时年加，感则病行，失则忧矣。〔**形胜色，色胜形**：指形、色的五行属性是相克的，称为胜。如木形之人见黄色，为形胜色（木克土）。火形之人见黑色，为色胜形（水克火）。**年加**：年忌相加。年忌，有所禁忌的年龄或不利于其人的年龄。即下文所说的年龄。**失**：失治。〕形色相得者，富贵大乐。〔**相得**：相称。〕黄帝曰：其形色相胜之时，年加可知乎？岐伯曰：凡人之大忌，常加九岁，〔**凡人之**：原作"凡年忌下上之人"，依《甲乙》卷一第十六改。**九岁**：原脱，依《甲乙》补。〕七岁，十六岁、二十五岁、三十四岁、四十三岁、五十二岁、六十一岁，皆人之大忌，不可不自安也，〔**自安**：自安其分。指注意养生，不做奸邪之事。〕感则病行，失则忧矣。当此之时，无为奸事，是谓年忌。〔**奸事**：奸邪之事。〕

黄帝曰：夫子之言，脉之上下，血气之候，以知形气奈何？〔**脉之上下**：经脉的上部、下部。上下之义，下同。**血气之候**：气血的征象。〕岐伯曰：足阳明之上，血气盛则髯美长，血少气多则髯短，〔**髯**：生在颊部的胡须。〕故气少血多则髯少，血气皆少则无髯，两吻多画。〔**吻**：口角。**画**：皱纹。〕足阳明之下，血气盛，则下毛美长至胸；血多气少，则下毛美短至脐，〔**下毛**：阴毛。**至胸**：上至胸部长毛。〕行则善高举足，足指少肉，足善寒；血少气多，则肉而善瘃；〔**瘃**：音"zhú"。**肉而善瘃**：肌肉易生冻疮。〕血气皆少则无毛，有则稀枯悴，善痿厥足痹。〔**稀枯悴**：稀少枯槁憔悴。**痿**：痿证。**厥**：手足逆冷。**足痹**：足部痹痛。〕

足少阳之上，气血盛，则通髯美长；〔**通髯**：俗称连鬓胡须。〕血多气少，则通髯美短；血少气多则少髯；血气皆少则无须，感于寒湿，则善痹、骨痛、爪枯也。足少阳之下，血气盛，则胫毛美长，外踝肥；〔胫毛：小腿部的汗毛。〕血多气少，则胫毛美短，外踝皮坚而厚；血少气多，则胻毛少，〔胻毛：即小腿部的汗毛。〕外踝皮薄而软；血气皆少则无毛，外踝瘦无肉。

足太阳之上，血气盛则美眉，眉有毫毛；〔毫毛：指眉中的长毛。〕血多气少则恶眉，面多小理；〔恶眉：指眉毛枯焦稀疏。面多小理：小原作"少"，依《甲乙》卷一第十六改。言面部有较多的细小纹理。〕血少气多则面多肉；血气和则美色。足太阳之下，血气盛则跟肉满，踵坚；〔跟：足后跟，又称踵。〕气少血多则瘦，跟空；〔跟空：形容足跟部瘦而少肉。〕血气皆少则喜转筋，踵下痛。〔转筋：小腿抽筋。踵下痛：足跟痛。〕

手阳明之上，血气盛则髭美，血少气多则髭恶，血气皆少则无髭。〔髭：音"zī"。口上胡须曰髭，口下胡须曰须。美：好看。恶：与美相对，不好看。〕手阳明之下，血气盛则腋下毛美，手鱼肉以温；〔手鱼：手拇指后寸掌骨处有明显肌肉隆起，状如鱼腹的部位。肉以温：丰满温暖。〕气血皆少则手瘦以寒。手少阳之上，血气盛则眉美以长，耳色美；血气皆少则耳焦恶色。〔以：而且。耳色美：耳朵色泽明润。耳焦恶色：耳部焦枯无光泽。〕手少阳之下，血气盛则手卷多肉以温；〔手卷多肉以温：手卷曲时肌肉丰满并且温暖。〕血气皆少则寒以瘦；气少血多则瘦以多脉。〔多脉：指皮肉瘦，脉络显现于外。〕手太阳之上，血气盛则多须，〔多：此前原有"有"字，依《甲乙》卷一第十六删。〕面多肉以平；〔面多肉以平：言面部肌肉丰满而有泽。〕血气皆少则面瘦恶色。〔恶色：面色灰暗不润泽。〕手太阳之下，血气盛则掌肉充满，血气皆少则掌瘦以寒。

黄帝曰：二十五人者，刺之有约乎？〔约：标准。〕岐伯曰：美眉者，〔美眉：眉毛秀美。〕足太阳之脉，气血多；恶眉者，血气少；其肥而泽者，血气有余；肥而不泽者，气有余，血不足；瘦而无泽者，气血俱不足。〔泽：泽润。〕审察其形气有余不足而调之，可以知逆顺矣。

黄帝曰：刺其诸阴阳奈何？〔阴阳：阴经阳经。〕岐伯曰：按其寸口人迎，以调阴阳，〔调阴阳：审察阴阳盛衰的变化。〕切循其经络之凝涩，结而不通者，〔切循其经络之凝涩：沿其经脉和络脉的凝滞不行的部分进行切诊。结：凝结。〕此于身皆为痛痹，甚则不行，故凝涩。〔不行：气血不通。〕凝涩者，致气以温之，血和乃止。〔致气以温之：指用针刺的方法，使阳气行至该处，以温通凝滞不行的气血。〕其结络者，脉结血不和，决之乃行。〔决之：用开泄的方法治疗，如针刺放血。乃行：之气血才通行。〕故曰：气有余于上者，导而下之；〔导而下之：引导气血向下行。〕气不足于上者，推而休之；〔休：周学海曰："休字疑误。《灵枢·官能》曰：上气不足，推而扬之。似应据本书官能篇改'休'为'扬'字。"推而休之：用推而扬之的针法，引其气上行。〕其稽留不至者，因而迎之。必明于经隧，乃能持之。〔其：指气。因而迎之：因此用迎随补泻法的泻法治疗。《终始第九》："故泻者迎之，补者随之，知迎知随，气可令和。"**明：**明了。**经隧：**经脉。**持之：**掌握治疗方法。〕寒与热争者，导而行之；其宛陈血<u>不</u>结者，则<u>而</u>予之。〔**不：**疑衍，按文义宜删。**则而予之：**按法给予治疗。〕必先明知二十五人，<u>则</u>血气之所在，左右上下，刺约毕也。〔**则：**疑为"测"之坏文，推测。〕

导读分析

一、篇名解释 ▶▶▶

　　文中运用阴阳五行学说，结合五色五音，归纳分述了二十五种人的不同特性，故名"阴阳二十五人"。

二、文章大意 ▶▶▶

　　本篇运用阴阳五行学说，根据人的秉赋有异，结合五色五音，归纳分述了二十五种人的不同特性，指出了他们的肤色、体形、性格以及对时令适应方面的差异。同时又根据手足三阳静脉循行于人体各部的气血盛衰以及脏腑内在的变化，说明表现于形色上的特征。针对二十五种人的不同类型特点，提出不同的治疗原则、取穴标准及操作手法。本篇是中医体质学说的重要文献之一。

三、结构分析 ▶▶▶

　　第1～6段：讲述二十五人——木火土金水，得气之全、偏，各有五，为二十五变。
　　第7～11段：讲述形不得色，脉之上下——血气之候。
　　第12～13段：讲述二十五人刺法。

五音五味 第六十五

　　<u>右徵与少徵，调右手太阳上。</u>〔**句释：**属于五音中的右徵和少徵之类的人，应当调治右侧手太阳小肠经（属火）的上部。下仿此。〕左商与左徵，调左手阳明上。少徵与大宫，调左手阳明上。右角与大角，调右足少阳下。大徵与少徵，调左手太阳上。众羽与少羽，调右足太阳下。少商与右商，调右手太阳下。桎羽与众羽，调右足太阳下。少宫与大宫，调右足阳明下。判角与少角，调右足少阳下。钛商与上商，调右足阳明下。钛商与上角，调左足太阳下。

　　<u>上徵与右徵同，谷麦，畜羊，果杏，手少阴，脏心，色赤，味苦，时夏。</u>〔**句释：**言上徵与右徵同属火音之人，在五谷为麦，在五畜为羊，在五果为杏，在经脉为手少

阴经，在五脏为心，在五色为赤，在五味为苦，在四时为夏。下相比。〕上羽与大羽同，〔句释：上羽和大羽同属水音之人。〕谷大豆，畜彘，〔彘：音"zhì"。《方言》第八："猪，关东西或谓彘。"〕果栗，足少阴，脏肾，色黑，味咸，时冬。上宫与大宫同，〔句释：上宫和大宫同属土音之人。〕谷稷，畜牛，果枣，足太阴，脏脾，色黄，味甘，时季夏。上商与右商同，〔句释：上商和右商同属金音之大。〕谷黍，畜鸡，果桃，手太阴，脏肺，色白，味辛，时秋。上角与大角同，〔句释：上角与大角同属木音之人。〕谷麻，畜犬，果李，足厥阴，脏肝，色青，味酸，时春。

大宫与上角，同右足阳明上。〔句释：属于土音中大宫和木音中上角之类的人，同样可以调治右侧足阳明胃经的上部。下仿此。〕左角与大角，同左足阳明上。少羽与大羽，同右足太阳下。左商与右商，同左手阳明上。加宫与大宫，同左足少阳上。质判与大宫，同左手太阳下。判角与大角，同左足少阳下。大羽与大角，同右足太阳上。大角与大宫，同右足少阳上。

右徵、少徵、质徵、上徵、判徵。〔注：此五种类型，都属于火音的人。〕右角、钛角、上角、大角、判角。〔注：此五种类型，都属于木音的人。〕右商、少商、钛商、上商、左商。〔注：此五种类型，都属于金音的人。〕少宫、上宫、大宫、加宫、左宫。〔左宫：原作"左角宫"，依马蒔《灵枢注证发微》及文义删"角"字。以上五种类型，都属于土音的人。〕众羽、桎羽、上羽、大羽、少羽。〔注：此五种类型，都属于水音的人。〕

黄帝曰：妇人无须者，无血气乎？岐伯曰：冲脉、任脉皆起于胞中，上循脊里，〔胞中：子宫。张介宾："胞者，子宫是也，此男子藏精之所，皆得称为子宫。惟女子于此受孕，因名曰胞。"脊：原作"背"，依《素问·骨空论》王冰注引《针经》、《太素》卷十、《甲乙》卷二第二改。脊里：脊椎骨里边。〕为经络之海。其浮而外者，循腹各上行，〔各：原作"右"，依《素问》腹中论、奇病论、骨空论。王冰注引《针经》改。廖平："右字误，不分左右。"〕会于咽喉，别而络唇口。血气盛则充肤热肉，〔充肤热肉：使肌肤润泽发热。〕血独盛则渗灌皮肤，生毫毛。〔渗灌：原作"澹渗"，依《素问·骨空论》王冰注引《针经》、《甲乙》卷二第二改。渗灌，指血液渗透灌注皮肤。〕今妇人之生，有余于气，不足于血，以其数脱血也。〔以：因。数脱血：指妇女每月行月经而言。〕冲任之脉，不荣口唇，故须不生焉。〔荣：营养。〕

黄帝曰：士人有伤于阴，阴气绝而不起，〔阴气绝而不起：阴器萎而不起。按：马蒔注："阴气绝而不起"，似"气"为"器"。〕阴不用，〔阴不用：阴器丧失了作用。〕然其须不去，其故何也？〔其故：它的原因。〕宦者独去何也？〔宦：音"huàn"。宦者：指被阉割失去性能力在宫廷内侍奉皇帝及官员。独去：惟独胡须不生。〕愿闻其故。岐伯曰：宦者去其宗筋，〔宗筋：指前阴。《素问·厥论》："前阴者，宗筋之所聚。"去其宗筋：割去那人的前阴（睾丸）。〕伤其冲脉，血泻不复，皮肤内结，〔不复：不能复行于正常的循行部位。皮肤内结：指气郁结在皮肤内。〕唇口不荣，故须不生。

黄帝曰：其有天宦者，未尝被伤，〔未尝被伤：宗筋从来未曾被损伤。〕不脱于血，然其须不生，其故何也？岐伯曰：此天之所不足也，〔天：指先天生理。〕其任冲不盛，宗筋不成，〔宗筋不成：指阴茎和睾丸发育不健全。〕有气无血，唇口不荣，故须不生。

黄帝曰：善乎哉！圣人之通万物也，若日月之光影，音声鼓响，闻其声而知其形，〔通：通晓。若日月之光影：好像日月有光和物影。音声鼓响：鼓响的声音。〕其非夫子，孰能明万物之精。〔夫子：指岐伯。孰：谁。精：精义。〕是故圣人视其颜色，黄赤者多热气，青白者少热气，黑色者多血少气。美眉者，太阳多血；通髯极须者，少阳多血；美髯者，阳明多血。此其时然也。〔髯：两颊上的长须。通髯极须：须髯很长。此其时然也：即此则常如此。谓一般规律是如此。〕夫天之常数，太阳常多血少气，少阳常多气少血，阳明常多血多气，厥阴常多气少血，少阴常多血少气，太阴常多血少气。此天之常数也。〔天：疑当作"人"，以与上文"人之常数"相应。常数：正常的规律。按气血多少，本篇与《九针论第七十八》、《素问·血气形志篇》均有记载，且互有歧异。通常取《素问·血气形志篇》所述。〕

导读分析

一、篇名解释 ▶▶▶

马莳说："内论人身，合五音、五谷、五果、五畜等义，故名篇。"

二、文章大意 ▶▶▶

本文与前篇《阴阳二十五人》相呼应，但二文略有不同提法。首论五种人均分经调治法，五畜、五谷、五果对不同人的调养意义，二十五种人分别调治的经脉；次述妇人、宦者、天宦不生须的理由，介绍观面色，视眉须，测气血的盛衰以及经脉气血的常数。

三、结构分析 ▶▶▶

第1～4段：讲述五音、五味与十二经脉。
第5～7段：讲述妇人、宦人、天宦无须。
第8段：讲述察色知病以及人气血常数。

百病始生第六十六

黄帝问于岐伯曰：夫百病之始生也，皆生于风雨寒暑、清湿喜怒。〔清：指凉。清湿：即寒湿。〕喜怒不节则伤脏，风雨则伤上，清湿则伤下。〔不节：不节制，过度。上：指头。下：指足部。〕三部之气，所伤异类，愿闻其会。〔三部：指内脏及体表上、下部。气：病邪。异类：不同部位。其会：三部之气聚会发病的情况。〕岐伯曰：三部之气各不同，或起于阴，或起于阳，请言其方。〔或：有的。阴：内脏。阳：体表。方：规律。〕喜怒不节则伤脏，脏伤则病起于阴也；清湿袭虚，则病起于下；〔袭虚：乘虚侵袭。〕风雨袭虚，则病起于上。是谓三部。至于其淫泆，不可胜数。〔淫：危害。泆：同"溢"。淫泆：指病邪深入后引起的病理变化。不可胜数：不能尽计。即数不完。〕

黄帝曰：余固不能数，故问先师，愿卒闻其道。〔固：确实。卒：详尽。〕岐伯曰：风雨寒热，不得虚，邪不能独伤人。〔邪：致病的邪气。〕卒然逢疾风暴雨而不病者，盖无虚，〔卒：通"猝"。卒然：突然。盖：因，表原因。〕故邪不能独伤人。此必因虚邪之风，与其身形，两虚相得，乃客其形；两实相逢，众人肉坚。〔两虚相得：虚邪与体虚相合。客：侵犯。两实相逢：外界正常气候与形体壮实者相遇。肉坚：肌肉坚实。指不会生病。〕其中于虚邪也，因于天时，与其身形，参以虚实，大病乃成。〔中于虚邪：被虚邪侵入。参以虚实：指身体虚、邪气盛二者结合。大病：严重的疾病。〕气有定舍，因处为名，上下中外，分为三员。〔气有定舍：邪气有一定的部位。因处为名：根据所处的部位决定病名。三员：即三部。包括上、中、下三部和表、半表半里、里三部。〕

是故虚邪之中人也，始于皮肤，皮肤缓则腠理开，〔腠理：指汗孔及皮肤肌肉组织间隙。〕开则邪从毛发入，入则抵深，深则毛发立，毛发立则淅然，〔淅然：怕冷的样子。〕故皮肤痛；留而不去，则传舍于络脉，〔不去：不除去。传舍：向内传而停留。〕在络之时，痛于肌肉，其痛之时息，大经乃代。〔时息：指时痛时止。大经乃代：经脉就代替络脉受邪了。〕留而不去，传舍于经，在经之时，洒淅喜惊。〔洒淅：形容外感病恶寒怕冷的状态。〕留而不去，传舍于输，〔输：指下文的输脉，即转输气血的经脉。〕在输之时，六经不通四肢，则肢节痛，腰脊乃强。〔六经不通四肢：指邪气阻碍六经气血的运行，气血不能通达到四肢。强：僵硬，屈伸困难。〕留而不去，传舍于伏冲之脉，在伏冲之时，体重身痛。〔伏冲之脉：指冲脉的深支，该支伏行于脊柱旁，腹部深处可摸到，故名伏冲之脉。〕留而不去，传舍于肠胃，在肠胃之时，贲响腹胀，多寒则肠鸣飧泄，食不化；〔贲：大也。贲响：指腹中肠鸣音亢进。食不化：指大便中有未消化的食物。〕多热则溏出麋。〔溏：大便稀薄。麋：同"糜"。指大便糜烂、恶臭。〕留而不去，传舍于肠胃之外、募原之间，〔募原：指横膈下，腹腔之内，脏腑之外的膜状组织及间隙。〕留著于脉，稽留而不去，息而成积。〔著：附着，停聚。息：生长。积：积证。积是体内一切肿块的总称。〕或著孙脉，或著络脉，或著经脉，或著输脉，或著于伏冲之脉，或著于膂筋，或著于肠胃之募原，上连于缓筋，邪气淫泆，不可胜论。〔膂筋：附在脊柱上的筋膜。缓筋：脐两旁的筋膜。〕

黄帝曰：愿尽闻其所由然。〔句释：言想听到积的详细原因。〕岐伯曰：其著孙络之脉而成积者，其积往来上下，擘乎孙络之居也，浮而缓，不能句积而止之，故往来移行肠胃之间，〔擘乎：原作"臂手"，依《甲乙》卷八第二改。居：处。擘乎孙络之居：即积聚在孙络之处。浮而缓：指此积浮浅而松弛。句积而止之：拘束积块并且使之固定不移。〕水湊渗注灌，濯濯有音，有寒则腹䐜满雷引，故时切痛。〔湊：聚。濯濯：音"zhuózhuó"。水声。腹：原作"膜"，依《甲乙》卷二第八改。䐜满雷引：胀满肠鸣如雷，相互牵引。故时切痛：并经常急痛。〕其著于阳明之经，则挟脐而居，饱食则脉大，饥则益小。〔脉：原作"益"，依《甲乙》卷八第二改。〕其著于缓筋也，似阳明之积，饱食则痛，饥则安。〔安：指不痛。〕其著于肠胃之募原也，痛而外连于缓筋，饱食则安，饥则痛。其著于伏冲之脉者，揣揣应手而动，〔揣揣：原作"揣之"，依《太素》卷二十七改。"揣"通"喘"。喘为气息疾急，引申为脉动疾急。〕发手则热气下于两股，如汤沃之状。〔发手：举手，抬手。汤沃：热汤浇灌。〕其著于膂筋在肠后者，〔在肠后：孙鼎宜："肠当作背，膂筋在背，故曰在背后，三字疑注文误入经者。"〕饥则积见，饱则积不见，按之不得。〔按之不得：言摸不到。〕其著于输之脉者，闭塞不通，津液不下，孔窍干壅。〔干壅：干燥窒塞不通。〕此邪气之从外入内，从上下也。〔从上下也：从上而下的症状。〕

黄帝曰：积之始生，至其已成，奈何？〔至其已成：到积证已经形成。〕岐伯曰：积之始生，得寒乃生，厥乃成积也。〔厥：厥逆。指机体阴阳气血的失调。乃：才。此句总述积证产生的机理，寒邪是重要条件，厥逆是形成积证的关键。〕黄帝曰：其成积奈何？岐伯曰：厥气生足悗，悗生胫寒，胫寒则血脉凝涩，血脉凝涩则寒气上入于肠胃，〔厥气：此指从下向上逆的寒气。足悗：足冈。指足部酸痛、活动不便的症状。胫寒：小腿冷。血脉凝涩：指血脉中气血运气不畅。〕入于肠胃则䐜[1]胀，䐜胀则肠外之汁沫迫聚不得散，日以成积。〔䐜：胀起。䐜胀：腹部胀满膨大。汁沫：指肠管外的津液。迫聚不得散：被寒邪所迫，凝聚不能消散。日以成积：日久渐成积证。〕卒然多食饮则肠满，起居不节、用力过度则络脉伤。阳络伤则血外溢，血外溢则衄血；阴络伤则血内溢，血内溢则后血。〔阳络：在上、在表的络脉。衄血：广义，除鼻出血外，尚包括眼、耳、口舌、皮肤出血。阴络：在下、在里的络脉。后血：大便下血。〕肠胃之络伤，则血溢于肠外，肠外有寒，汁沫与血相抟，则并合凝聚不得散，而积成矣。卒然外中于寒，若内伤于忧怒，〔若：或者。〕则气上逆，气上逆则六输不通，温气不行，〔六输：手足六经的输穴。温气：阳气。〕凝血蕴里而不散，津液涩渗，著而不去，而积皆成矣。〔津液涩渗：津液输布不畅。本段讲了三种成积的情况。病因有外寒、饮食、劳倦、情志、起居不节等因素，造成气滞、血痕、痰饮水湿的停聚，日久成积。针对病机，临床可用散寒温阳、理气活血、化湿利水、化痰软坚以扶正的方法治疗。〕

---

〔1〕 底本此处不清，据上下文改为䐜字。

黄帝曰：其生于阴者，奈何？〔**阴**：五脏。〕岐伯曰：忧思伤心；重寒伤肺；〔**重寒**：反复受寒。〕忿怒伤肝；醉以入房，汗出当风，伤脾；〔**醉以入房**：喝醉并且行房。〕用力过度，若入房汗出，浴则伤肾。〔**若**：或者。〕此内外三部之所生病者也。〔**所生病者**：发病的情况。〕黄帝曰：善。治之奈何？岐伯答曰：察其所痛，以知其应，〔**以知其应**：就知道病变的部位和原因。〕有余不足，当补则补，当泻则泻，毋逆天时，是谓至治。〔**毋逆天时**：不要违背四时气候变化规律。**至治**：最好的治疗原则。〕

导读分析

一、篇名解释▶▶▶

"百病"，泛指多种疾病。"始生"，开始发生。故以"百病始生"为篇名。

二、文章大意▶▶▶

本篇论述了外感、内伤诸病发生的原因，病邪伤害人体的途径、传变过程、症状及治疗原则等，说明增强体质对预防疾病的积极作用。还提出当补当泄的治疗原则。

三、结构分析▶▶▶

第 1～2 段：讲述疾病的发生，内伤外感，两虚相得。
第 3～4 段：讲述虚邪中人，邪从外入内，从上之下。
第 5 段：讲述寒气上逆，积始生。
第 6 段：讲述病起于脏的原因和治法。

行针第六十七

黄帝问于岐伯曰：余闻九针于夫子，而行之于百姓，百姓之血气各不同形，或神动而气先针行，或气与针相逢，〔**神动**：神气易于激动。**气与针相逢**：气与针相逢，针后马上有得气的感觉。〕或针已出气独行，或数刺乃知，〔**气独行**：指出针后针感犹存。**知**：有反应，感知。〕或发针而气逆，或数刺病益剧。〔**气逆**：指晕针现象。〕凡此六者，各不同形，〔**各不同形**：言各人的表现不相同。〕愿闻其方。〔**方**：道理。〕

岐伯曰：重阳之人，其神易动，其气易往也。〔**重阳**：指阳有余。**往**：至。〕黄帝曰：何谓重阳之人？岐伯曰：重阳之人，矫矫蒿蒿，〔**矫矫蒿蒿**：原作"熇熇高高"，依《甲乙》卷一第十六改。矫矫，壮勇之貌。蒿，气蒸出貌。原句为勇武气盛的样子。此指阳炽盛之貌。〕**言语善疾，举足善高，**〔言语善疾，举足善高：言说话常快，抬脚常高。〕**心肺之脏气有余，阳气滑盛而扬，故神动而气先行。**〔**脏气有余**：此指心肺功能良好。**滑盛而扬**：滑利充盛而易发散。**气先行**：指针刺后得气很快。〕

黄帝曰：重阳之人而神不先行者，何也？岐伯曰：此人颇有阴者也。〔**神不先行**：指神气不易激动。**颇**：略微。〕黄帝曰：何以知其颇有阴也？岐伯曰：**多阳者多喜，多阴者多怒，数怒者易解，故曰颇有阴，其阴阳之离合难，故其神不能先行也。**〔**句释**：言重阳之人有阳中有阴者，常多郁怒，屡次发怒，也很容易缓解。阳多阴少，阴阳离合困难，所以神气不能先行，针刺得气也不快。〕

黄帝曰：其气与外相逢奈何？岐伯曰：阴阳和调，而血气淖泽滑利，故针入而气出，疾而相逢也。〔**和调**：协调。**淖泽**：湿润。**气出**：指出现针感。**疾而相逢**：言得气随针迅速出现。〕黄帝曰：针已出而气独行者，何气使然？〔**何气使然**：什么气使得这样？〕岐伯曰：其阴气多而阳气少，阴气沉而阳气浮者内藏，故针已出，气乃随其后，故独行也。〔**浮者**：周学海曰："浮者下，当有其气二字。"**气**：得气反应，即针后病人有酸胀重麻热等反应。**独行**：指气单独行。得气反应迟后，不与针同时存在，故称独行。〕

黄帝曰：数刺乃知，何气使然？岐伯曰：此人之多阴而少阳，其气沉而气往难，故数刺乃知也。〔**气沉**：指气沉伏于里。〕

黄帝曰：针入而气逆者，何气使然？岐伯曰：**其气逆与其数刺病益甚者，非阴阳之气，浮沉之势也，**〔**其气逆与其数刺病益甚者……浮沉之势也**：言出现气逆不良反应（晕针）与经过多次针刺后病情更加严重的情况，不是体质的偏阴偏阳、经气或浮或沉所造成。〕**此皆粗之所败，上之所失，其形气无过焉。**〔**粗**：粗工，医技低劣的医生。**败**：毁坏、伤损。**上**：指上工，医技高明的医生。**失**：过失、错误。**形气无过**：形气无病。〕

导读分析

一、篇名解释 ▶▶▶

本文讨论针刺后产生六种不同的反应的原因，故以"行针"为篇名。

二、文章大意 ▶▶▶

本篇指出针刺会产生不同的反应是与各人体质不同，气血盛衰有关。因而须针对人体的不同体质，运用不同的针刺方法。至于"针刺气逆"，"数刺病益甚"与体质无关，是由医疗技术的过失所引起的。

三、结构分析 ▶▶▶

> 第1～5段：讲述受针六异。
> 第6段：讲述医者必知受针六异，方可行针。

上膈 第六十八

　　黄帝曰：气为上膈者，食饮入而还出，余已知之矣。虫为下膈，下膈者，食晬时乃出，余未得其意，愿卒闻之。〔**上膈：**是食后即吐的噎膈证，由气机郁结在上形成。膈，指膈膜上下壅塞不通。**还：**返回。**下膈：**是饮食一昼夜后才吐出，属于胃反之类。本文是指以虫痛为主的一种膈证。**晬时：**即一周时，为二十四小时。**未得其意：**不明了下膈的情况。**卒：**尽，详尽。〕岐伯曰：喜怒不适，食饮不节，寒温不时，则寒汁流于肠中，〔**不适：**不合适。**不节：**不节制。**不时：**不正常。〕流于肠中则虫寒，虫寒则积聚，守于下管，〔**守：**指虫积盘踞。**管：**同"脘"。**下脘：**即胃的下口。〕则肠胃充郭，卫气不营，邪气居之。〔**胃肠充郭："**郭"通"廓"，扩张。指肠胃充实扩张。**营：**营养。**居之：**停留在这里。〕人食则虫上食，虫上食则下管虚，下管虚则邪气胜之，积聚以留，留则痈成，痈成则下管约。〔**约：**拘束。**下管虚则邪气胜之……痈成则下管约：**言外邪乘虫上食侵入，积聚在内，稽留日久，形成内痈，下脘传化不利。〕其痈在管内者，则沉而痛深；〔**则沉：**原作"即"，依《甲乙》卷十一第八、《太素》卷二十六改。〕其痈在外者，则痛外而痛浮，痈上皮热。〔**痈上皮热：**指在痈的部位上皮肤发热。〕

　　黄帝曰：刺之奈何？岐伯曰：微按其痈，视气所行，〔**视气所行：**指通过按诊，观察病灶发展的趋向。〕先浅刺其傍，稍内益深，还而刺之，毋过三行。〔**先浅刺其傍……毋过三行：**言先在痈的旁边进行浅刺，逐渐刺入加深，然后再予针刺，别超过三次。**稍：**逐渐。**益：**更加。**还而：**再与。〕察其沉浮，以为深浅。〔**沉浮：**指深浅。**以为深浅：**作为深刺、浅刺的标准。〕已刺必熨，令热入中，日使热内，邪气益衰，大痈乃溃。〔**熨：**音"yùn"。外治法之一。将药物炒热、布包，热敷患处，能散寒止痛。**令热入中：**使热气深入内部。**日：**每天。**益衰：**日益衰退。**溃：**溃散。〕伍以参禁，以除其内，〔**伍：**配伍。**参：**参合。**禁：**禁忌。**伍以参禁，以除其内：**言治疗应与护理互相配合，勿犯禁忌，以除去他体内病因。〕恬憺无为，乃能行气。〔**恬憺：**心情安静。**恬憺无为：**指心情安静，顺应自然的变化。〕后以咸苦，化谷乃下矣。〔**咸苦：**指咸味、苦味的药物。**化谷乃下：**消化的饮食就向下传送。〕

导读分析

一、篇名解释 ▶▶▶

篇首有"气为上膈"之句，故以"上膈"为篇名。

二、文章大意 ▶▶▶

本篇首论证"气为上膈"、"虫为下膈"。着重论述了膈食症中属于下脘虫积成痈的病因、症状、刺法及精神、药物疗法。

三、结构分析 ▶▶▶

第1段：讲述下脘痈的病因。
第2段：讲述下脘痈的证治。

忧恚无言第六十九

黄帝问于少师曰：人之卒然忧恚而言无音者，何道之塞，何气不行，使音不彰？愿闻其方。〔恚：怒恨。言无音：说话不能发音。塞：指气血阻塞。何气不行：什么气不通。不，原作"出"，依《甲乙》卷十二第二、《灵枢略》改。彰：响亮。方：道理。〕少师答曰：咽喉者，水谷之道也。喉咙者，气之所以上下者也。〔咽喉：指舌根后喉腔最宽处，是口腔与气管、食管之间的通道。喉咙：指喉腔内，气管之上的部位，是呼吸的要道，是发音器官的一部分。〕会厌者，音声之户也。口唇者，音声之扇也。舌者，音声之机也。悬雍垂者，音声之关也。〔会厌：覆盖在气管上口的软骨组织。发声时开，咽食时闭合。户：门。会厌能开能合，声音由此发出，故称为声音的门户。会厌又称吸门。扇：即门扇。言口唇开合，好像门扇一样。机：关键、枢要。悬雍垂：俗称小舌头，简称悬雍、蒂丁。是口腔内软腭游离缘正中向下的突起部，张口作"啊"音时即可见。关：出入的要道。〕颃颡者，分气之所泄也。〔颃颡：咽上上腭与鼻相通的部位，即后鼻道。分气之所泄：气从此分别从口鼻排出。〕横骨者，神气所使，主发舌者也。〔横骨：指舌骨，位于舌根部的小骨。受意识支配，控制舌的运动。〕故人之鼻洞涕出不收者，颃颡不开，分气失也。〔鼻洞：鼻孔。涕出不收：流鼻涕不止。分气失也：指颃颡不开后分气功能失司造成的。〕是故厌小而薄，则发气疾，其开阖利，其出气易；〔厌：会厌。薄：此前原有"疾"字，依《甲乙》卷十二第二、《灵枢略》删。小而薄与下"大而厚"相对为文。〕其厌大而厚，则开阖难，其气出迟，故重言也。〔重言：即言语謇涩，俗称口吃。〕人卒然无音者，寒气客于厌，则厌不能发，发不能下，至其开阖不致，故无音。〔客：留止。发：即开。下：即合。开阖不致：指发音器官开合失常，不能发挥应有的作用。〕

黄帝曰：刺之奈何？岐伯曰：足之少阴，上系于舌，络于横骨，终于会厌。〔足之少阴：即肾经。系：联缀。终：终止。〕两泻其血脉，浊气乃辟。〔句释：言取足少阴经血络泻二次，浊气（指寒邪）就排除了。〕会厌之脉，上络任脉，取之天突，其厌乃发也。〔会厌之脉：指足少阴肾经在会厌的脉络。天突：任脉穴位，在前正中线，胸骨上窝正中，主治暴瘖、喉痹、喉鸣、气喘等病。发：开。〕

导读分析

一、篇名解释 ▶▶▶

"忧恚无言"，指忧恚引起失音。本篇开头以"人之卒然忧患而言无音"为论题，故名。

二、文章大意 ▶▶▶

本篇叙述了咽、喉咙、会厌、口唇、舌、颃颡等发音器官的功能，失音证的病因和针治方法。

三、结构分析 ▶▶▶

第 1 段：讲述卒然忧恚而言无音——失音证病因。
第 2 段：讲述失音证刺法。

寒热 第七十

黄帝问于岐伯曰：寒热瘰疬在于颈腋者，皆何气使生？〔瘰疬：即淋巴结核。多生于颈部或腋下，状如硬核，推之不动。小者为瘰，大者为疬，可由少渐多，由小渐大。以其形状累累如珠，历历可数，故名。溃后即成鼠瘘。何气：什么原因。〕岐伯曰：此皆鼠瘘寒热之毒气也，留于脉而不去者也。〔鼠瘘：指瘰疬破溃后，流脓稀薄，久不收口，可形成窦道或瘘管。因其形如鼠穴，塞其一，复穿其一，故名鼠瘘。毒气：古人对足以致病的某些邪气，常称为毒气。不去：不能消除。〕

黄帝曰：去之奈何？岐伯曰：鼠瘘之本，皆在于脏，其末上出于颈腋之间，其浮于脉中，而未内著于肌肉而外为脓血者，易去也。〔**本**：根。**末**：标。**其浮于脉中**：指毒气浮在经脉之中。言其病浅。〕黄帝曰：去之奈何？岐伯曰：**请从其本引其末，可使衰去而绝其寒热**。〔**本**：指内脏。**末**：在外的症状。**句释**：言从病根之所在内脏着手治疗，引导患部的邪毒，可使毒气消退，停止寒热的发作。〕审按其道以予之，徐往徐来以去之。〔**句释**：言审察鼠瘘，按照主病脏腑的经脉的穴位，给予刺治，用缓入缓出的针法来祛除毒气。〕其小如麦者，一刺知，三刺而已。〔**知**：病情减轻。**已**：止。即痊愈。〕

黄帝曰：决其生死奈何？岐伯曰：反其目视之，其中有赤脉，上下贯瞳子。〔**反其目**：翻开眼皮。**赤脉**：红色的络脉。**上下**：指从上而下。**瞳**：即瞳孔。〕见一脉，一岁死；见一脉半，一岁半死；见二脉，二岁死；见二脉半，二岁半死；见三脉，三岁而死。见赤脉不下贯瞳子，可治也。〔**注**：宋代陈言《三因方》说："虽有此说，验之病者少有此症，亦难考据"。〕

导读分析

一、篇名解释 ▶▶▶

文中论述瘰疬（又名鼠瘘），其证多伴发寒热，故以"寒热"为篇名。

二、文章大意 ▶▶▶

本篇论述瘰疬的成因、症状、诊断、治疗、预后等。此病是由于寒热毒气稽留于经脉之间所致。

三、结构分析 ▶▶▶

第1～2段：讲述瘰疬证治。
第3段：讲述瘰疬证：决生死。

邪客 第七十一

黄帝问于伯高曰：夫邪气之客人也，或令人目不瞑，不卧出者，何气使然？〔**瞑**：闭。**目不瞑**：目不闭。**不卧出**：据《大惑论第八十》："病而不得卧者……不得入于阴则阴气虚，故目不瞑矣。"疑当作"不得卧"，以与上下文义相合。不得卧，不能安眠。〕伯高曰：五谷入于胃也，其糟粕、津液、宗气分为三隧。〔**隧**：道路。张介宾曰："糟粕之道，出于下焦；津液之道，出于中焦；宗气之道，出于上焦，故分为三隧。〕故宗气积于胸中，出于喉咙，以贯心脉，而行呼吸焉。〔胸中：此指气海膻中。**贯**：贯通。〕营气者，泌其津液，注之于脉，化以为血，以荣四末，内注五脏六腑，以应刻数焉。〔泌：分泌。**四末**：四肢。**以应刻数**：与昼夜百刻的时间相应。〕卫气者，出其悍气之慓疾，〔**慓疾**：迅捷急速。〕而先行于四末、分肉、皮肤之间，而不休者也。昼日行于阳，夜行于阴，常从足少阴之分间，〔**分间**：分肉之间。〕行于五脏六腑，今厥气客于五脏六腑，〔**厥气**：邪气。〕则卫气独卫其外，行于阳，不得入于阴。行于阳则阳气盛，阳气盛则阳跷满，〔**阳**：体表。**满**：原作"陷"，依《甲乙》卷十二第三、《太素》卷十二改，以与本书《大惑论》"阳气满则阳跷盛"之义相合。〕不得入于阴，阴虚，故目不瞑。

黄帝曰：善。治之奈何？伯高曰：补其不足，泻其有余，调其虚实，以通其道，而去其邪；〔**以通其道**：沟通阴阳经交会的道路。〕饮以半夏汤一剂，阴阳已通，其卧立至。〔**阴阳已通**：阴阳经气已通。**其卧立至**：那人躺下立即入睡。〕黄帝曰：善。此所谓决渎壅塞；〔**此所谓决渎壅塞**：这就是所谓决开水道壅塞的方法。〕经络大通，阴阳得和者也。愿闻其方。〔**得和**：原作"和得"，依《甲乙》卷十二第三改。得到调和。〕伯高曰：其汤方以流水千里以外者八升，扬之万遍，取其清五升煮之，〔**以流水千里以外者**：即用千里以外的流水。**扬之万遍**：用杓搅动万遍，使水珠翻滚，名甘澜水。〕炊以苇薪，〔**炊以苇薪**：用芦苇作燃料，取其火烈。〕火沸，置秫米一升，治半夏五合，〔**秫米**：糯小米也，即黍米之类，而粒小如黍，可以作酒，北人呼为小黄米。**治半夏**：经过炮制的半夏。〕徐炊，令竭为一升半，〔**竭为**：药汁煎至。〕去其滓，〔**滓**：药渣。〕饮汁一小杯，日三，稍益，以知为度。〔**稍益**：逐渐增加。**以知为度**：以见效作为标准。〕故其病新发者，复杯则卧，〔**故**：若、如。**复杯则卧**：将杯口朝下放置，就安卧入睡。复杯形容起效时间快。〕汗出则已矣；久者，三饮而已也。

黄帝问于伯高曰：愿闻人之肢节以应天地奈何？伯高答曰：天圆地方，人头圆足方以应之。天有日月，人有两目。地有九州岛，人有九窍。〔**九州**：传说中我国古代中原行政区划。起于春秋、战国时代，说法不一。据王冰注，"谓冀、兖、青、徐、杨、荆、豫、梁、雍也。"**九窍**：头面五官七窍，合前阴、后阴。〕天有风雨，人有喜怒。天有雷电，人有音声。天有四时，人有四肢。天有五音，人有五脏。天有六律，人有六腑。〔**五音**：指角、徵、宫、商、羽。**六律**：古代六种属阳声的音律，即黄钟、太簇、姑洗、蕤宾、夷则、无射。〕天有冬夏，人有寒热。天有十日，人有手十指。辰有十二，人有足十指，茎、垂以应之，女子不足二节，以抱人形。〔**茎、垂**：指男子阴茎和睾丸。**以抱人形**：指女子怀胎受孕。〕天有阴阳，人有夫妻。岁有三百六十五日，人有三百六十五节。〔**三百六十五节**：原作"三百六十节"，依《太素》卷五补"五"字，以与本书九针十二原、《素问》六节脏象论、调经论篇合。〕地有高山，人有肩膝。地有深谷，人有腋腘。地有十二经水，人有十二经脉。地有泉脉，人有卫气。地有草蘗，人有毫毛。〔蘗：音"mǐ"。草蘗：指遍地丛生的野草。〕天有昼夜，人有卧起。天有列星，人有牙齿。地有小山，人有小节。〔小节：指小关节。〕地有山石，人有高骨。〔高骨：王冰注："谓腰高之骨也。"即腰椎骨。〕地有林木，人有募筋。〔募筋：指人皮下肉上的筋膜。〕地有聚邑，人有䐃肉。〔聚邑：人群聚集的地方。〕岁有十二月，人有十二节。〔十二节：指左右肩肘腕、髀膝踝关节。〕地有四时不生草，人有无子。此人与天地相应者也。〔注：天人相应观，运用类比推理，强调了人与自然密切相关，但牵强附会，不合实际之处甚多。〕

黄帝问于岐伯曰：余愿闻持针之数，内针之理，纵舍之意，扦皮开腠理，奈何？〔持针之数：拿针的方法。内针之理：进针的道理。纵舍之意：缓用针和不用针的意义。扦：音"gǎn"。《集韵》：与"擀"同。扦皮：用手指伸展皮肤的纹理，浅刺其皮层，刺皮不伤肉的一种针法。〕脉之屈折，出入之处，焉至而出，焉至而止，焉至而徐，焉至而疾，焉至而入？〔焉至：即至焉，到哪里。〕六腑之输于身者，〔六腑之输于身者：六腑在身上的输穴。〕余愿尽闻其序。〔其：原作"少"，依《太素》卷九改。其序：指经脉气血运行的次第。〕别离之处，〔别离之处：指经脉分支的部位。〕离而入阴，别而入阳，〔阴：阴经。阳：阳经。〕此何道而从行？〔此何道而从行：这是从什么通道运行的。〕愿尽闻其方。〔方：规律。〕岐伯曰：帝之所问，针道毕矣。〔针道毕矣：针刺的道理都包括在其中了。〕

黄帝曰：愿卒闻之。〔卒：详尽。〕岐伯曰：手太阴之脉，出于大指之端，内屈，〔内屈：向内屈折。〕循白肉际，〔际：分界线。四肢的内、外侧赤肉与白肉交界处，称为赤白肉际。上肢屈侧（手掌侧）、下肢内侧，皮色较白的叫白肉际。〕至本节之后太渊，〔本节：即掌与指相连的关节。〕留以澹；〔澹：水摇貌。此借水比喻脉气会聚于太渊穴处而搏动。〕外屈，上于本节下。内屈，与诸阴络会于鱼际，〔诸阴：原作"阴诸"，依《甲乙》卷三第二十四改。〕数脉并注，其气滑利，伏行壅骨之下，〔壅骨：指第一掌骨。沈彤《释骨》："手大指本节后，起骨曰壅骨。"〕外屈，出于寸口而行，上至于肘内廉，入于大筋之下，〔大筋：指肱二头肌肌腱。〕内屈，上行臑阴，〔臑：音"nào"。臑阴：肩部以下，肘部以上的部分称臑。阴，指内侧。〕入腋下，内屈，走肺。此顺行逆数之屈折也。〔顺行：手太阴肺经从胸走手为顺行。本节所述从手走肺为逆行。逆数：指逆行的次序。〕

心主之脉，〔心主之脉：即手厥阴心包经。〕出于中指之端，〔中指之端：指中冲穴，为井穴。〕内屈，循中指内廉以上，〔循中指内廉以上：沿中指内侧向上行。〕留于掌中，〔掌中：指劳宫穴，为荥穴。〕伏行两骨之间，外屈，出两筋之间，骨肉之际，〔注：指大陵穴，为腧穴。〕其气滑利，上行三寸，〔上行三寸：原作"上二寸"，依《太素》卷九改。三寸为间使穴，为腧穴。二寸处为内关，不属五腧之列。〕外屈，出行两筋之间，上至肘内廉，入于小筋之下，留两骨之会，〔两骨之会：指曲泽穴，为合穴。〕上入于胸中，内络于心脉。〔注：此两节是回答上文"脉之曲折……焉至而入"之间。意黄帝曰：手少阴之脉独无腧何也？〔独无腧：独自没有输穴。〕岐伯曰：少阴，心脉也。心者，五脏六腑之大主也，精神之所舍也，〔大主：主宰。所舍：潜藏的部位。〕其脏坚固，邪弗能容，〔邪弗能容：不能容纳外邪侵入。〕容之则伤心，心伤则神去，神去则死矣。故诸邪之在于心者，皆在于心之包络。包络者，心主之脉也，故独无腧焉。〔句释：此言手厥阴心包经是心的外围，代替心受邪，所以手少阴心经独无腧穴。这是《内经》时代的认识。至晋代《甲乙经》已有发展，卷三第二十六收载手少阴及臂凡一十六穴。其中心经的五腧穴是少冲（井）、少府（荥）、神门（输）、灵道（经）、少海（合）。〕黄帝曰：少阴独无腧者，不病乎？岐伯曰：其外经病而脏不病，故独取其经于掌后锐骨之端。〔外经：指心经。掌后锐骨之端：指心经神门穴。〕其余脉出入屈折，其行之徐疾，〔其余：指除肺经、心包经外的十条经脉。其行：指气血运行。〕皆如手太阴、心主之脉行也。〔太阴：原作"少阴"，依《太素》卷九改，以与上文举例相合。〕故本腧者，皆因其气之虚实疾徐以取之，〔故本腧者，皆因其气之虚实疾徐以取之：所以本经的输穴，都是根据经气的虚实缓急来取穴。〕是谓因冲而泻，〔冲：盛。〕因衰而补。如是者，邪气得去，真气坚固，是谓因天之序。〔真气：又叫正气，由先天之气和后天之气（得之于呼吸饮食）相结合而成，能充养全身，是人体生命活动的动力。因天之序：顺应自然的次序。〕

黄帝曰：持针纵舍奈何？岐伯曰：必先明知十二经脉之本末，〔本末：起迄。〕皮肤之寒热，脉之盛衰滑涩。其脉滑而盛者，病日进；〔盛：大脉。〕虚而细者，久以持；〔久以持：久病而不能愈。〕大以涩者，为痛痹；阴阳如一者，病难治。〔阴阳如一：指表里俱伤，血气皆败。〕其本末尚热者，病尚在；〔本末：胸腹为本，四肢为末。〕其热已衰者，其病亦去矣。〔衰：衰退。去：除去。〕持其尺，〔尺：尺部皮肤。〕察其肉之坚脆、大小、滑涩、寒温、燥湿。因视目之五色，〔因：根据。〕以知五脏而决死生；视其血脉，察其色，以知其寒热痛痹。黄帝曰：持针纵舍，余未得其意也。〔未得其意：不懂得其中的含义。〕岐伯曰：持针之道，欲端以正，安以静，〔持针之道，欲端以正，安以静：执针操作的方法，要端正安静。〕先知虚实，而行疾徐，〔虚实：指病证虚实的情况。疾徐：快慢。此指徐疾补泻。〕左手执骨，右手循之，无与肉果，〔左手执骨，右手循之，无与肉果：言左手握住患者的骨骼，右手循穴进针，不被肌肉缠裹而滞针。〕泻欲端以正，补必闭肤，〔泻欲端以正，补必闭肤：泻法要垂直下针，补法出针时，必须按闭针孔。〕辅针导气，邪得淫泆，真气得居。〔辅针导气，邪得淫泆，真气得居：言用针法辅佐，引导经气，使邪气溃散，真气得以内守。〕黄帝曰：扞皮开腠理奈何？岐伯曰：因其分肉，在别其肤，〔在：原作"左"，依《太素》卷二十二改。因其分肉，在别其肤：言根据穴位处肌肉的纹理，用手指伸展该处的皮肤。〕微内而徐端之，〔微内而徐端之：言轻轻刺入并且慢慢地垂直进针。〕适神不散，邪气得去。〔适：若。适神不散，邪气得去：若神气不散乱，邪气就能除去。〕

黄帝问于岐伯曰：人有八虚，各何以候？〔**各何以候**：分别怎样测知疾病。〕岐伯答曰：以候五脏。黄帝曰：候之奈何？岐伯曰：肺心有邪，其气留于两肘；〔**其气**：指肺心的邪气。〕肝有邪，其气流于两腋；脾有邪，其气留于两髀；〔**髀**：股部的上半部分。〕肾有邪，其气留于两腘。〔**腘**：膝后弯。〕凡此八虚者，皆机关之室，〔**机关**：骨骼连接的关节。**机关之室**：指骨关节的部位。〕真气之所过，血络之所游，邪气恶血，固不得住留，〔**固**：原本、本来。**住留**：停留。〕住留则伤筋络骨节，机关不得屈伸，故拘挛也。〔**拘**：原作"病"，依《甲乙》卷十第三改。**拘挛**：因筋肉收缩，而手足拘挛，不能伸展自如。〕

导读分析

一、篇名解释 ▶▶▶

"邪客"，邪气侵入人体。篇首论述邪气侵入人体，令人发生失眠的机理和治疗方剂，故以"邪客"为篇名。

二、文章大意 ▶▶▶

本篇用取类比象方法，论述天人相应的观点；叙述了肺经、心包经的屈折出入循行概况及手少阴心经独无输的道理，不眠症的病机和治法，营、卫、宗气的循行与作用，简介了"持针纵舍"的针法，八虚（两肘、两腋、两髀、两腘）诊察疾病的原理。

三、结构分析 ▶▶▶

第1～2段：讲述不瞑——阳气独行外，阴气内虚，半夏汤主之。
第3段：讲述人肢节应天地。
第4～7段：讲述用针之理：经脉出入离合。
第8段：讲述持针纵舍。
第9段：讲述八虚诊察疾病的原理。

通天 第七十二

黄帝问于少师曰：余尝闻人有阴阳，何谓阴人？何谓阳人？少师曰：天地之间，六合之内，〔**六合**：四方上下。〕不离于五，人亦应之，〔**五**：五行。〕非徒一阴一阳而已也。而略言耳，口弗能遍明也。〔**略言**：简略地说说。**遍明**：完全表达清楚。〕黄帝曰：愿略闻其意，有贤人圣人，心能备而行之乎？〔**心能备而行之乎**：疑应作

"必能备而衡之乎？"言一定能尽阴阳之平乎〕少师曰：盖有太阴之人、少阴之人、太阳之人、少阳之人、阴阳和平之人。凡五者，其态不同，其筋骨气血各不等。〔态：形态，状态。不等：不同。〕

黄帝曰：其不等者，可得闻乎？少师曰：太阴之人，贪而不仁，〔不仁：刻薄、不厚道。〕下齐湛湛，〔下齐湛湛：指貌似谦虚，内存阴险。〕好内而恶出，〔好内而恶出：好得恶失，喜进不喜出。〕心抑而不发，〔抑：原作"和"，依《甲乙》卷一第十六改。心抑而不发：指内心喜怒不露于色。〕不务于时，动而后之，〔不务于时，动而后之：时，善也。言不做好事，只知利己，看风使舵，随着别人后面行动。〕此太阴之人也。少阴之人，小贪而贼心，〔小贪而贼心：贪图小利，有害人之心。〕见人有亡，〔亡：泛指损失、不幸之事。〕常若有得，好伤好害，见人有荣，乃反愠怒，〔愠：怒也。愠怒：语词复用。〕心疾而无恩。〔疾：同"嫉"。心疾：嫉妒之心。无恩：对人毫无恩情。〕此少阴之人也。太阳之人，居处于于，〔于于：得意自足的样子。〕好言大事，无能而虚说，〔虚说：言过其实。〕志发于四野，〔志发于四野：形容好好高骛远。〕举措不顾是非，为事如常自用，〔如：通"而"。常自用：指常意气用事，自以为是。〕事虽败而常无悔。此太阳之人也。少阳之人，諟谛好自贵，〔諟谛：音"shìdì"。二字义同，审也。谓做事审慎。好自贵：喜欢抬高自己。〕有小小官，则高自宣，〔宣：原作"宜"，依《甲乙》卷一第十六改。有小小官，则高自宣：有了微小的官职，就过高地自我宣扬。〕好为外交而不内附，〔好为外交而不内附：喜欢做对外交际的事，不愿默默无闻，埋头工作。〕此少阳之人也。阴阳和平之人，居处安静，无为惧惧，无为欣欣，〔为：犹有也。无为惧惧，无为欣欣：谓没有恐惧，没有过分的喜乐。〕婉然从物，或与不争，与时变化，〔婉然：和顺貌。顺从事物发展规律和形势的变化。〕尊则谦谦，谭而不治，〔谦：谦让，谦虚。谭：同"谈"。尊则谦谦，谭而不治：地位虽高却很谦虚，用说服的方法，不用压服的手段治人。〕是谓至治。〔是谓至治：这叫最好的治理方法。〕古之善用针艾者，视人五态乃治之，〔五态：指上述五种类型。〕盛者泻之，虚者补之。

黄帝曰：治人之五态奈何？少师曰：太阴之人，多阴而无阳，其阴血浊，其卫气涩，阴阳不和，缓筋而厚皮，不之疾泻，〔不之疾泻：不用急泻针法。〕不能移之。〔不能移之：不能使病情好转。〕少阴之人，多阴少阳，小胃而大肠，〔小胃而大肠：胃小而肠大。〕六腑不调，其阳明脉小，而太阳脉大，必审调之，〔必审调之：言必须详察阴阳盛衰情况，进行调治。〕其血易脱，其气易败也。〔败：犹伤。〕太阳之人，多阳而少阴，必谨调之，无脱其阴而泻其阳，〔脱：耗散、流失。〕阳重脱者易狂，阴阳皆脱者，暴死不知人也。〔重脱：大脱。暴死：指突然死亡或突然昏迷。不知人：不省人事。〕少阳之人，多阳少阴，经小而络大，血在中而气在外，〔气在外：在字原脱，依《甲乙》卷一第十六补。〕实阴而虚阳，独泻其络脉则强，气脱而疾，中气不足，病不起也。阴阳和平之人，其阴阳之气和，血脉调，谨诊其阴阳，视

179

其邪正，安其容仪，〔**安其容仪**：知道它的容貌仪表。〕审有余不足，盛则泻之，虚则补之，不盛不虚，以经取之。此所以调阴阳，别五态之人者也。〔**句释**：这就是协调阴阳，分别五种类型的人的方法。〕

黄帝曰：夫五态之人者，相与毋故，〔**相与**：彼此。**毋故**：没有故交，即素不相识。〕卒然新会，未知其行也，〔**行**：平日的行为。〕何以别之？少师答曰：众人之属，〔**众人**：指本书第六十四篇所述的阴阳二十五人。**属**：类。〕不如五态之人者，故五五二十五人，而五态之人不与焉。〔**不与**：没参与，即不包括。〕五态之人，尤不合于众者也。〔**尤不合于众者也**：与一般人是很不同的。〕

黄帝曰：别五态之人奈何？少师曰：太阴之人，其状黮黮然黑色，〔**黮**：音"dàn"。**黮黮然**：色黑不明，形容面色阴沉的样子。〕念然下意，〔**念然下意**：指故作姿态，假意谦虚。〕临临然长大，〔**临**：大。**临临然**：长大之貌。〕腘然未偻，〔**腘然未偻**：假作卑躬屈膝的姿态，并非真有佝偻病。〕此太阴之人也。少阴之人，其状清然窃然，〔**其状清然窃然**：他们的外貌好像清高，但行动鬼祟，偷偷摸摸。〕固以阴贼，立而躁崄，行而似伏。〔**崄**：同"险"。**固以阴贼，立而躁崄，行而似伏**：言深怀阴险的害人贼心，站立躁动不安，立不正，走路时状似伛偻。〕此少阴之人也。太阳之人，其状轩轩储储，〔**其状轩轩储储**：他们的外貌表现出高贵自尊，骄傲自满。〕反身折腘，〔**反身折腘**：挺胸凸肚，膝腘曲折。〕此太阳之人也。少阳之人，其状立则好仰，行则好摇，其两臂两肘则常出于背，〔**其状立则好仰……其两臂两肘则常出于背**：他们的外貌站立时喜欢仰头，行走时习惯于摇晃身体，两手臂经常挽在背后。〕此少阳之人也。阴阳和平之人，其状委委然，〔**其状委委然**：他们的外貌从容稳重，举止大方。〕随随然，〔**随随然**：善于适应环境。〕颙颙然，〔**颙**：音"yōng"。肃敬貌。**颙颙然**：指态度严肃而又温和的样子。〕愉愉然，〔**愉愉然**：和颜悦色的样子。〕暶暶然，〔**暶暶**：音"xuánxuán"。目光慈祥和善。〕豆豆然，〔**豆豆然**：举止有度，处事分明。〕众人皆曰君子。此阴阳和平之人也。〔**君子**：西周春秋时奴隶主对贵族的通称，后泛指品行高尚的人。〕

导读分析

一、篇名解释 ▶▶▶

本文认为人体的素质有阴阳气血偏多偏少之分，皆因先天禀赋不同，故以"通天"为篇名。

二、文章大意 ▶▶▶

本篇根据人体秉赋的不同，把人分为太阴、少阴、太阳、少阳、阴阳和平五种类型，并分别叙述了每一类型的性情、体质和形态等，同时根据各自的生理特点，提出针灸时应注意的问题。

三、结构分析▶▶▶

第 1～2 段：讲述阴阳五态人——形态不同，气血筋骨各有异，有不同的性情。
第 3 段：讲述阴阳五态人之治法。
第 4～5 段：讲述阴阳五态人之识别。

卷之十一

官能 第七十三

　　黄帝问于岐伯曰：余闻九针于夫子众多矣，不可胜数。〔胜数：尽计。〕余推而论之，以为一纪，〔余推而论之，以为一纪：我推究评论，认为众多内容是一个系统的。〕余司诵之，〔诵：讲述。余司诵之：我把看法讲述给你听。〕子听其理，非则语余，〔非则语余：不对就告诉我。〕请正其道，令可久传，〔正其：原作"其正"，依元至元胡氏古林书堂刊本、明道藏本等乙转。请其正道，令可久传：请让我改正其中的错误，使它可永久地流传。〕后世无患，〔无患：没有祸害。〕得其人乃传，非其人勿言。〔其人：适合传授的人。〕岐伯稽首再拜曰：请听圣王之道。〔句释：让我听听你的道理。〕黄帝曰：用针之理，必知形气之所在，左右上下，〔必知形气之所在，左右上下：言一定要知道脏腑形气所在的上下左右的部位。〕阴阳表里，〔阴阳表里：阴经阳经表里相合。〕血气多少，〔血气多少：十二经气血的多少。〕行之逆顺，〔行之逆顺：经脉的逆顺走向。〕出入之合，〔出入之合：气血出入交会的腧穴。〕谋伐有过。〔谋伐有过：诛伐有病的部位。〕知解结，〔解结：解开结聚。具体内容参见《刺节真邪第七十五》。〕知补虚泻实，上下气门，〔气门：腧穴。〕明通于四海，〔明通于四海：明确经脉与四海相通。详参《海论第三十三》。〕审其所在，〔审其所在：审察疾病所在的部位。〕寒热淋露，荥输异处，〔荥：原作"以"，依《太素》卷十九改。寒热淋露，荥输异处：由淋雨露风而发的寒热，取各经的荥穴和输穴。〕审于调气，明于经隧，左右支络，尽知其会。〔支：原作"肢"，依《太素》卷十九改。审于调气……尽知其会：言慎重地调理经气，明白经脉的循行路线，左右支络分布，完全知道经脉的交会之处。〕寒与热争，能合而调之；〔句释：寒热交争的病，能使它调和。〕虚与实邻，知决而通之；〔句释：虚实疑似的病，能确定虚实，通之使平。〕左右不调，把而行之；〔把：持，执。把而行之：指缪刺。即左病取右，右病取左，治疗邪客大络之病。〕明于逆顺，乃知可治。〔逆顺：指病情的顺逆，顺证易愈，逆证预后不良。〕阴阳不奇，故知起时。〔不奇："奇"，音义同"倚"。不倚，即阴阳不偏。起时：病愈的时间。〕审于本末，〔本末：指标本。〕察其寒热，得邪所在，〔得邪所在：知道病邪所在的部位。〕万刺不殆，〔殆：危险。〕知官九针，〔官：任用。〕刺道毕矣。

明于五腧，徐疾所在，〔五输：井荥输经合五腧穴，详见《本输第二》。徐疾：指徐疾补泻的针法。详见《九针十二原第一》。〕屈伸出入，皆有条理。〔屈伸：指行针时患者的体位。出入：指经脉运行的方向。〕言阴与阳，合于五行，〔注：此言阴阳五行学说。〕五脏六腑，亦有所藏。〔有所藏：有贮藏的东西。五脏藏精气与五神。六腑藏水谷。〕四时八风，〔八风：八方虚风，详见《九宫八风第七十七》。〕尽有阴阳，各得其位，〔各得其位：指邪气分别侵犯人体某一部位。〕合于明堂，各处色部，〔合于明堂，各处色部：都反映在鼻部及面部各处相应的部位。详见《五色第四十九》。〕五脏六腑，察其所痛，左右上下，〔五脏六腑，察其所痛，左右上下：五脏六腑有病，可从面色相应部位，知道疼痛的部位在上下左右。〕知其寒温，何经所在。〔知其寒温，何经所在：知道病是属寒或是属热，病在哪一经。〕审皮肤之寒温滑涩，知其所苦。〔所苦：感到苦恼的疾病。参见《论疾诊尺第七十四》。〕膈有上下，知其气所在。〔膈有上下：膈上有心肺，膈下为肝脾肾。其气所在：指病气的部位。〕先得其道，稀而疏之，稍深以留，故能徐入之。〔句释：先掌握经脉循行的道理，用针要少，间距宽阔，刺得稍深，并且留针，使正气徐徐内入。〕大热在上，推而下之；〔句释：热在上半身，推热下行。〕从下上者，引而去之；〔句释：热从下向上的，用引邪向下而排除它。〕视前痛者，常先取之。〔句释：看到先有疼痛的情况，常首先治疗先病的证候。〕大寒在外，留而补之；〔句释：大寒在表，应留针并用补法治疗。〕入于中者，从合泻之。〔句释：病邪入里的，取合穴用泻法，使邪排出。〕针所不为，灸之所宜。〔句释：针不能用的部位，是灸法适宜的地方。〕

上气不足，推而扬之，〔扬：盛也。上气不足，推而扬之：上部气虚，可推补令盛。〕下气不足，积而从之，〔积：聚。从：顺。下气不足，积而从之：下部气虚，留针顺气，使气聚。〕阴阳皆虚，火自当之。〔自：犹则也。当：适宜。阴阳皆虚，火自当之：阴阳两虚的病，适宜用艾火灸治疗。〕厥而寒甚，骨廉陷下，寒过于膝，下陵三里。〔下陵：为三里的别名。句释：寒气厥逆，寒冷明显，骨边的肌肤下陷，肢冷超过膝部，取足三里治疗。〕阴络所过，得之留止，寒入于中，推而行之，〔阴络所过……推而行之：阴络经过的部位，受了寒邪并且停留下来，寒邪入里，当用针推散。〕经陷下者，火则当之。〔火则当之：适宜用艾火灸治。〕结络坚紧，火之所治。〔句释：络脉结聚坚紧的，用艾火治疗。〕不知所苦，两跷之下，男阴女阳，〔不知所苦，两跷之下：有不知道病痛确切部位的，取阳跷的申脉穴，阴跷的照海穴。男阴女阳：据《甲乙》卷五第四，疑为阴阳互化，当为"男阳女阴"，系指男取阳跷，女取阴跷。若男取阴跷，女取阳跷，这是违背治疗原则的。〕良工所禁，〔良工所禁：这是高明医生所禁止使用的。〕针论毕矣。

用针之服，必有法则，〔服：事情。〕上视天光，下司八正，〔司：犹察也。上视天光，下司八正：上看日月星辰之光，下察八个节气（四立、二至、二分）的正常情况。〕以辟奇邪，〔辟：祛除。奇邪：四时不正之气。〕而观百姓，〔观：昭示。百姓：百官。〕

审于虚实，无犯其邪。是得天之露，遇岁之虚，〔**天之露**：指自然界与时令不符的风雨灾害。**岁之虚**：指岁气不及所出现的反常气候。如春不温，夏不热等。〕救而不胜，反受其殃。〔**救而不胜，反受其殃**：医生救护，不能掌握气候变化的情况，反而遭受天时的危害。〕故曰：必知天忌，乃言针意。〔**天忌**：天时的禁忌。**针意**：针治的意义。〕法于往古，验于来今，〔**法于往古，验于来今**：取法于古人的经验，要在当今来检验。〕观于窈冥，通于无穷，〔**观于窈冥，通于无穷**：观察人体微妙难见的变化，通晓变化无穷的疾病。〕粗之所不见，良工之所贵，〔**粗之所不见，良工之所贵**：这是粗工认识不到的，高明医生认为是宝贵的内容。〕莫知其形，若神髣髴。〔**髣髴**：即仿佛。似有若无之意。**莫知其形，若神髣髴**：言不知道它的形迹，变化微妙，似有若无。〕

邪气之中人也，洒淅动形；正邪之中人也，微先见于色，不知于其身，若有若无，若亡若存，有形无形，莫知其情。〔**注**：此段与《邪气脏腑病形第四》内容同，详参该篇。〕是故上工之取气，乃救其萌芽；〔**取气**：掌握气的变化。**萌芽**：疾病初起。〕下工守其已成，因败其形。〔**守其已成**：待疾病已形成时才治。**败**：伤害。〕是故工之用针也，知气之所在，而守其门户，〔**门户**：孔穴。**守其门户**：守候腧穴以治疗。〕明于调气，补泻所在，〔**补泻所在**：言患处宜补还是宜泻。〕徐疾之意，所取之处，〔**徐疾之意**：快慢的意义，指徐疾补泻。**所取之处**：应取的穴位。〕泻必用圆，切而转之，〔**泻必用圆，切而转之**：泻法必须用圆活流利的针法，逼近病所而捻转针头。〕其气乃行。疾而徐出，〔**疾而徐出**：快进针，但出针慢。〕邪气乃出，伸而迎之。〔**伸**：通"申"，约束。**伸而迎之**：将针尖方向迎着经气运行方向进针。〕摇大其穴，气出乃疾。〔**穴**：针孔。**疾**：快。〕补必用方，〔**方**：指端正从容。〕外引其皮，令当其门，〔**外引其皮，令当其门**：在外牵引皮肤，使针对着穴位。〕左引其枢，右推其肤，微旋而徐推之，〔**枢**：杨上善："谓针动也。"**左引其枢……微旋而徐推之**：言左手持针而动，右手推its肤，轻轻旋转而将针慢慢刺入。〕必端以正，安以静，〔**必端以正，安以静**：必须使针端正，术者要安静。〕坚心无解，欲微以留，气下而疾出之，〔**坚心无解……气下而疾出之**：心坚不懈地候气至，要稍微留针一段时间，邪气祛除后出针要快。〕推其皮，盖其外门，真气乃存。〔**推其皮……真气乃存**：按压皮肤，盖住针孔，使真气存在于内。〕用针之要，无忘其神。〔**句释**：用针的关键，不要忘了调养患者的神气。本段补泻是开阖补泻，起针时开放针孔为泻，盖闭针孔为泻。本节补泻方圆指针术手法而言，《素问·八正神明论》文字与此相反，系指运用补泻方法的时机，各有所指，不要混淆。〕

雷公问于黄帝曰：《针论》曰：得其人乃传，非其人勿言。何以知其可传？黄帝曰：各得其人，任之其能，故能明其事。〔**句释**：分别得到合适的人材，任用他能力可以胜任的工作，所以能够明达事理。〕雷公曰：愿闻官能奈何？黄帝曰：明目者，可使视色；〔**句释**：眼睛视力好的人，可以使他望色。〕聪耳者，可使听音；捷疾辞语者，可使传论；〔**句释**：说话流利思维敏捷的人，可以使他传讲理论。〕语徐而安静、手巧而心审谛者，可使行针艾；〔**句释**：说话慢，安静手巧心细的人，可使他搞针灸。〕理血气而调诸逆顺，察阴阳而兼诸方，缓节柔筋而心和调者，可使导引行气；〔**句释**：调理气血，治各种逆顺病证，观察阴阳变化，并且兼做各种治疗方法，肢节缓和，筋柔，心平气和的人，可使他学导引行气。〕疾毒言语轻人者，可使唾痈咒病；〔**句释**：嫉妒刻薄，说话轻视人的人，可使他做唾痈咒病的事。〕**爪苦手毒，为事善伤者，**〔**爪苦手毒，为事善伤者**：指甲粗，下手狠，做事易伤的人。〕可使按积抑痹。〔**按积**：按摩积聚。**抑痹**：抑制痹痛。〕各得其能，方乃可行，其名乃彰。〔**句释**：各人学习适合自己的才能，各种治疗方法就可推行，老师的名声就显扬。〕不得其人，其功不成，其师无名。〔**句释**：没有得到合适的人才教授，学生学不成，老师没有名气。〕故曰：得其人乃言，非其人勿传。**此之谓也**。〔**句释**：说的就是这个意思。〕手毒者，可使试按龟，置龟于器下，〔**置龟于器下**：把龟放在器具下面。〕而按其上，五十日而死矣，手甘者，〔**手甘者**：手不狠的。〕复生如故也。〔**复生如故也**：恢复生命像过去一样活着。〕

导读分析

一、篇名解释 ▶▶▶

"官能"，指根据每个人的能力、性格、特点，传授不同的技术。马莳云："官，任也。任其所能也。即本篇第七节，雷公有官能之问，故以'官能'名篇。"

二、文章大意 ▶▶▶

本篇首言用针之理，说明针刺必须知道形与气的关系，注意左右上下、阴阳表里，各经气血多少，运行的逆顺，出入流注交会等，要掌握五腧穴、脏腑理论等内容；次述大热、大寒、阴阳俱虚、经气下陷的治疗，介绍了徐疾补泻、开阖补泻；最后言根据人体的特点，传授不同的技术，才能获得成功。

三、结构分析 ▶▶▶

第1～3段：讲述针法之要——必先知病，明于五腧。
第4～5段：讲述用针之法——各有法则，无忘其神。
第6段：讲述各得其人——用之其能。

论疾诊尺第七十四

黄帝问于岐伯曰：余欲无视色持脉，独调其尺，以言其病，〔**余欲无视色持脉**

……以言其病：我想不用望色切脉，单独诊查尺肤，来说明患者的疾病。〕从外知内，为之奈何？岐伯曰：审其尺之缓急、小大、滑涩，肉之坚脆，而病形定矣。〔肉之坚脆：指尺肤处肌肉的结实、柔弱。定：确定。〕

视人之目窠上微痈，〔窠：音"kē"。目窠：眼窝，包括眼眶和上下眼睑。微痈：微肿，指眼睑轻微浮肿。〕如新卧起状，〔如新卧起状：好像刚睡醒起床的样子。〕其颈脉动，〔颈脉：指人迎脉。〕时咳，按其手足上，窅而不起者，〔窅：音"yǎo"。凹陷深，并且手不能随手而起。言手足浮肿。〕风水肤胀也。

尺肤滑，其淖泽者，风也。〔其：犹而也。淖泽：有。句释：言尺肤光滑，而光泽的是风病。〕尺肉弱者，解㑊。〔句释：尺部肌肉瘦弱，是身体倦怠。〕安卧脱肉者，寒热，不治。〔句释：爱睡觉，肌肉明显消瘦，是寒热虚劳之证，不易治愈。〕尺肤滑而泽脂者，风也。〔句释：此句同前重复，疑衍。〕尺肤涩者，风痹也。尺肤粗如枯鱼之鳞者，水泆饮也。〔泆：同"溢"。水泆饮：水湿泛溢的泆饮病。〕尺肤热甚，脉盛躁者，病温也，〔盛躁：盛大躁动。病温：温病。〕其脉盛而滑者，病且出也。〔病且出：病将痊愈。〕尺肤寒，其脉小者，泄、少气。〔泄：泄泻。少气：气虚。〕尺肤炬然，先热后寒者，寒热也。〔炬然：形容热得像火。〕尺肤先寒，久持之而热者，〔持：原作"大"，依《太素》卷十五、《甲乙》卷四第二上、《脉经》卷四第一改。久持之：久按尺肤。〕亦寒热也。

肘所独热者，〔肘所独热者：肘部皮肤单独发热的。〕腰以上热；手所独热者，腰以下热。肘前独热者，膺前热；肘后独热者，肩背热。〔注：从肘向手为肘前，从肘向肩为肘后。〕臂中独热者，〔臂中：从肘至腕中间部分。〕腰腹热；肘后廉以下三四寸热者，肠中有虫。〔廉：原作"粗"，依《甲乙》卷四第二上改。此指三里以下，内关以上的部位。〕掌中热者，腹中热；掌中寒者，腹中寒；鱼上白肉有青血脉者，胃中有寒。〔鱼上白肉：手鱼际部白肉。〕尺炬然热，人迎大者，当夺血。〔当夺血：主大出血。〕尺紧，人迎脉小甚，则少气，悗有加，〔悗有加：加有烦闷的。〕立死。

目赤色者病在心，白在肺，青在肝，黄在脾，黑在肾。黄色不可名者，〔黄色不可名者：言黄色兼见其他颜色，不能比喻讲述的。〕病在胸中。诊目痛，赤脉从上下者，太阳病；〔赤脉从上下者，太阳病：眼中有赤脉从上向下的，属足太阳膀胱经病。〕从下上者，阳明病；从外走内者，〔从外走内者：从目外眦走向目内眦的。〕少阳病。诊寒热，赤脉上下至瞳子，见一脉，一岁死，见一脉半，一岁半死，见二脉，二岁死，见二脉半，二岁半死，见三脉，三岁死。

诊龋齿痛，按其阳之来，〔按其阳之来：按手足阳明经的来路。〕有过者独热，〔有过者：有病变的部位。〕在左左热，在右右热，在上上热，在下下热。诊血脉者，多赤多热，多青多痛，多黑为久痹，多赤、多黑、多青皆见者，寒热身痛。而色微黄，齿垢黄，〔齿垢：粘在牙齿上的肮脏东西。〕爪甲上黄，黄疸也。安卧，小便黄赤，脉小而涩者，不嗜食。〔嗜：喜欢。〕人病，其寸口之脉与人迎之脉小大等，及其浮沉等者，病难已也。女子手少阴脉动甚者，妊子。〔句释：此言女子手少阴脉（神门穴处）搏动比平时明显的，主怀孕。〕婴儿病，其头毛皆逆上者，必死。耳间青脉起者，掣痛。〔句释：耳部出现青色的络脉，主抽搐疼痛。〕大便赤瓣，飧泄，脉小者，〔瓣：原作"辨"，依《甲乙》卷十二第十一、《脉经》卷九第九改。赤瓣：《脉经》作"赤青辨"，《甲乙》作"青辨"，宜合参。大便赤瓣，飧泄，脉小者：此言大便色赤或青绿色，泄泻伴有不消化食物，脉小的。〕手足寒，难已；飧泄，脉小，手足温，泄易已。

四时之变，寒暑之胜，〔胜：相克。〕重阴必阳，重阳必阴。〔重阴必阳，重阳必阴：阴盛至极必转变为阳，阳盛至极必转变为阴。〕故阴主寒，阳主热，故寒甚则热，热甚则寒。故曰寒生热，热生寒，此阴阳之变也。〔注：此言自然界寒暑往来，引出阴阳在一定条件下可以转变的观点。〕故曰：冬伤于寒，春生瘅热；〔瘅：热证。瘅热：温热病。句释：言冬季被寒邪所伤，到春天就会发生温热病。〕春伤于风，夏生后泄肠澼；〔后泄：泄泻。肠澼：痢疾。〕夏伤于暑，秋生痎疟；〔痎疟：疟疾的总称。〕秋伤于湿，冬生咳嗽。是谓四时之序也。〔句释：这叫依四季的次序而发生的各种疾病。〕

导读分析

一、篇名解释 ▶▶▶

"尺"，尺肤，指自肘至腕的皮肤。本篇主要论述诊察尺肤的滑涩、寒热、肉脱、肉弱等不同表现，来测知脏腑和某些部位发病情况，故以"论疾诊尺"为篇名。

二、文章大意 ▶▶▶

文中尚记载了诊察目色、目痛、龋齿痛、血脉色泽、黄疸、风水肤胀、妇人怀孕及婴儿病的方法；论述通过诊察尺肤的不同表现，测知脏腑和某些部位的发病情况。最后论述四时寒暑变化规律，四季伏邪所发的病证。

三、结构分析 ▶▶▶

第1～4段：讲述察尺肤、肘手臂掌——知病形，风水腹胀。
第5～6段：讲述目痛，寒热，龋齿痛，血脉，黄疸，病难愈之脉，女子孕脉，婴儿病等。
第7段：讲述阴阳四时——应四时病。

刺节真邪第七十五

黄帝问于岐伯曰：余闻刺有五节，奈何？岐伯曰：固有五节：〔固：诚然、的确。〕一曰振埃，二曰发蒙，三曰去爪，四曰彻衣，五曰解惑。黄帝曰：夫子言五节，余未知其意。〔意：意义。〕岐伯曰：振埃者，刺外经，去阳病也；〔振埃：振落尘埃。外经：指行于四肢及浅表部位的经脉。去阳病：除去阳气的病变。〕发蒙者，刺腑腧，去腑病也；〔发蒙：开发蒙瞆，即使耳聪目明。腑腧：六腑的俞穴。〕去爪者，刺关节支络也；〔去爪：脱去余爪。支：原作"肢"，依《太素》卷二十二、《甲乙》卷九第十一改。下同。〕彻衣者，尽刺诸阳之奇输也；〔彻衣：脱去衣服。诸阳之奇输：六腑的别络。〕解惑者，尽知调阴阳，补泻有余不足，相倾移也。〔解惑：解除迷惑。相倾移：倾，偏斜。相倾，指阴阳失调。移，变。此指经补不足泻有余，阴阳失调的情况得到纠正，恢复正常。〕

黄帝曰：刺节言振埃，夫子乃言刺外经，去阳病，余不知其所谓也。愿卒闻之。岐伯曰：振埃者，阳气大逆，上满于胸中，愤瞋肩息，〔瞋：《甲乙》卷九第三为"㑊"。愤瞋：谓胸部发胀。肩息：呼吸抬肩。〕大气逆上，喘喝坐伏，〔喘喝：气喘而呵呵有声。坐伏：或坐或伏，不能平卧。〕病恶埃烟，〔病恶埃烟：此病厌恶灰尘和烟熏。〕馈不得息，〔馈：古"噎"字。谓咽部像被异物堵塞而呼吸困难。〕请言振埃，尚疾于振埃。〔尚疾于振埃：言针刺取效比振落灰尘还要快。〕黄帝曰：善。取之何如？岐伯曰：取之天容。〔天容：属胆经（见《本输第二》），在下颌角后，当胸锁乳突肌前缘凹陷处，主治咳嗽气喘，胸痛喉痹、肩痛不举等。又据《卫气失常第五十九》"积于上，泻人迎、天突、喉中。"疑天容应作"天突"。证之临床，亦可参。〕黄帝曰：其咳上气，穷诎胸痛者，〔诎：音"qū"。穷诎：指气不舒畅。〕取之奈何？岐伯曰：取之廉泉。〔廉泉：在颌下结喉上中央舌本间。〕黄帝曰：取之有数乎？〔数：规律、法则。〕岐伯曰：取天容者，无过一里，〔一里：一寸。〕取廉泉者，血变而止。〔血变而止：血色改变就停针。〕帝曰：善哉。

黄帝曰：刺节言发蒙，余不得其意。夫发蒙者，耳无所闻，目无所见。夫子乃言刺腑输，去腑病，何腧使然，〔何输使然：什么腧穴可使耳目病治愈。〕愿闻其故。岐伯曰：妙乎哉问也。此刺之大约，针之极也，神明之类也，〔大约：重要的部分。极：顶端。神明之类：属于心领神会的内容。〕口说书卷，犹不能及也。〔及：表达出来。〕请言发蒙耳，尚疾于发蒙也。黄帝曰：善。愿卒闻之。岐伯曰：刺此者，必于日中，刺其听宫，中其眸子，〔刺其听宫，中其眸子：言针刺病人听宫穴，针效可至病人的瞳人（眼珠的中心）。〕声闻于耳，〔声闻于耳：耳朵听到声音。〕此其腧也。黄帝曰：善。何谓声闻于耳？岐伯曰：刺邪以手坚按其两鼻窍而疾偃，其声必应于针也。〔疾偃：闭口怒腹。以手坚按其两鼻窍而疾偃，其声必应于针也：此言用手紧捏住两鼻孔，然后闭口怒腹鼓气，耳中有声音与针相应。〕黄帝曰：善。此所谓弗见为之，而无目视，见而取之，神明相得者也。〔弗见为之：没有看见怎样去做。见而取之：像看见经脉往来而收到明显效果。神明相得：指达到得心应手，出神入化的地步。〕

黄帝曰：刺节言去爪，夫子乃言刺关节支络，愿卒闻之。岐伯曰：腰脊者，身之大关节也。肢胫者，人之所以趋翔也。〔所：原作"管"，依《太素》卷二十二改。趋翔：趋，疾走。翔，行走时张开两臂。句释：言肢胫是人用来行走活动的器官。〕茎垂者，身中之机，阴精之侯，津液之道也。〔茎：阴茎。垂：睾丸。机：关键，枢要。侯：观测、察验。〕故饮食不节，喜怒不时，〔时：规律。〕津液内溢，乃下留于睾，水道不通，日大不休，〔日大不休：言一天天肿大不停止。〕俯仰不便，趋翔不能。此病荥然有水，〔荥然：水聚的样子。〕不上不下，铍石所取，〔铍：铍针。石：砭石。所取：适应的证候。〕形不可匿，常不得蔽，〔常：通"裳"，下裙。形不可匿，常不得蔽：外形不能藏匿，下裙不能遮蔽。〕故命曰去爪。帝曰：善。

黄帝曰：刺节言彻衣，夫子乃言尽刺诸阳之奇输，未有常处也，愿卒闻之。岐伯曰：是阳气有余而阴气不足，阴气不足则内热，阳气有余则外热，内热相抟，热于怀炭，外畏绵帛，衣不可近身，〔衣：原作"近"，依《甲乙》卷七第一改。〕又不可近席，腠理闭塞则汗不出，舌焦唇槁，腊干嗌燥，〔腊：干肉。腊干：指肌肤干燥。〕饮食不让美恶。〔让：辞也，引申为辨别。〕黄帝曰：善。取之奈何？岐伯曰：取之于其天府、大杼三痏，又刺中膂，以去其热。〔天府：肺经穴名，在上臂前外侧，腋前皱襞上端水平线下三寸，肱二头肌桡侧缘。大杼：膀胱经穴名，在第一、二胸椎棘突之间的陶道穴旁开一寸半处。三痏：即刺三次。中膂：膀胱经穴名，平第三骶后孔，当骶部中线旁开一寸半处。〕补足手太阴以去其汗，热去汗稀，疾于彻衣。黄帝曰：善。

黄帝曰：刺节言解惑，夫子乃言尽知调阴阳，补泻有余不足，相倾移也，惑何以解之？岐伯曰：大风在身，血脉偏虚，虚者不足，实者有余，轻重不得，倾侧宛伏，〔大风：指中风偏瘫一类的病证。轻重不得：左右轻重不相称。倾侧宛伏：倾斜反侧，宛转俯伏。指身体左右前后运动障碍。〕不知东西，不知南北，乍上乍下，乍反乍复，颠倒无常，甚于迷惑。〔不知东西……甚于迷惑：言神志不清，不能辨别东西南北方向，症状的出现忽上忽下，反复多变，神志昏乱，比迷惑严重。〕黄帝曰：善。取之奈何？岐伯曰：泻其有余，补其不足，阴阳平复。用针若此，疾于解惑。黄帝曰：善。请藏之灵兰之室，不敢妄出也。〔妄出：轻易随便泄露出去。〕

黄帝曰：余闻刺有五邪，何谓五邪？岐伯曰：病有持痈者，有容大者，有狭小者，〔持痈：持，《太素》作"时"，犹是。即痈邪。容大：指邪气盛大。狭小：邪气轻微。〕有热者，有寒者，是谓五邪。黄帝曰：刺五邪奈何？岐伯曰：凡刺五邪之方，不过五章，〔方：方法。章：条。〕痹热消灭，肿聚散亡，寒痹益温，小者益阳，大者必去，请道其方。

凡刺痈邪，无迎陇，〔陇：通"隆"，旺盛。无迎陇：不可迎着痈痈邪的旺盛之势。〕易俗移性不得脓，〔易俗移性不得脓：改变通常治法，耐心调治，不待痈邪化脓就治愈。〕诡道更行去其乡，〔诡：原作"脆"，依《太素》卷二十二改。诡，不同。诡道更行去其乡：言已化脓的痈，要采用不同的方法进行治疗，离开固定部位。〕不安处所乃散亡。〔不安处所乃散亡：根据脓的部位排脓，病邪就会消散。〕**诸阴阳过痈者，取之其腧泻之。**〔句释：各条阴经阳经经过痈的部位的，取此经的穴，并用泻法治疗。〕

凡刺大邪腧，曰以小，〔曰：原作"日"，依《甲乙》卷五第二改。曰以小：即是使少，此使大邪减少。〕**泄夺其有余，乃益虚，**〔乃益虚：邪气就更加衰少。〕**剽其通，**〔剽其通：用砭刺疏通气血。〕**针其邪，肌肉亲，**〔针其邪，肌肉亲：用针刺去病邪，肌肉亲附致密。〕**视之毋有，反其真，**〔视之毋有，反其真：观察邪气已经排除，真气恢复就止针。〕**刺诸阳分肉间。**〔诸阳：指三阳经。〕

凡刺小邪，曰以大，〔曰：原作"日"，依《甲乙》卷五第二、《太素》卷二十二改。曰以大：即是使大，谓此使正气充实。〕**补其不足乃无害。视其所在迎之界，远近尽至。**〔界：边际。句释：言观察病邪所在的部位，在其尚未深入的时候，用泻法治疗。〕**其不得外侵而行之，乃自费。**〔费：耗损。句释：言远近的经气尽至，外邪不得入侵，经气恢复正常运行，邪气就自行消散了。〕**刺分肉间。**〔刺分肉间：谓小邪随在可刺，但取分肉间的腧穴。〕

凡刺热邪，越而苍，出游不归，乃无病，〔凡刺热邪……乃无病：凡刺热邪，发散邪气，热退身凉，病邪排出后不再回归作祟，就无病了。〕**为开通，辟门户，**〔为开通，辟门户：针刺时应为邪气疏通道路，开辟门户。〕**使邪得出，病乃已。**

凡刺寒邪，曰以温，〔曰：原作"日"，依《甲乙》卷五第二改。曰以温：即是使温。〕**徐往疾去致其神，**〔疾去：原作"徐来"，依《甲乙》及《太素》卷二十二改。神：指气血。徐往疾去致其神：谓用徐进疾出的补法（徐疾补泻）引来人的气血。〕**门户已闭气不分，虚实得调其气存也。**〔门户已闭气不分，虚实得调其气存也：针孔已闭，正气不分散，虚实得到调理，真气就内守了。〕

黄帝曰：官针奈何？〔官针：用针。〕**岐伯曰：刺痈者用铍针，刺大者用锋针，刺小者用圆利针，刺热者用镵针，刺寒者用毫针也。**

请言解论。与天地相应，与四时相副，人参天地，故可为解。〔解论：解结的理论。副：符合，相称。人参天地：人与天地相参。〕**下有渐洳，上生苇蒲，此所以知形气之多少也。**〔洳：音"rù"。句释：下面有低湿的地方，上面他有芦苇和香蒲。根据这个道理，就可以知道人体外形和气血的多少。〕**阴阳者，寒暑也。热则滋雨而在上，根荄少汁。**〔根荄：草根。句释：天气炎热时，在天空就产生云雨，草根缺少水分。〕**人气在外，皮肤缓，腠理开，血气减，汗大泄，肉淖泽。**〔淖泽：微湿润。〕**寒则地冻水冰，人气在中，皮肤致，**〔致：致密。〕**腠理闭，汗不出，血气强，肉坚涩。当是之时，善行水者，不能往冰；善穿地者，不能凿冻。**〔善行水者……不能凿冻：善于行身的人，不能在冰上往来；善于掘地的人，凿不开冻土。〕**善用针者，亦不能取四厥。**〔取四厥：治疗四肢厥冷。〕**血脉凝结，坚抟不往来者，亦未可即柔。**〔抟：结聚。柔：柔软。〕**故行水者，必待天温冰释冻解，而水可行，地可穿也。**〔冰释冻解：冰冻融化。〕**人脉犹是也。治厥者，必先熨调和其经、掌与腋、肘与脚、项与脊以调之，**

火气已通，血脉乃行，然后视其病，脉淖泽者，刺而平之，〔脉淖泽：指脉气滑润流畅。〕坚紧者，破而散之，气下乃止，〔坚紧者……气下乃止：脉象坚紧者，用破坚散结的方法治疗，厥逆之气下行就止针。〕此所谓以解结者也。〔解结：解开病邪的结聚。〕

用针之类，〔类：法则。〕在于调气，气积于胃，以通营卫，各行其道。〔气积于胃……各行其道：水谷精气积聚在胃，化生营气、卫气，各走自己循行的道路。〕宗气留于海，〔海：膻中气海。〕其下者注于气街，其上者走于息道，〔息道：呼吸道。〕敢厥在于足，宗气不下，脉中之血，凝而留止，弗之火调，〔之：通"以"，用。〕弗能取之。〔弗能取之：不能针刺治疗。〕用针者，必先察其经络之实虚，切而循之，按而弹之，〔切而循之，按而弹之：用手循经切按，弹动经脉。〕视其应动者，乃后取之而下之。〔视其应动者，乃后取之而下之：看到应指而动的部位，然后取穴针刺，以去其病。〕六经调者，谓之不病。〔调：调和。〕虽病，谓之自已也。〔句释：即使生病，可以说能自愈的。〕一经上实下虚而不通者，此必有横络盛加于大经，令之不通，〔横络：横行的络脉。横相对经脉纵行而言。盛：多。此必有横络盛加于大经，令之不通：言此必有横络受邪较多，加入正经之中，使正经不通。〕视而泻之，此所谓解结也。

上寒下热，先刺其项太阳，久留之，已刺则熨项与肩胛，令热下合乃止，〔上、下：以腰为界限来划分。〕此所谓推而上之者也。上热下寒，视其虚脉而陷之于经络者取之，气下乃止，〔视其虚脉而陷之于经络者取之，气下乃止：言在陷于经络的虚脉上取穴针刺，热气下行就止针。〕此所谓引而下之者也。大热遍身，狂而妄见、妄闻、妄言，〔大热遍身……妄言：周身高热，发狂而且有幻视、幻听、胡言乱语。〕视足阳明及大络取之，〔视：诊察。取之：指取胃经及大络的穴位针刺。〕虚者补之，血而实者泻之。〔而：如果。〕因其偃卧，居其头前，〔因其偃卧，居其头前：于是令病人仰卧，医生在病人头前。〕以两手四指挟按颈动脉，久持之，卷而切推，下至缺盆中，而复上如前，热去乃止。〔上：原作"止"，依《太素》卷二十二改。以两手四指挟按颈动脉……热去乃止：用两手的食指拇指挟按颈部人迎动脉，作较长时间挟按，再屈指切按，从上推到缺盆之中，再反复如前从上向下推，热退才止。〕此所谓推而散之者也。

黄帝曰：有一脉生数十病者，或痛，或痈，或热，或寒，或痒，或痹，或不仁，变化无穷，其故何也？〔其故何也：它的原因是什么？〕岐伯曰：此皆邪气之所生也。黄帝曰：余闻气者，有真气，有正气，有邪气。何谓真气？岐伯曰：真气者，所受于天，与谷气并而充身者也。〔所受于天：禀受先天（父母）之精化生的元气。与谷气并：与后天水谷精气合并。充身：充养全身。〕正气者，正风也，〔正气：指四时正常的气候。正风：指适时而至的风。如春季的东风，夏季的南风等。〕从一方来，非虚风也。〔虚风：指非当令季节吹来的风，即失时之风，如春季刮西风。〕邪气者，虚风也，〔邪气：泛指四时不正之气。〕虚风之贼伤人也，〔贼伤人：像贼似的（不知不觉中）侵入人体。〕其中人也深，不能自去。〔中：伤。自去：自行散去。〕正风者，其中人也浅，合而自去，〔合：指与体内真气相遇。〕其气来柔弱，不能胜真气，故自去。

虚邪之中人也，洒淅动形，〔洒淅：寒粟貌。动形：身体发抖。〕起毫毛而发腠理。〔起毫毛而发腠理：毫毛竖起，腠理开泻。〕其入深，〔其入深：病邪进入深层。〕内抟于骨，〔抟：损伤。〕则为骨痹。〔骨痹：症状为骨髓酸痛，四肢沉重难举，冒凉气。〕抟于筋，则为筋挛；抟于脉中，则为血闭不通，则为痈；抟于肉，与卫气相搏，〔搏：搏斗。〕阳胜者则为热，阴胜者则为寒，〔阳胜：阳邪偏胜。热：热证。阴胜：阴邪偏胜。寒：寒证。〕寒则真气去，去则虚，虚则寒；抟于皮肤之间，其气外发，〔其气外发：邪气向外发泄。〕腠理开，毫毛摇，气往来行，则为痒；留而不去，则痹；卫气不行，则为不仁。〔不仁：感觉迟钝或丧失。〕

虚邪偏客于身半，〔客：原作"客"，依《甲乙》卷十第二下改。侵犯之义。虚邪偏客于身半：虚邪偏中半边身体。〕其入深，内居荣卫，〔居：停留。〕荣卫稍衰，则真气去，邪气独留，发为偏枯。〔偏枯：即半身不遂，又称偏风。〕其邪气浅者，脉偏痛。〔脉偏痛：切脉诊为半身偏痛。〕虚邪之入于身也深，寒与热相搏，久留而内著，寒胜其热，则骨疼肉枯，热胜其寒，则烂肉腐肌为脓，内伤骨，内伤骨为骨蚀。〔骨蚀：骨被侵蚀。〕有所结，〔原作"有所疾前筋"，楼英《医学纲目·瘿瘤》注："疾前二字衍文也，筋当作结。"据改。句释：言有邪气结聚的部位。〕筋屈不得伸，邪气居其间而不反，发为筋瘤。〔反：归，还。发为筋瘤：原作"发于筋溜"，日刻本、明绣谷书林周日校重刊本、《灵枢集注》于均作"为"，《甲乙》卷十一第九溜作"瘤"，据改。筋瘤：其形尖色紫，青筋累累，盘曲聚结如蚯蚓状，多发生于两小腿、腕关节等部位，属于静脉曲张一类的病证。〕有所结，气归之，〔气归之：真气趋向邪气结聚的部位。〕卫气留之，不得反，津液久留，合而为肠瘤，久者数岁乃成，以手按之柔。〔合：结。瘤：原作"溜"，依前筋瘤例改。〕已有所结，气归之，津液留之，邪气中之，凝结日以益甚，〔益：原作"易"，因声致误，故文义改。〕连以聚居，为昔瘤，以手按之坚。〔连以聚居：接连积聚停留。昔瘤：昔，干肉。肉干则坚，昔瘤，形容瘤的坚硬，与"按之坚"义合。〕有所结，深中骨，〔有所结，深中骨：言结聚的邪气深入及骨。〕气因于骨，骨与气并，〔因：至。并：聚合。〕日以益大，则为骨疽。有所结，中于肉，宗气归之，邪留而不去，有热则化而为脓，无热则为肉疽。凡此数气者，其发无常处，而有常名也。〔常处：一定的部位。常名：一定的名称。〕

导读分析

一、篇名解释 ▶▶▶

"刺节"，即篇首刺法中的五节（振埃、发蒙、去爪、彻衣、解惑）。"真邪"，真气与邪气。马莳曰："前论刺有五节，后论有真气、有邪气，故名篇。"

二、文章大意 ▶▶▶

本篇论述了针刺五邪（持痈、容大、狭小、寒、热）的作用和方法，提出用针调气、解结、推而上之、推而散之以治疗厥、上寒下热、上热下寒等病的具体针刺方法。最后叙述了真气、正气、邪气、正风与疾病的关系，并列举"虚邪之中人"而产生的骨痹、筋挛、痛、热、寒、痒、偏枯、筋瘤等多种病证。

三、结构分析 ▶▶▶

> 第1～6段：讲述刺法五节：振埃、发蒙、去爪、彻衣、解惑。
> 第7～12段：讲述针刺五邪：持痈、容大、狭小、寒、热。
> 第13～16段：讲述人应天地四时，刺法：调气，察经络虚实。
> 第17～19段：讲述真气、正气，虚邪中人。

卫气行 第七十六

黄帝问于岐伯曰：愿闻卫气之行，出入之合，〔合：会合，指阴经阳经的相会。〕何如？岐伯曰：岁有十二月，日有十二辰，子午为经，卯酉为纬。〔注：十二地支分配的方位中，子居北位，午居南位，南北竖线为经。卯居东位，酉居西位，东西横线为纬，故称子午为经，卯酉为纬。〕天周二十八宿，而一面七星，四七二十八星，〔二十八宿：我国古代将全天的恒星分为三垣、二十八宿和其他的星座。二十八宿是：东方青龙七宿（即角、亢、氐、房、心、尾、箕），南方朱鸟七宿（即井、鬼、柳、星、张、翼、轸），西方白虎七宿（即奎、娄、胃、昴、毕、觜、参），北方玄武七宿，（即斗、牛、女、虚、危、室、壁。〕**房昴为纬，虚张为经**，〔**昴**：音"mǎo"。**房昴**：指房宿、昴宿。**房昴为纬，虚张为经**：房宿在东方，昴宿在西方，从房宿到昴宿的东西连线为纬，虚宿在北方，张宿在南方，南北连线为经。〕是故房至毕为阳，昴至心为阴，阳主昼，阴主夜。〔注：自东方房宿至西方毕宿，共十四宿，其位在于二地支中为卯、辰、巳、午、未、申六个时辰，属于白昼日出至日落的时间。白昼为阳，所以说房至毕为阳。西方昴宿至东方心宿，共十四宿，其位在十二地支中为酉、戌、亥、子、丑、寅六个时辰，属于夜间日落到日出以前的时间。夜属阴，所以说昴至心为阴。〕故卫气之行，一日一夜五十周于身，〔**五十周于身**：环绕全身运行五十周次。〕昼日行于阳二十五周，夜行于阴二十五周，**周于五脏**。〔**阳**：体表。**阴**：内脏。**周于五脏**：在五脏环绕运行。〕

是故平旦阴尽，阳气出于目，〔**平旦**：黎明时。**阴**：夜。**阳气**：指卫气。**出于目**：卫气从内脏通过足太阳膀胱经，从眼外出到体表。〕目张则气上于头，〔**目张**：眼睛睁开。〕循项下足太阳，循背下至**小指之端**。〔**小指之端**：指足小指之端的至阴穴。〕其散者，别于目锐眦，〔**散**：经脉分支。**别**：分出。**目锐眦**：外眼角。〕下手太阳，〔**下手太阳**：沿手太阳小肠经向下。〕下至手小指之端外侧。〔**端**：原作"间"，依《太素》卷十二改。**手小指之端外侧**：指少泽穴。〕其散者，别于目锐眦，下足少阳，〔**下足少阳**：沿足少阳胆经向下。〕注小指次指之间，〔**小指次指之间**：指窍阴穴。〕以上循手少阳之分，下至小指次指之间。〔**以上**：从上。**手少阳之分**：手少阳三焦经的分支。**分**：此下原有"侧"，依《太素》卷十二删。**小指次指之间**：指小指无名指之间的关冲穴。〕别者以上至目前，合于颔脉，〔**别者以上至目前，合于颔脉**：从手少阳别行的分支上行至耳前，与下巴部的血脉相聚。〕注足阳明，以上行至跗上，入五指之间。〔**跗上**：足背上。**五指**：《类经》注："五指当中指，谓厉兑穴也。"〕其散者，从耳下下手阳明，入大指之间，〔**入大指之间**：入大指食指之间。〕入掌中。其至于足也，入足心，出内踝下，行阴分，〔**行阴分**：行于内侧。〕复合于目，故为一周。〔**故为一周**：所以称为一周。〕

是故日行一舍，人气行于身一周与十分身之八；〔**舍**：即宿。古人认为卫气一昼夜行五十周，以地球为中心观察二十八宿的运行，每昼夜转过二十八宿周天。白天每转过一个星宿卫气行身的周数为50/28，计1.785周有余，约合1.8周。**于身**：二字原脱，依《甲乙》卷一第九及《素问·八正神明论》王注引文补，以与后文相合。〕日行二舍，人气行于身三周与十分身之六；〔**于身三周**：原作"二周于身"，依《甲乙》、《素问·八正神明论》王注引改。〕日行三舍，人气行于身五周与十分身之四；日行四舍，人气行于身七周与十分身之二；日行五舍，人气行于身九周；日行六舍，人气行于身十周与十分身之八；日行七舍，人气行于身十二周与十分身之六；〔**周**：此下原有"在身"二字，律以前后文，二字当为衍文，今删之。〕日行十四舍，人气二十五周于身有奇分与十分身之二。〔**日行十四舍**：人气当行二十五周。此为25.2周，系依1.8乘以14而得，系四舍五入引起的计算误差。**奇分**：即余数。**二**：原作"四"，据日刻本、《太素》卷十二等改。〕阳尽于阴，阴受气矣。〔**句释**：言白天卫气行于体表结束而进入内脏，内脏接受卫气。〕其始入于阴，常从足少阴注于肾，肾注于心，心注于肺，肺注于肝，肝注于脾，脾复注于肾为周。〔**注**：言夜间卫气行于内脏，由肾流注五脏，复注于肾为一周。〕是故夜行一舍，人气行于阴藏一周与十分藏之八，亦如阳行之二十五周，而复合于目。阴阳一日一夜，合有奇分十分身之二，与十分藏之二，是故人之所以卧起之时有早晏者，奇分不尽故也。〔**晏**：晚。**奇分不尽故也**：余数没完的缘故。按此篇将计算误差，作为起床有早晚的原因是不对的。〕

黄帝曰：卫气之在于身也，上下往来不以期，〔**不以期**：不按时。〕候气而刺之，奈何？伯高曰：分有多少，日有长短，〔**分有多少，日有长短**：昼夜阴阳有多有少，白昼有长有短。〕春秋冬夏，各有分理，〔**春秋冬夏，各有分理**：言四季各有昼夜长短的变化规律。〕然后常以平旦为纪，以夜尽为始。〔**纪**：标准。**常以平旦为纪，以夜尽为始**：言一直以太阳刚出作为标准，以夜尽作为卫气行于体表的开始。〕是故一日一夜，水下百刻，二十五刻者，半日之度也。〔**半日**：半个白天。〕常如是毋已，日入而止，〔日入而止：太阳落山，白昼结束。〕随日之长短，各以为纪而刺之。〔随日之长短，各以为纪而刺之：言随着日出日入来确定昼夜的长短，卫气的出入，分别把此作为针刺候气的标准。〕谨候其时，病可与期，〔谨候其时，病可与期：谨慎地守候那时间行针，疾病可以预知将愈的时间。〕失时反候者，百病不治。〔失时反候者，百病不治：失去时机，违反候气原则，百病不能治愈。〕故曰：刺实者，刺其来也；刺虚者，刺其去也。〔来、去：经脉循行方向。这是迎随补泻。与经脉循行的相反方向进针是泻法，反之为补法。〕此言气存亡之时，以候虚实而刺之。〔气存亡之时：邪气的存留与退去的情况。〕是故谨候气之所在而刺之，是谓逢时。〔句释：言根据天时，谨慎守候气所在的部位进行针刺，这叫逢时。〕病在于三阳，必候其气在于阳而刺之；〔三阳：手足三阳经。气在于阳：气在体表。〕病在于三阴，必候其气在阴分而刺之。〔三阴：手足三阴经。阴分：内脏。〕

水下一刻，人气在太阳；水下二刻，人气在少阳；水下三刻，人气在阳明；水下四刻，人气在阴分。〔人气：卫气。太阳：手足太阳经。少阳：手足少阳经。阳明：手足阳明经。阴分：指肾经。〕水下五刻，人气在太阳；水下六刻，人气在少阳；水下七刻，人气在阳明；水下八刻，人气在阴分。水下九刻，人气在太阳；水下十刻，人气在少阳；水下十一刻，人气在阳明；水下十二刻，人气在阴分。水下十三刻，人气在太阳；水下十四刻，人气在少阳；水下十五刻，人气在阳明；水下十六刻，人气在阴分。水下十七刻，人气在太阳；水下十八刻，人气在少阳；水下十九刻，人气在阳明；水下二十刻，人气在阴分。水下二十一刻，人气在太阳；水下二十二刻，人气在少阳；水下二十三刻，人气在阳明；水下二十四刻，人气在阴分。水下二十五刻，人气在太阳，此半日之度也。从房至毕一十四舍，水下五十刻，日行半度，〔半度：半个周天。〕从昴至心，亦十四舍，水下五十刻，终日之度也。〔从昴至心……终日之度也：原脱，依《甲乙》卷一第九补，与篇首"房至毕为阳，昴至心为阴"之相应。终日之度：昼夜一周的时间。〕日行一舍，〔日：原作"回"，依《甲乙》卷一第九、《素问·八正神明论》王注引《灵枢》改。〕水下三刻与七分刻之四。〔注：此数是以百刻除以二十八，所得的商。〕《大要》曰常以日之加于宿上也。〔句释：此言昼夜百刻加在二十八宿上。〕人气在太阳，是故日行一舍，人气行三阳行与阴分，常如是无已，天与地同纪，〔同纪：同样的规律。〕纷纷𥐠𥐠，〔纷：乱也。注：此段论述，与前段有矛盾。卫气昼夜行五十周，见于《营卫生会第十八》与本篇。本段以水下四刻行一周，百刻仅为二十五周，错误显见，读者宜详之。纷纷𥐠𥐠：整齐有序也。言在纷乱之中有条理。〕终而复始，一日一夜水下百刻而尽矣。

导读分析

一、篇名解释 ▶▶▶

文中论述卫气在人体内循行的情况与针刺的关系，故名"卫气行"。

二、文章大意 ▶▶▶

本篇主要阐述卫气在人体内循行的生理病理变化，以及针刺与时辰、人体阴阳、气血等关系。

三、结构分析 ▶▶▶

第1～2段：讲述人与天地相参，日月相应。
第3段：讲述卫气昼夜五十周于身。
第4～5段：讲述刺候其时——刺法阴阳，候其气。

九宫八风 第七十七

〔释读者，按：九宫图以北极星（古称太一）中宫，根据斗柄旋指八宫方位，便能推知四时节气的变迁。如"斗柄指东，天下皆春"。周围各圈内排列的乾、坎、艮、震、巽、离、坤、兑八卦名称，作为八个方位的特征。图和文字排列的方向是上南下北左东右西，与现代地图表示法相反。一至九排列顺序为"上九下一，左三右七，二四为肩，六八为足，五居中央"，这叫洛书九宫数，出于《周书》洪范所载。其中奇数为阳，位居四正（东南西北），偶数为阴，位居四隅（东南方、西。地方、东北方、西北方），五居一至九的中间，属于土气，位于中宫。数字的大小，标志着四时气候寒温的变化和一天晨昏昼夜光线的强弱。圆心左侧的阴洛、上天等是九宫的名称，这些名称的意，参见下文。〕

太一常以冬至之日，居叶蛰之宫四十六日，〔**太一**：北极星。北极星是测定方位的中心，以北斗星围绕其旋转的位置作为指针，每年依次移行，一直在冬至日开始，指向正北方叶蛰宫。叶蛰的含义，倪仲玉说："坎宫名叶蛰者，冬令主蛰封藏，至（冬至）一阳初动之时，蛰虫始振，故名曰叶蛰。"居宫的日数，本篇以一年366日计算，分属八宫，每宫四十五或四十六日。叶蛰主冬至、小寒、大寒三节气。〕明日居天留四十六日，〔**明日**：指上文四十六日之次日，后仿此。**天留**：又称艮（音"gèn"）宫。艮为山，正而不动，因此名天留。主立春、雨水、惊蛰三节气。〕明日居**仓门**四十六日，〔**仓门**：又称震宫。仓，藏也，天地万物之气收藏，至东方春令而始震动开辟，故名仓门。主春分、清明、谷雨三节气。〕

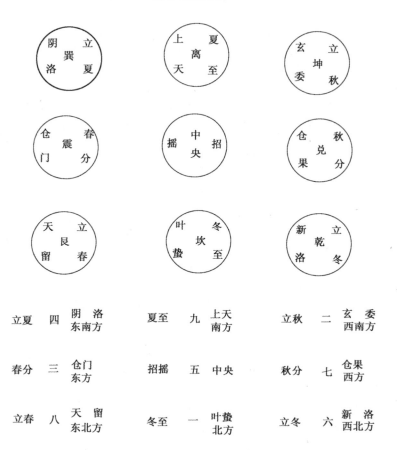

合八风虚实邪正

立夏	四	阴洛 东南方		夏至	九	上天 南方		立秋	二	玄委 西南方
春分	三	仓门 东方		招摇	五	中央		秋分	七	仓果 西方
立春	八	天留 东北方		冬至	一	叶蛰 北方		立冬	六	新洛 西北方

明日居阴洛四十五日，〔阴洛：又称巽（音"xùn"）宫。洛书以二四为肩，巽宫位居东南，而主四月，四为阴数，因此命为阴洛。主立夏、小满、芒种三节气。〕明日居天宫四十六日，〔天宫：《太素》卷二十八作"上天"，与九宫图合。天宫，又称离宫，日月在天，主光明的意思。主夏至、小暑、大暑三节气。〕明日居玄季四十六日，〔玄季：又称坤宫，坤为地。玄，幽远。季，随顺，言地道幽远柔顺。主立秋、处暑、白露三节气。〕明日居仓果四十六日，〔仓果：又称兑宫。仓，藏也。果，果实。言万物至秋而收藏成果实。主秋分、寒露、霜降三节气。〕明日居新洛四十五日，〔新洛：又称乾宫。新，始。洛书上九下一，一是坎的开始。言新的一年又将开始。主立冬、小雪、大雪三节气。〕明日复居叶蛰之宫，曰冬至矣。〔曰：语首助词，无义。以上太一依次移居方位，术语叫做"太一游宫"。〕太一日游，以冬至之日，居叶蛰之宫。〔句释：太一游宫的开始，在冬至日，居北方叶蛰之宫。〕数所在日，从一处，至九日，复反于一，〔数所在日……复反于一：

计算留宫的日数，从坎宫开始，经过八宫，到第九阶段的第一天，又回到坎宫。〕常如是无已，终而复始。〔常如是无已，终而复始：一直像这样不停，终而复始。〕

太一移日，〔太一移日：指太一从一宫转向下一宫的第一天，也就是二至、二分、四立节气的日子。〕天必应之以风雨，以其日风雨则吉，〔以其日风雨则吉：以那天有风雨就吉利。〕岁美民安少病矣。〔岁美：年景好。〕先之则多雨，后之则多旱。〔先之：交节之前有风雨。后之：交节后出现风雨。旱：原作"汗"，依《太素》卷二十八改。〕太一在冬至之日有变，〔有变：气候变化。〕占在君；〔占在君：预测应在君。〕太一在春分之日有变，占在相；太一在中宫之日有变，占在吏；〔注：太一游宫未言中宫主时主位，郑玄云："四季乃入中央，则四季每十八日在中宫也。"中宫属于土气，寄位于四隅（四季），故四隅当令之时，即是"太一在中宫之日"。〕太一在秋分之日有变，占在将；太一在夏至之日有变，占在百姓。所谓有变者，太一居五宫之日，〔五宫：指东、南、西、北四方之宫和中宫。〕疾风折树木，扬沙石。〔疾：原作"病"，依《太素》卷二十八改。疾风：烈风。疾风折树木，扬沙石：言烈风吹断树木，飞沙走石。〕各以其所主，占贵贱。〔句释：分别根据太一所主的方位，预测受病者的吉凶。贵贱：义同"善恶"，即吉凶之义。〕因视风所从来而占之。〔句释：察看风来的方向，作为占验的根据。〕风从其所居之乡来为实风，〔所居之乡：指太一所居的方位，即每一季节所出现的当令的风向，如春为东风，夏为南风，秋为西风，冬为北风。实风：指有利于万物生长的正常气候。〕主生，长养万物。从其冲后来为虚风，伤人者也，主杀，主害者。〔冲：指时令与风向互相对冲。即冬吹南风，春刮西风。虚风：指有害于万物的反常气候。主伤人，主杀害。〕谨候虚风而避之，〔谨候虚风而避之：谨慎地预测虚风的出现并且躲避它。〕故圣人曰避虚邪之道，如避矢石然，〔曰：原作"日"，依文义改。道：方法。矢石：箭和石块。〕邪弗能害。此之谓也。

是故太一入徙，立于中宫，乃朝八风，以占吉凶也。〔句释：所以太一迁立在中宫，就能朝向八方的风，以此占卜吉凶。〕风从南方来，名曰大弱风。其伤人也，内舍于心，外在于脉，其气主为热。〔主为热：主热性的病。〕风从西南方来，名曰谋风。其伤人也，内舍于脾，外在于肌，其气主为弱。〔主为弱：主衰弱的病。〕风从西方来，名曰刚风。其伤人也，内舍于肺，外在于皮肤，其气主为燥。〔主为燥：主燥病。〕风从西北方来，名曰折风。其伤人也，内舍于小肠，外在于手太阳脉，脉绝则溢，脉闭则结不通，善暴死。〔脉绝则溢：脉气衰竭，邪气满溢。脉闭：脉气闭塞。结：结聚。〕风从北方来，名曰大刚风。其伤人也，内舍于紧，外在于骨与肩背之膂筋，〔膂筋：指脊椎骨左右两侧的背部肌肉群。〕其气主为寒也。〔主为寒：主寒性的病。〕风从东北方来，名曰凶风。其伤人也，内舍于大肠，外在于两胁腋骨下及肢节。风从东方来，名曰婴儿风。其伤人也，内舍于肝，外在于筋纽，其气主为身湿。〔筋纽：筋的相结处。为身湿：主身湿的病。〕风从东南方来，名曰弱风。其伤人也，内舍于胃，外在肌肉，其气主体重。〔主体重：主身体沉重的病证。〕此八风皆从其虚之乡来，乃能病人。〔**从其虚之乡来**：即上文从其冲后来，指从当令季节所主的风向的相反方向刮来的风。〕**三虚相抟**，〔**三虚相抟**：指年虚、月虚、时虚三者相合，详见后《岁露论第七十九》。〕则为暴病卒死。**两实一虚**，〔**两实一虚**：言三虚中只犯一虚。〕病则为淋露寒热。〔**淋露**：莫文泉："淋露即羸露，古者以为疲困之称。"〕犯其雨湿之地，则为痿。故圣人避风如避矢石焉。其有三虚而偏中于邪风，则为击仆偏枯矣。〔**句释**：如逢三虚，邪风侵犯半身，就会引起突然昏仆倒地、半身不遂的病证。〕

导读分析

一、篇名解释 ▶▶▶

"九宫"，指九宫图。确立中央和四正四隅的九个方位，用以测定"四立"，"八风"，指八方的风。故以"九宫八风"为篇名。

二、文章大意 ▶▶▶

本篇根据人与自然相应的观点，天体的运行规律，提出九宫图说，就九宫的方位，用以测定"四立"（立春、立夏、立秋、立冬）、"二分"（春分、秋分）、"二至"（夏至、冬至）八个节气循序交换的日期。讨论八风（大弱风、谋风、刚风、大刚风、凶风、婴儿风、弱风、折风）对人体的危害，并提出"圣人避风，如避矢石"的预防疾病的思想等。

三、结构分析 ▶▶▶

第1～2段：讲述太乙游宫、九宫的方位。
第3段：讲述太乙居中宫，朝八风，占吉凶，圣人避风，如避矢石。

卷之十二

九针论 第七十八

黄帝曰：余闻九针于夫子，<u>众多博大矣</u>，〔**众多博大**：指内容众多，学识渊博。〕余犹不能<u>窹</u>，〔**窹**：明白。〕敢问九针<u>焉生</u>？〔**焉生**：怎样产生。〕何因而有名？〔**句释**：因为什么而有不同名称。关于九针的内容，《素问·针解》、本书《九针十二原第一》、《官针第七》、《刺节真邪第七十五》均有论述，宜互相参看。〕岐伯曰：<u>九针者，天地之大数也</u>，〔**大数**：普遍规律。**九针者，天地之大数也**：言九针取法于天地的普遍规律。〕始于一而终于九。故曰：一以<u>法</u>天，〔**法**：效法。〕二以法地，三以法人，四以法时，〔**时**：四时。〕五以法音，〔**音**：五音。〕六以法律，〔**律**：六律。〕七以法星，〔**星**：指北斗七星。〕八以法风，〔**风**：指四时八节的虚风。〕九以法野。〔**野**：分野，古代九州区域的划分。〕

黄帝曰：<u>以针应九之数奈何</u>？〔**以针应九之数奈何**：将针和九个数怎样类比。〕岐伯曰：夫圣人之起天地之数也，〔**起**：创立。〕<u>一而九之</u>，〔**一而九之**：从一到九。〕故以立九野，<u>九而九之</u>，〔**九而九之**：九的九倍。〕九九八十一，以起黄钟数焉，以针应数也。〔**黄钟数**：黄钟为六律之一，是古代矫正音律的一种乐器。用竹制成，长九寸，每寸恰当九纵黍长，一粒纵黍的长度为一分，共计八十一分。以九针应此数，言其变化很多，能适应各类病证。〕

一者，天也。天者，阳也，五脏之应天者，肺也。肺者，五脏六腑之<u>盖</u>也。〔**盖**：言肺位最高，覆盖着五脏六腑，状如伞盖。〕皮者，肺之<u>合</u>，〔**合**：外合。肺主皮毛。〕人之<u>阳</u>也。〔**阳**：体表。〕故为之<u>治</u>针，〔**治**：制。〕<u>必大其头而锐其末</u>，〔**必大其头而锐其末**：必须针头大，末端锋利。必下原有"以"字，守山阁校本注云："以字衍"，依文义删。〕<u>令无得深入而阳气出</u>。〔**令无得深入而阳气出**：使针不得深入，以免阳气外泄。〕二者，地也。人之所以应土者，肉也。故为之治针，<u>必筩其身而圆其末</u>，〔**筩**：音"tǒng"。竹管。**必筩其身而圆其末**：言必须针身圆而直，形如竹管，针尖呈卵圆形。〕令无得伤肉分，伤则气得竭。〔**肉分**：肌肉。**气得竭**：气会竭。〕三者，人也。

人之所以成生者，血脉也。〔句释：人能够维持生命，是依靠血脉供给营养。〕故为之治针，必大其身而圆其末，〔必大其身而圆其末：必须针身大而针尖圆。〕令可以按脉勿陷，以致其气，令邪气独出。〔致：引导。独：单独。〕四者，时也。时者，四时八风之客于经络之中，〔八风：八方之风。〕为痼病者也。〔痼：原作"瘤"，依《甲乙》卷五第二改，以与下文"而痼病竭"相呼应。《九针十二原》、《官针》俱言锋针治痼疾，亦可佐证。痼病：经久难治的病。〕故为之治针，必筩其身而锋其末，令可以泻热出血，而痼病竭。〔竭：尽，根除之义。〕五者，音也。音者，冬夏之分，分于子午，〔音：指角徵宫商羽五音。五位于一至九的中间，根据九宫数的位置，一为坎宫，位于北方，其时令为冬至，地支在子；九为离宫，位于南方，其时令为夏至，地支在午，所以说分开冬夏，分为子午。〕阴与阳别，寒与热争，两气相抟，〔抟：原作"搏"，据元代胡氏古林书堂、明医统正脉丛书本等改。〕合为痈脓者也。故为之治针，必令其末如剑锋，可以取大脓。〔取大脓：切开大的脓肿。〕六者，律也。〔律：六律。〕律者，调阴阳四时而合十二经脉，〔律者，调阴阳四时而合十二经脉：六律调节声音，分为六律（阳）、六吕（阴），应于四时、十二辰，与人体十二经脉相合。〕虚邪客于经络而为暴痹者也。〔暴痹：急性发作的痹证。〕故为之治针，必令尖如氂，且圆且锐，中身微大，以取暴气。〔必令尖如氂……以取暴气：必须使针尖如长毛，又圆又尖，针身略粗大，用治急性病。〕七者，星也。星者，人之七窍。〔注：以北斗七星比拟人的五官七窍。〕邪之所客于经，舍于络，而为痛痹者也。〔舍于络，而为痛痹：原作"而为痛痹，舍于经络"八字，文义不顺，依《甲乙》卷五第二改。〕故为之治针，令尖如蚊虻喙，静以徐往，微以久留，正气因之，真邪俱往，出针而养者也。〔句释：所以为此毫针制针，使针尖如蚊子虻虫的嘴，慢慢地刺入皮内，并且静候经气，微微地深入，并且长时间留针，正气因此得到充实，邪气消散，真气就恢复，出针以后继续调养。〕八者，风也。风者，人之股肱八节也。〔股肱八节：指左右髋、膝、肩、肘。〕八正之虚风，〔八正：指春分、秋分、夏至、冬至、立春、立秋、立夏、立冬八个节气。虚风：四时八节反常的气候。〕八风伤人，〔八风：即八正之虚风。〕内舍于骨解腰脊节腠理之间，〔内舍于骨解腰脊节腠理之间：向内停留在骨缝腰脊关节与腠理之间。〕为深痹也。〔为深痹也：成为深部的痹证。〕故为之治针，必长其身，锋其末，可以取深邪远痹。〔深邪远痹：邪气深，年久的痹证。〕九者，野也。野者，人之节解皮肤之间也。〔节解：关节骨缝。〕淫邪流溢于身，〔淫邪：过盛的病邪。〕如风水之状，而溜不能过于机关大节者也。〔溜：流注。机关大节：大关节。如风水之状，而溜不能过于机关大节者也：言出现浮肿，像风水的症状，水气流注不能通过大关节。〕故为之治针，令尖如挺，〔挺：折竹之锐。《九针十二原》作"梃"，杖也。今从"挺"解。〕其锋微圆，以取大气之不能过于关节者也。

黄帝曰：针之长短有数乎？〔数：规律。〕岐伯曰：一曰镵针者，取法于巾针，去末寸半，卒锐之，〔去末寸半，卒锐之：距针尖半寸处，突然变得尖锐。〕长一寸六分，主热在头身也。二曰圆针，取法于絮针，筩其身而卵其锋，〔卵其锋：针锋呈卵圆形。〕长一寸六分，主治分间气。〔**主治分间气：**主治邪在肌肉间的疾病。〕三曰锃针，取法于黍粟之锐，长三寸半，主按脉取气，〔**主按脉取气：**主管按摩经脉导引经气。〕令邪出。四曰锋针，取法于絮针，筩其身，锋其末，长一寸六分，主痈热出血。五曰铍针，取法于剑锋，广二分半，长四寸，主大痈脓，两热争者也。〔**热：**疑为炁（气）之误。**主大痈脓，两热争者也：**主治大痈脓肿、寒热两气相搏的病证。〕六曰圆利针，取法于氂针，微大其末，反小其身，〔**微大其末，反小其身：**《九针十二原》曰："且圆且锐，中身微大"，二者相反，今两存之。〕令可深内也，长一寸六分，主取痈痹者也。〔**痈痹：**痈肿和痹证。〕七曰毫针，取法于毫毛，长一寸六分，主寒热痛痹在络者也。八曰长针，取法于綦针，〔**綦：**音"qí"。**綦针：**缝纫用的长针。〕长七寸，主取深邪远痹者也。〔**远痹：**病久的痹证。〕九曰大针，取法于锋针，其锋微圆，长四寸，主取大气不出关节者也。〔**大气：**指邪气。〕针形毕矣。此九针大小长短之法也。〔**之：**原脱，据覆刻《太素》卷二十一补。**法：**法则。〕

　　黄帝曰：愿闻身形应九野奈何？〔**九野：**指九宫的位置。义见《九宫八风》篇。〕岐伯曰：请言身形之应九野也。左足应立春，其日戊寅己丑；左胁应春分，其日乙卯；左手应立夏，其日戊辰已巳；膺喉首头应夏至，其日丙午；右手应立秋，其日戊申己未；右胁应秋分，其日辛酉；右足应立冬，其日戊戌己亥；腰尻下窍应冬至，〔**腰尻下窍：**腰骶尾骨及前后二阴。〕其日壬子。六腑膈下三脏应中州，〔**膈下三脏：**指肝、脾、肾。〕其大禁，〔**其大禁：**它重要的禁针日期。〕大禁太一所在之日，〔**大禁太一所在之日：**指四时八节那一天，即太一移居于各宫之日，详见《九宫八风第七十七》。〕及诸戊己。凡此九者，善候八正所在之处，〔**善候八正所在之处：**很好地推测八方当令节气的所在。按八方的正位合"四立"、"二分"、"二至"。八个节气。〕所主左右上下身体有痈肿者，欲治之，无以其所直之日溃治之，是谓天忌日也。〔**无以其所直之日溃治之，是谓天忌日也：**不要在太一所在及诸戊己所值之日，用溃破法治疗，这叫天忌日。〕

　　形乐志苦，病生于脉，〔**形乐志苦，病生于脉：**形体安乐，精神苦闷，就会发生经脉方面的疾病。〕治之以灸刺。形苦志乐，〔**句释：**形体劳苦，精神愉快。〕病生于筋，治之以熨引。〔**熨：**药熨。**引：**导引。〕形乐志乐，病生于肉，治之以针石。〔**石：**砭石。〕形苦志苦，病生于咽喝，〔**咽喝：**咽喉气喘。〕治之以甘药。形数惊恐，〔**数：**屡次。〕筋脉不通，病生于不仁，治之以按摩醪药。〔**醪药：**酒药。〕是调形。〔**形：**《甲乙》卷六第二作"是谓五形志也"。〕

　　五脏气：心主噫，〔**噫：**叹气。〕肺主咳，肝主语，〔**语：**多语。〕脾主吞，〔**吞：**吞酸。〕肾主欠。〔**欠：**呵欠。〕

　　六腑气：胆为怒，胃为气逆为哕，〔**哕：**呃逆。〕大肠小肠为泄，膀胱不约为遗溺，下焦溢为水。〔**约：**约束。**溢：**泛滥。**水：**即水肿。〕

　　五味：酸入肝，辛入肺，苦入心，甘入脾，咸入肾，淡入胃，〔**淡入胃：**此三字当为衍文。〕是谓五味。

五并：精气并肝则忧，〔并：《素问·宣明五气论》、《太素》卷六、《甲乙》卷一第一此下均有"于"字。以下各句同。〕并心则喜，并肺则悲，并肾则恐，并脾则畏。是谓五精之气并于脏也。〔并：聚在一起。**句释**：言五脏精气合而聚于一脏，化为实邪为病。〕

五恶：肝恶风，心恶热，肺恶寒，肾恶燥，脾恶湿。此五脏气所恶也。〔**恶**：厌恶。〕

五液：心主汗，肝主泣，〔泣：泪。〕肺主涕，肾主唾，脾主涎。此五液所出也。〔**句释**：这是五液分别由五脏化生的情况。〕

五劳：久视伤血，久卧伤气，久坐伤肉，久立伤骨，久行伤筋。此五久劳所病也。〔**句释**：这是五种久劳生病的情况。〕

五走：酸走筋，辛走气，苦走血，咸走骨，甘走肉。是谓五走也。

五裁：病在筋，无食酸；病在气，无食辛；病在骨，无食咸；病在血，无食苦；病在肉，无食甘。口嗜而欲食之，不可多也，必自裁也，命曰五裁。〔裁：节制。〕

五发：〔**五发**：指五脏之病的发生，分别有不同的部位和不同的季节。〕阴病发于骨，阳病发于血，以味发于气，阳病发于冬，阴病发于夏。〔注：五脏中心肝为阳脏，肺脾肾为阴脏。〕

五邪：〔**五邪**：指邪气侵入五脏后发生的病变。〕邪入于阳，则为狂；邪入于阴，则为血痹；邪入于阳，抟则为癫疾；〔抟：聚。癫疾：指头部疾患，如头痛、眩晕、昏仆等症。〕邪入于阴，抟则为喑；〔**阴**：指五脏。喑：音哑。〕阳入于阴，病静；阴出之于阳，病喜怒。〔喜怒：易怒，多怒。〕

五藏：心藏神，肺藏魄，肝藏魂，脾藏意，肾藏精志也。〔注：神、魂、魄、意、志等，义见《本神第八》。〕

五主：心主脉，肺主皮，肝主筋，脾主肌，肾主骨。〔主：主管。〕

阳明多血多气，太阳多血少气，少阳多气少血，太阴多血少气，厥阴多血少气，少阴多气少血。故曰：刺阳明出血气，刺太阳出血恶气，〔恶气：不可出气。〕刺少阳出气恶血，〔恶血：不可出血。〕刺太阴出血恶气，刺厥阴出血恶气，刺少阴出气恶血也。〔注：按六经气血多少的论述，尚见于《五音五味第六十五》、《素问·血气形志篇》，三篇论三阳经皆同，而三阴经气血多少略异。通常以《素问·血气形志篇》记载较为正确。有待进一步研究。〕

足阳明太阴为表里，少阳厥阴为表里，太阳少阴为表里，是谓足之阴阳也。手阳明太阴为表里，少阳心主为表里，〔**心主**：手厥阴心包经。〕太阳少阴为表里，是谓手之阴阳也。〔注：此言十二经脉手足三阳三阴的配合。阳经行于身之外侧，主表，阴经行于身之内侧，主里。表里二经内外阴阳相互联系，使人体成为一个统一的整体。〕

导读分析

一、篇名解释 ▶▶▶

本篇主要论述九种针具份起源、命名、形状、适应证和禁忌等内容，故以"九针论"为篇名。

二、文章大意 ▶▶▶

本篇论述了九针的起源、命名、形状及其适应证和禁忌，叙述了形志苦乐所主之病证与治疗，五脏气、六腑气、五味、五并、五恶、五液、五劳、五走、五裁、五发、五邪、五藏、五主等的归类法，列举了六经气血多少和十二经表里配合，指出五脏气、六腑气失调，都有各自所主之证。

三、结构分析 ▶▶▶

第1～4段：讲述九针应天地之数，九针之形，主病。

第5～6段：讲述人身形体应九野。

第7～19段：讲述五脏气、六腑气、五味、五并、五恶、五液、五劳、五走、五裁、五发、五邪、五藏、五主。

第20～21段：讲述六经气血多少，表里之合。

岁露论 第七十九

黄帝问于岐伯曰：经言夏日伤暑，秋病疟，疟之发以时，〔**发以时**：按时发作。〕其故何也？岐伯对曰：邪客于风府，病循膂而下，〔**风府**：督脉穴位，在项后正中线，后发际上一寸处。**膂**：脊椎骨的统称。〕卫气一日一夜，常大会于风府，〔**大会**：总的会合。〕其明日日下一节，故其日作晏。〔**其明日日下一节，故其日作晏**：卫气从明日起，每天下行一节脊椎骨，所以疟疾发作一天比一天晚。〕此其先客于脊背也，〔**此其先客于脊背也**：这是邪气先侵入脊背。〕故每至于风府则腠理开，〔**每至于风府**：指卫气每至风府时。〕腠理开则邪气入，邪气入则病作，此所以日作尚晏也。卫气之行风府，日下一节，二十一日下至尾底，〔**尾底**：通称尾骶骨，又名尾闾、穷骨，现称尾骨。〕二十二日入脊内，〔《类经》："前《疟疾》云：二十五日下至骶骨，二十六日入于脊内，与此不同。盖彼兼项骨为言，此侧单言脊椎也。"〕注于伏冲之脉，其行九日，出于缺盆之中，其气上行，故其病稍益早。〔**伏冲之脉**：指冲脉伏行于背脊部分。**缺盆**

之中：左右缺盆的中间，即任脉天突穴部分。早：原作"至"，依《素问·疟论》、《太素》卷二十五、《甲乙》卷七第五改。其病稍益早：疟疾发病的时间逐渐提前，一天比一天早。〕其内搏于五脏，横连募原，〔募原："募"与"膜"通。胸腹腔脏腑之间的系膜。〕其道远，其气深，其行迟，不能日作，故次日乃稸积而作焉。〔故次日乃稸积而作焉：所以邪气至第二日才聚集而发作。〕

黄帝曰：卫气每至于风府，腠理乃发，发则邪入焉。〔发：即上文"开"之意，打开。〕其卫气日下一节，则不当风府，奈何？〔当：对着。〕岐伯曰：风府无常，〔风府无常：风邪潜伏的处所没有固定的部位。〕卫气之所应，〔卫气之所应：指卫气行到邪气所在之处，正邪相搏的反应。〕必开其腠理，气之所舍，则其府也。〔所舍：此下原有"节"字，依《太素》卷二十五、《病源》卷十一删。马莳："节字衍。"谓停留之处，则其府也：就是发病的部位。〕黄帝曰：善。夫风之与疟也，相似同类，〔似：原作"与"，依《素问·疟论》、《太素》卷二十五、《甲乙》卷七第五改。〕而风常在，而疟特以时休，何也？〔特以时休：却按时间歇。〕岐伯曰：风气留其处，疟气随经络沉以内搏，〔风气留其处，疟气随经络沉以内搏：风气停留在肌体，疟邪能随经络深入，并且搏结于内。〕故卫气应乃作也。〔故卫气应乃作也：所以卫气与疟邪相搏，疟疾就发作。〕帝曰：善。

黄帝问于少师曰：余闻四时八风之中人也，故有寒暑。寒则皮肤急而腠理闭，暑则皮肤缓而腠理开。贼风邪气，因得以入乎？〔因得以入：因此能侵入人体。〕将必须八正虚邪，乃能伤人乎？〔将：还是。〕少师答曰：不然。贼风邪气之中人也，不得以时，〔不得以时：不会按时侵入。言发无定期，亦无定位。〕然必因其开也。其入深，其内极病，〔其入深，其内极病：言邪气深入于里，病就严重。〕其病人也卒暴；〔卒暴：突然急暴。〕因其闭也，〔因其闭也：由于腠理闭合。〕其入浅以留，其病也徐以迟。〔徐以迟：发病缓慢而晚。〕

黄帝曰：有寒温和适，腠理不开，然有卒病者，其故何也？〔寒温和适：和，协调。适，适合。言人能适应寒温气候的变化。〕少师答曰：帝弗知邪入乎？虽平居，其腠理开闭缓急，其故常有时也。黄帝曰：可得闻乎？少师曰：人与天地相参也，与日月相应也。〔相参：相互参与。〕故月满则海水西盛。〔句释：所以月圆时，海水西盛。〕人血气积，肌肉充，皮肤致，毛发坚，〔人血气积，肌肉充，皮肤致，毛发坚：人血气盛于体表，肌肉充实，皮肤致密，毛发坚固。〕腠理郄，〔郄：似当作"卻"，俗称"却"，《素问》四时刺逆从论王冰注："却，闭也"，闭合之义。"腠理郄"即"腠理闭"。〕烟垢著，〔烟垢：垢腻如烟。言皮肤脂垢明显。〕当是之时，虽遇贼风，其入浅不深。至其月郭空，则海水东盛，〔月郭空：指月的轮廓亏缺的时候。海水东盛：与上文海水西盛，指海水受日月的影响，出现定时涨落盛衰。〕人气血虚，其卫气去，形独居，〔卫气去，形独居：卫气散，形体独存。〕肌肉减，皮肤纵，〔减：消瘦。纵：弛缓。〕腠理开，毛发残，膲理薄，〔残：残缺，不完整。膲：通"焦"，膲理：皮肤肌肉的纹理。〕烟垢落。当是之时，遇贼风则其入深，其病人也卒暴。

黄帝曰：其有卒然暴死暴病者，何也？少师答曰：三虚者，其死暴疾也；**得**三实者，邪不能伤人也。〔**得**：原脱，依《甲乙》卷六第一、《太素》卷二十八补。〕黄帝曰：愿闻三虚。少师曰：**乘年之衰，逢月之空，失时之和**，因为贼风所伤，是谓**三虚**。〔**乘年之衰**：指当年的岁气不及，以运气解释。又《太素》依《阴阳二十五第六十四》的年忌作解释。谓："人年七岁，加于九岁，至十六岁，名曰年衰。如是恒加九岁，至一百六，皆年之衰也。非岁露年，以其人实，邪不伤，故人至此年，名曰乘也。二说并通。"**逢月之空**：遇月缺不圆时。**失时之和**：指四时气候失和，如春不温，冬不寒等。**三虚**：以上年虚、月虚、时虚，三者合在一起，称为三虚。〕故论不知三虚，工反为粗。〔**反**：顾，只，仅之义。**工反为粗**：只能算是学识粗浅的医生。〕帝曰：愿闻三实。少师曰：**逢年之盛**，〔**逢年之盛**：逢岁气旺盛之气，或谓不是遇上年衰之年（指个人）。〕**遇月之满**，〔**遇月之满**：遇月亮满圆时，即初一、十五日。〕**得时之和**，〔**得时之和**：指四季气候正常。〕虽有贼风邪气，不能危之也。〔**危之**：危害人体。〕命曰三实。〔**命曰三实**：此四字原在"请藏之金匮"之下，依《灵枢注证发微》、《灵枢集注》、《内经针刺》移至此处，以与上为对文，且与问语相合。〕黄帝曰：**善乎哉论！明乎哉道！**〔**善乎哉论！明乎哉道！**：讲得好极了！说理真详明！〕请藏之金匮。然此**一夫之论**也。〔**一夫之论**：指一人发病的情况讲的。〕

黄帝曰：愿闻岁之所以皆同病者，何因而然？〔**句释**：想听一下一年之有许多人都得相同疾病，是什么原因造成这样的。〕少师曰：**此八正之候也**。〔**句释**：这是八方的气候造成的。〕黄帝曰：候之奈何？〔**候**：观察。〕少师曰：候此者，常以冬至之日，**太一立于叶蛰之宫**，其至也，天必应之以风雨者矣。〔**太一**：北极星。**立**：指北斗星的斗柄指向正北方。**叶蛰之宫**：在正北方又称坎宫。冬至为第一天，共留此宫四十六日。〕风雨从南方来者，为虚风，贼伤人者也。其以夜半至者，〔**以**：通"于"，在。〕万民皆卧而弗犯也，故其岁民少病。其以昼至者，万民懈惰而皆中于虚风，〔**懈惰**：松弛、懈息。指防护松懈。〕故万民多病。虚邪入客于骨而不发于外，〔**发**：发泄、发散。〕至其立春，阳气大发，腠理开，因立春之日，风从西方来，〔**立春之日**：太一在这一天移至天留宫，斗柄指东北方。春当刮东风，西风为虚风。〕万民又皆中于虚风，此两邪相抟，经气结代者矣。〔**结**：指邪气留结。**代**：指经脉之中所受的邪，不是当令的病气。〕故诸逢其风而遇其雨者，命曰遇岁露焉。因岁之和，而少贼风者，民少病而少死；岁多贼风邪气，寒温不和，则民多病而死矣。

黄帝曰：虚邪之风，其所伤贵贱何如？〔**贵贱**：指病情轻重或病人多少。〕候之奈何？少师答曰：正月朔日，〔**朔日**：阴历每月初一。〕太一居天留之宫，其日西北风，不雨，人多死矣。正月朔日，平旦北风，春，民多死。正月朔日，平旦北风行，民病多者，十有三也。正月朔日，日中北风，夏，民多死。正月朔日，夕时北风，秋，民多死。终日北风，大病死者十有六。正月朔日，风从南方来，命曰旱乡，从西方来，命曰白骨，将国有殃，人多死亡。正月朔日，风从东方来，发屋，扬沙石，国有大灾也。〔发屋：摇撼房屋。〕正月朔日，风从东南方行，春有死亡。正月朔，天和温不风，籴贱，民不病；〔籴：音"dí"。买进粮食。〕天寒而风，籴贵，民多病。此所谓候岁之风，贼伤人者也。〔贼：原作"虦"，依《太素》卷二十八改。陆懋修："家书无虦字，当与贼通。"〕二月丑不风，〔二月丑不风：二月丑日不刮风。下仿此。〕民多心腹病。三月戌不温，民多寒热。四月巳不暑，民多瘅病。十月申不寒，民多暴死。诸所谓风者，皆发屋，折树木，扬沙石，起毫毛，发腠理者也。〔注：后两段前者依正月初一的风向和发作时间，来预测当年各个季节的流行疾病的情况。后者从月建上推测气象变化，与发病的关系。这是古人的一种说法，与实际不符，仅作参考。〕

导读分析

一、篇名解释 ▶▶▶

"露"，指雨。风是天之气，雨是天之露。一年中风雨不调，贼风邪气，使民多病，所以篇名为"岁露论"。马莳云："末以逢其风而遇其雨者，为遇岁露，故名篇。"

二、文章大意 ▶▶▶

本篇共论述四方面内容。首论疟病发作有早有迟的原因；次述四时八风之邪致病与否，中人深浅，发病迟早，决定于人体的强弱和腠理的开合；三论自然气候三实、三虚与发病关系；最后联系《九宫八风》篇理论，预测四时风雨的变化，分析疾病流行的情况。

三、结构分析 ▶▶▶

第1～2段：讲述疟发有时之因。
第3～5段：讲述四时八风之邪致病。
第6段：讲述岁之同病。
第7段：讲述虚邪之风伤人。

大惑论 第八十

黄帝问于岐伯曰：余尝上于清冷之台，中阶而顾，匍匐而前，则惑。〔上：攀登。清冷之台：指很高的台。中阶而顾：在台阶中间回头看。匍匐而前：俯伏着身体向前行走。〕余私异之，窃内怪之。〔余私异之：我私下对此事感到惊异。窃内怪之：我心里对此事感到奇怪。〕独瞑独视，安心定气，〔瞑：闭目。安心定气：平心静气。〕久而不解。独转独眩，〔转：原作"博"，依《太素》卷二十七改。周学海曰："博义难通，当是转之讹也"。独转独眩：指独自眩晕。〕披发长跪，俯而视之，〔披发长跪，俯而视之：言披开头发，久跪在台上，俯身向下看。〕后久之不已也。〔不已：指眩晕不止。〕卒然自止，何气使然？〔止：原作"上"，依《太素》卷二十七改。何气使然：这是什么气使得这样。〕岐伯对曰：五脏六腑之精气，皆上注于目而为之精。精之窠为眼，〔精：指视觉功能。张景岳曰："为精明之用。"窠：音"kē"。巢穴，借指汇聚的处所。〕骨之精为瞳子，筋之精为黑眼，血之精为络，气之精为白眼，肌肉之精为约束，〔络：指目内眦血络。气：此上原有"其窠"两字，依《甲乙》卷十二第四删。本段骨、筋、血、气、肌肉分别是肾、肝、心、肺、脾的代名词。约束：指眼胞。〕裹撷筋骨血气之精，而与脉并为系，上属于脑，后出于项中，〔撷：音"xié"。通"襭"，以衣贮物。裹撷：包裹网罗。并为系：合并成为目系。属：连结。〕故邪中于项，〔中：侵入。〕因逢其身之虚，其入深，则随眼系以入于脑。入于脑则脑转，脑转则引目系急，目系急则目眩以转矣。〔脑转：头晕，视物旋转或感自身旋转。目眩：眼花。〕邪中其精，〔中：原脱，依《太素》卷二十七补。精：通"睛"，眼睛。〕其精所中不相比也，则精散，精散则视歧，视歧见两物。〔比：并列。所中不相比：被邪气侵入部位的精气就不能平衡协调。精散：精气离散。视歧：指复视，视一为二。〕目者，五脏六腑之精也，营卫魂魄之所常营也，神气之所生也。〔句释：此言眼睛是五脏六腑精气汇聚之处，营卫魂魄一直营养运行的场所，神气外现的地方。〕故神劳则魂魄散，志意乱，〔散：飞扬。乱：紊乱。故神劳则魂魄散，志意乱：言精神过于疲劳，魂魄志意的功能失常。〕是故瞳子、黑眼法于阴，白眼、赤脉法于阳，〔阴：指肝肾。法于阴：指由肝肾精气注输。阳：指心肺。〕故阴阳合揣而精明也。〔揣：通"传"，聚合。阴阳合揣：阴经阳经的精气聚合在一起。精明：指眼睛具有正常的视觉功能。〕目者，心使也。心者，神之舍也。〔句释：言眼睛是心的使者，心是神气居住的地方。〕故神精乱而不传，卒然见非常处，精神魂魄，散不相得，故曰惑也。〔传：原作"转"，依《太素》卷二十七改。神精乱而不传：神气、精气散乱而不聚。非常处：不平常的地方。即指上文登高见惊险的地方。不相得：不协调。〕黄帝曰：余疑其然。〔然：指神劳造成眩晕的说法。〕余每之东苑，〔之：到。苑：养禽兽植林木之处。指帝王的花园。东苑：篇首清冷之台在东苑中。〕未曾不惑，去之则复。〔未曾不惑：即每次都发生眩晕。去之：离开东苑。〕余唯独为东苑劳神乎？〔唯独为：仅仅因为。〕何其异也？〔句释：怎么这么不一样呢？〕岐伯曰：不然也。心有所喜，神有所恶，卒然相感，〔恶：厌恶。感：原作"惑"，依《太素》卷二十七、《千金》卷六上、日刻本等改。相感：指喜恶交感。〕则精气乱，视误，故惑，〔视误：指眼花，视物不清。〕神移乃复。是故间者为迷，甚者为惑。〔神移：精神转移。〕

黄帝曰：人之善忘者，〔善忘：健忘，记忆功能衰退。〕何气使然？岐伯曰：上气不足，下气有余，〔上气不足，下气有余：指上部心肺之气不足，下部肠胃之气窒塞。〕

肠胃实而心肺虚。虚则营卫留于下，久之不以时上，故善忘也。〔以时：按时。〕

黄帝曰：人之善饥而不嗜食者，何气使然？〔善饥：容易饥饿。嗜：喜欢。〕岐伯曰：精气并于脾，热气留于胃，〔并：汇聚。〕胃热则消谷，谷消故善饥。〔消谷：消磨水谷。〕胃气逆上则胃脘塞，故不嗜食也。〔塞：原作"寒"，依《甲乙》卷十二第一改。阻塞的意思。〕

黄帝曰：病而不得卧者，何气使然？岐伯曰：卫气不得入于阴，常留于阳。〔阴：内脏。阳：指体表。〕留于阳则阳气满，阳气满则阳蹻盛，不得入于阴则阴气虚，故目不瞑也。〔瞑：音"míng"。闭。卫气昼行体表，夜入内脏运行。阳蹻是足太阳之别，阴蹻为足少阴之别。蹻脉与眼睑的开合，肌肉运动有关。阳蹻盛主目开和运动，故失眠。〕

黄帝曰：病目而不得视者，何气使然？岐伯曰：卫气留于阴，不得行于阳。留于阴则阴气盛，阴气盛则阴蹻满，不得入于阳则阳气虚，故目闭也。〔注：卫气在内脏，阴蹻盛，主目闭和睡眠，所以出现眼闭不能视物的症状。〕

黄帝曰：人之多卧者，何气使然？〔多卧：指嗜睡。〕岐伯曰：此人肠胃大而皮肤涩，〔肠胃大：指吃得多，体胖。涩：原作"湿"，依《太素》卷二十七、《甲乙》卷十二第三改。皮肤涩：皮肤不滑。〕而分肉不解焉。〔分肉：肌肉。不解：不滑利。〕肠胃大则卫气留久，皮肤涩则分肉不解，其行迟。〔其行迟：卫气运行迟缓。〕夫卫气者，昼日常行于阳，夜行于阴，故阳气尽则卧，阴气尽则寤。〔阳：体表。阴：内脏。寤：睡醒。〕故肠胃大，则卫气行留久；皮肤涩，分肉不解，则行迟。留于阴也久，其气不精，〔精：原作"清"，依《太素》卷二十七、《甲乙》卷十二第三等改。其气不精：指人的精神不振作。〕则欲瞑，〔瞑：音"mián"。通"眠"。〕故多卧矣。其肠胃小，皮肤滑以缓，分肉解利，卫气之留于阳也久，故少瞑焉。〔滑以缓：滑利而松缓。解利：通利。少瞑：睡眠少。古人看到胖人多卧，瘦人少眠的现象，运用卫气运行与睡眠的关系进行解释。〕

黄帝曰：其非常经也，〔其非常经也：谓那种不是经常发生多卧。〕卒然多卧者，何气使然？岐伯曰：邪气留于膲，〔膲：同"焦"，三焦的专字。〕上膲闭而不通，已食若饮汤，〔已食若饮汤：已经进食或喝汤。〕卫气留久于阴而不行，故卒然多卧焉。

黄帝曰：善。治此诸邪奈何？岐伯曰：先视其脏腑，〔视：原脱，依《甲乙》卷十二第二补。观察之义。〕诛其小过，〔诛：除去。小过：微邪。〕后调其气，〔气：营卫之气。〕盛者泻之，虚者补之。必先明知其形志之苦乐，定乃取之。〔形志之苦乐：形体和精神方面的苦乐情况。定乃取之：有定见才治疗它。〕

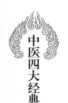
导读分析

一、篇名解释 ▶ ▶ ▶

"大"，严重的意思。"惑"，眩晕，即视物不清并有旋转感。本篇首先论述了登高俯视发生严重的头晕眼花的道理，故名"大惑论"。

二、文章大意 ▶ ▶ ▶

本篇指出如精散神乱，会引起目眩迷惑，也讨论了目与五脏的关系，次论善忘、善饥而不嗜食、失眠、多卧、目不得视的病理机制，疾病发生多由营卫逆行、阴阳偏盛偏衰所致及其治则治法。

三、结构分析 ▶ ▶ ▶

第 1 段：讲述眩惑病因病理。
第 2～8 段：讲述善忘、善饥、病不卧、目不视、多卧、少眠等证治。

痈疽 第八十一

黄帝曰：余闻肠胃受谷，上焦出气，〔**上焦出气**：上焦肺布敷卫气。〕以温分肉，而养骨节，通腠理。中焦出气如露，〔**中焦出气如露**：中焦脾胃发出的营气，如雨露滋润草木一样。〕上注溪谷，〔**溪谷**：指肢体肌肉之间相互接触的缝隙或凹陷部位，其中小的会合处叫溪，大的会合处叫谷。溪谷相当于全身三百六十五个经穴的部位。〕而渗孙脉，津液和调，变化而赤为血，血和则孙脉先满溢，乃注于络脉，皆盈，乃注于经脉。〔**津液和调……乃注于经脉**：此指出营气合津液，经过变化成为血液。血行和顺，由孙脉至络脉，注入经脉。〕阴阳已张，因息乃行，行有经纪，〔**阴阳已张……行有经纪**：阴阳经脉气血已充盈，气血随呼吸运行全身，运行有秩序。〕周有道理，〔**周有道理**：循环有规律。〕与天合同，不得休止。〔**与天合同，不得休止**：和天体运行规律相同，不会停止。〕切而调之，〔**切**：专心。〕从虚去实，泻则不足，〔**虚**：泻法。**从虚去实，泻则不足**：用泻法去治实证，泻过度就会造成正气不足。〕疾则气减，留则先后。〔**疾则气减，留则先后**：很快出针，就可使邪气减少，留针先后如一，可补正气不足。〕从实去虚，补则有余。〔**句释**：用补法去治虚证，补得过度，反致余邪转盛。〕血气已调，形气乃持。〔**持**：保持正常。〕余已知血气之平与不平，〔**平**：正常。〕未知痈疽之所从生，〔**所从生**：从哪里产生。〕成败之时，死生之期，或有远近，〔或：原脱，依《甲乙》卷十一第九、《千金翼方》卷二十三第一补。〕何以度之，可得闻乎？〔度：推测。〕岐伯曰：经脉流行不止，〔流：原作"留"，依《甲乙》、《千金翼方》、日刻本等改。〕与天同度，与地合纪。〔度：法度。纪：道，规律。〕故天宿失度，日月薄蚀，〔蚀：同"食"。故天宿失度，日月薄蚀：天体运行失常，就出现日食、月食。〕地经失纪，水道流溢，〔地经失纪，水道流溢：地面大的河流失去常道，泛滥成灾。〕草蓳不成，五谷不殖；〔蓳：音"cuó"。原作"萱"，依《太素》卷二十六改。草蓳不成：草死不能生长。殖：繁殖。〕径路不通，〔径：道。〕民不往来，巷聚邑居，〔巷聚邑居：或聚集街巷，或居住小城市。〕别离异处。〔别：此前原有"则"字，依《太素》卷二十六、《甲乙》卷十一第九等删。别离异处：谓分开在不同的地方。〕血气犹然，请言其故。〔犹然：若此。故：缘故。〕夫血脉营卫，周流不休，上应星宿，下应经数。〔上应星宿，下应经数：与天上的星宿、地上的河水运行规律相应。〕寒邪客于经络之中则血泣，血泣则不通，〔泣：谓血行不利。〕不通则卫气归之，〔归：趋也，引申为蕴积。〕不得复反，〔反：还。〕故痈肿。寒气化为热，热胜则腐肉，肉腐则为脓。脓不泻则烂筋，筋烂则伤骨，骨伤则髓消，不当骨空，〔不当骨空：不在骨节交会的空隙处。〕不得泄泻，〔不得泄泻：骨中的热毒就不能排泄。〕血枯空虚，则筋骨肌肉不相荣，〔不相荣：得不到营养。〕经脉败漏，熏于五脏，脏伤故死矣。〔熏：指热毒深入。本段讨论痈疽的病因病机。指出痈疽由寒邪客于经络，影响血液运行，局部形成痈疽。痈疽发生后，应及时排脓，否则引起烂筋、伤骨、消髓、枯血，直至五脏。所论病机，在指导临床治疗时运用清热解毒、活血化瘀、切开排脓、补益内托等方面有指导意义。〕

黄帝曰：愿尽闻痈疽之形，与忌曰名。〔形：形状。忌：死生忌日。名：痈疽名称。〕岐伯曰：痈发于嗌中，〔嗌中：咽喉中。〕名曰猛疽。〔注：病势甚猛，故名猛疽。〕猛疽不治，化为脓，脓不泻，塞咽，半日死。其化为脓者，泻则含豕膏，〔含：原作"合"，依《太素》卷二十六、《医心方》卷十五第一、《外台》卷二十四等改。豕膏：炼净的猪油。〕冷食，〔冷食：《外台》卷二十四痈疽方："一云无食"。《千金翼方》卷二十三第二作"无食"。疑"冷"为"令"之误，则与"无食"义同。〕三日而已。

发于颈，名曰夭疽。〔其病毒烈，使人夭折，故名夭疽。夭：原作"天"，依《甲乙》、《太素》、《外台》卷二十四等改。〕其痈大以赤黑，不急治，则热气下入渊腋，〔渊腋：胆经穴名，在腋中线上，当第五肋间隙处，举臂取穴。〕前伤任脉，内熏肝肺。十余日而死矣。

阳留大发，〔阳留大发：阳气郁结，邪热充盛。〕消脑留项，〔消脑留项：消烁脑髓，痈毒生在项部。〕名曰脑烁。〔注：热毒极盛，消烁脑髓，故名脑烁。〕其色不乐，〔其色不乐：神色抑郁不欢。〕项痛而如刺以针。烦心者，死不可治。

发于肩及臑，〔臑：指上臂，主要指肱二头肌部。〕名曰疵痈。〔疵痈：此痈浮浅如疵（小毛病），在皮毛而不害五脏，故名疵痈。〕其状赤黑，急治之，此令人汗出至足，

不害五脏。痈发四五日，逞焫之。〔逞：快。焫：烧，指灸法治疗。〕

发于腋下赤坚者，名曰米疽。〔米：形容疽小。〕治之以砭石，欲细而长，疏砭之，涂以豕膏，〔治之以砭石……涂以豕膏：言用细而伏的砭石，疏散地进行砭刺，刺后涂豕膏。〕六日已，勿裹之。〔勿裹之：不要包扎伤口。〕其痈坚而不溃者，为马刀、挟瘿，急治之。〔马刀、挟瘿：即瘰疬。生于腋下，形如马刀的名为马刀。生于颈旁如贯珠的名为挟瘿。〕

发于胸，名曰井疽。〔井：形容疽深而病势险恶。〕其状如大豆，三四日起，不早治，下入腹不治，七日死矣。

发于膺，名曰甘疽。〔膺：李念莪曰："膺在胸旁高肉处，逼近在乳上也。穴名膺窗，足阳明胃之脉也。"甘疽：发病部位属胃经，胃经在五行中属土，土味甘，故名甘疽。〕色青，其状如谷实菰蓏，〔其状如谷实菰蓏：它的形状如楮实和瓜蒌。〕常苦寒热，急治之，去其寒热，不治，十岁死，死后出脓。〔不治：原脱，依《病源》卷三十二、《千金翼方》卷二十三第二补，与《甲乙》卷十一第九下合。〕

发于胁，名曰败疵。败疵者，女子之病也，〔李中梓云："胁者，肝之部也。妇人多郁怒，故患此疮。"〕久之，其病大痈脓，其中乃有生肉，大如赤小豆。治之，〔治之：二字原在"其病大痈脓"之下，依《甲乙》卷十一第九下、《千金翼方》卷二十三、《外台》卷二十四移于"大如赤小豆"下。〕剉蔆翘草根各一升，以水一斗六升煮之，〔蔆：菱角。翘：连翘。菱角根能清热发汗，连翘根能凉血解毒。一斗六升，张介宾："大约古之一升，得今之三合有零。以水一斗六升，煮取三升，俱折数类此。"〕竭为取三升，则强饮厚衣，〔竭为取：煎取。厚衣：穿厚衣服。〕坐于釜上，令汗出至足已。〔釜：音 fǔ。炊器。敛口，圆底，或有二耳。其用如鬲，置于灶口，上置甑以蒸煮。盛行于汉代。有铁制的，也有铜制和陶制的。〕

发于股胫，名曰股胫疽。其状不甚变，〔状：形状。〕而痈脓搏骨，不急治，三十日死矣。〔注：此痈生于下肢，部位深，痈脓贴附在骨上，后世称贴骨痈。〕

发于尻，名曰锐疽。其状赤坚大，急治之，不治，三十日死矣。〔尻：尾骶骨，有长强穴。锐：尖锐。锐疽：因患部在尾骶骨的尖端，故名锐疽。〕

发于股阴，名曰赤施。〔股阴：大腿内侧。赤施：以火毒而施于阴部，故名。〕不急治，六十日死。在两股之内，不治，十日而当死。

发于膝，名曰疵痈，其状大痈，〔痈：肿的意思。〕色不变，寒热，如坚石，勿石，〔勿石：不要用砭石刺破。〕石之者死，须其柔，乃石之者生。〔须其柔，乃石之者生：须持患处变得柔软，才可用砭石刺破，病就会痊愈。〕

诸痈疽之发于节而相应者，不可治也。〔节：关节。相应：指发于上而应于下，发于左而应于右。〕发于阳者，百日死；发于阴者，三十日死。〔阳：指三阳经经过部位。阴：三阴经所过的部位。〕

发于胫，名曰兔啮。〔胫：指小腿部。啮：音"niè"。咬。因其初起红肿疼痛，有如兔咬，故名兔啮。〕其状赤至骨，急治之，不治害人也。

发于内踝，名曰走缓。〔**走缓**：此邪留于脉而不行，故名走缓。〕其状痈也，色不变，数石其输，而止其寒热，不死。〔**数石其输**：输，指患处。谓屡次用砭石治患处。砭石有热敷、切开排脓、按摩多种功能。此病用其热敷功能。〕

发于足上下，名曰四淫。〔**足上下**：上指脚背，下指脚心。**四淫**：四为两足上下，淫：指毒盛蔓延。〕其状大痈，不急治之，百日死。〔**不**：原脱，依《甲乙》卷十一第九下、《太素》卷二十六、《医心方》卷十五第一等补。〕

发于足傍，名曰厉痈。〔**厉**：猛烈。〕其状不大，初从小指发，〔**从**：原作"如"，依《甲乙》、《千金翼方》卷二十三、《外台》卷二十四改。〕急治之，去其黑者，不消辄益，〔**不消辄益**：不消除，就要加重。〕不治，百日死。

发于足指，名脱痈。其状赤黑，死不治；〔**脱痈**：又称脱疽，相当于现代的血栓闭塞性血管炎。〕不赤黑，不死。不衰，急斩之，不则死矣。〔**急斩之**：快用刀截断皆。〕

黄帝曰：夫子言痈疽，何以别之？岐伯曰：营卫稽留于经脉之中，则血泣而〔**卫**：《甲乙》作气。**稽**：留止。**稽留**：即停留。〕不行则卫气从之而不通，壅遏故热。大热不止，热胜则肉腐，肉腐则为脓。〔**热胜则肉腐，肉腐则为**脓：使肌肉腐烂，肌肉腐烂就化脓。〕然不能陷于骨髓，〔**于骨髓**：原脱，依《甲乙》卷十一第九下、《医心方》卷十五第一、《千金翼方》卷二十三第〕骨髓不为燋枯，〔**燋**：同"焦"。**骨髓不为燋枯**：言骨髓不致干〕今曰痈。

伯曰：热气淳盛，下陷肌肤，筋髓枯，内连五脏，血气当其痈下，筋骨良肉皆无余，〔**皆无余**：都溃烂无余。〕上如牛领之皮。〔**夭**：颜色黯然无光。**领**：颈项。地坚硬，厚如牛颈的皮。〕痈者，其皮上薄以泽。此其候也。〔**句释**：这是痈疽的症状上的区别。浅轻重分之耳，而考之上文诸篇，痈疽互称，尚不严格，后世日趋完善。〕

位的痈疽名称、及症状、预后、痈疽

213

的鉴别等。

三、结构分析 ▶▶▶

> 第 1 段：讲述痈疽的形成。
>
> 第 2～19 段：讲述痈疽的证治。
>
> 第 20～21 段：讲述痈疽的鉴别。